Gerd Rudolf

Psychodynamische Psychotherapie

Gerd Rudolf

Psychodynamische Psychotherapie

Die Arbeit an Konflikt, Struktur und Trauma

2., aktualisierte Auflage

Mit 6 Abbildungen und 15 Tabellen

Schattauer

Prof. em. Dr. med. Gerd Rudolf
gerd.rudolf@med.uni-heidelberg.de

Bibliografische Information der Deutschen Nationalbibliothek
Die Deutsche Nationalbibliothek verzeichnet diese Publikation in der Deutschen Nationalbibliografie; detaillierte bibliografische Daten sind im Internet über http://dnb.d-nb.de abrufbar.

Besonderer Hinweis:
Die Medizin unterliegt einem fortwährenden Entwicklungsprozess, sodass alle Angaben, insbesondere zu diagnostischen und therapeutischen Verfahren, immer nur dem Wissensstand zum Zeitpunkt der Drucklegung des Buches entsprechen können.
In diesem Buch sind eingetragene Warenzeichen (geschützte Warennamen) nicht besonders kenntlich gemacht. Es kann also aus dem Fehlen eines entsprechenden Hinweises nicht geschlossen werden, dass es sich um einen freien Warennamen handelt.

Schattauer
www.schattauer.de

Printed in Germany
Umschlagabbildung: Anonymer Künstler, „Zwei Frauen am Gitterfenster“,
nach Bartolomé Esteban Murillo, ca. 1665, Öl auf Leinwand, Eremitage St. Petersburg
Gesetzt von Fotosatz H. Buck, Kumhausen
Gedruckt und gebunden von Esser printSolutions GmbH, Bretten
ISBN 978-3-608-40077-9

1. Nachdruck, 2021

Lektorat: Ruth Becker M.A

Auch als E-Book erhältlich

**J., T. und N. gewidmet,
die nun in der Enkelgeneration
das Staffelholz weitertragen.**

„... dass eine der überraschendsten Erfahrungen in der Erkenntnis liegt, dass Verstehen nicht willentlich ist (obwohl es guten Willen dazu braucht), Einsicht nicht erobert werden kann, sondern von allein kommt. Und zwar nicht, wann wir wollen, sondern wann sie will. Gelassenheit und Wartenkönnen zählen daher zu den hermeneutischen Kardinaltugenden. Und auch das Wartenkönnen auf Erfahrung."

S. Kleinschmidt: Gegenüberglück

Vorwort zur zweiten Auflage

Das Buch wurde in der 1. Auflage von vielen Therapeutinnen und Therapeuten und Ausbildungsinstituten als ein *basic book* der Psychodynamik freundlich aufgenommen. Auch von Lesern, die in anderen sozialen Berufen tätig sind, wurde im Blick auf das psychodynamische Menschenbild Interesse geäußert.
Inzwischen bestand die Gelegenheit, in vielen Seminaren mit erfahrenen Therapeutinnen und Therapeuten Konzeption und Behandlungspraxis zu diskutieren. Insbesondere die in diesen Veranstaltungen entwickelten Überblicke und Präsentationen haben Eingang in die Neuauflage gefunden. Diese hält an der ursprünglichen Zielsetzung fest, den Kern des Psychodynamischen im Sinne der analytischen und tiefenpsychologischen Richtlinienpsychotherapie in Abgrenzung gegen allzu traditionelle psychoanalytische Positionen hier und zu polarisierenden tiefenpsychologischen Ausrichtungen dort zu verdeutlichen und zu bewahren.
Mein herzlicher Dank gilt all jenen, die sich mit kritischen Kommentaren und Vorschlägen an mich gewandt haben, und nicht zuletzt Frau Becker und Herrn Dr. Bertram vom Schattauer Verlag für ihr freundliches und kompetentes Engagement.

Heidelberg, im Februar 2014 **Gerd Rudolf**

Vorwort zur ersten Auflage

Psychodynamische Psychotherapie ist Gegenstand zahlreicher Bücher. In manchen Themen stimmen die Autoren überein, in anderen vertreten sie unterschiedliche Meinung, was für die Leser möglicherweise verwirrend ist. Damit die Leser sich zurechtfinden, sollten sie nachvollziehen können, aus welcher Perspektive ein Autor das Thema betrachtet. Ich will daher meine Ausgangsposition verdeutlichen.

Wie alle Autoren sehe ich meine Ausführungen als sachlich begründet an, aber ebenso unübersehbar sind sie durch persönliche Erfahrungen mitbestimmt. Ich blicke nicht als Außenstehender auf das psychotherapeutische System, sondern bin seit vierzig Jahren ein Teil davon.

Zwei Einflüsse möchte ich hervorheben. Zum ersten war meine Tätigkeit durch die universitäre Einbindung stets einer wissenschaftlichen Grundorientierung verpflichtet. Sie betont, vereinfacht zusammengefasst, dass alle berichteten Fakten, die nicht wissenschaftlich geprüft sind (und wissenschaftlich gut geprüft sind die wenigsten) den Status von vorläufigen Annahmen haben und dass alles getan werden muss, zuerst einmal transparent zu machen, welche Daten vorliegen, welche Schlussfolgerungen daraus gezogen werden und welche systematischen Untersuchungen möglich sind. Unter dieser grundsätzlich skeptischen Voraussetzung erscheint es nicht empfehlenswert, sich weitgehend auf tradierte Wahrheiten zu stützen, selbst wenn sie den Gründervätern zugeschrieben sind. Auch subjektive Sinnzuschreibungen erscheinen lediglich zur Hypothesengenerierung geeignet. Viele Wissenschaften fahren gut mit einer solchen skeptisch fragenden Einstellung. Es erscheint nicht zwingend, dass Psychotherapie nur im Zustand gläubiger Gewissheit existieren und effektiv wirken kann.

Die zweite Einflussgröße kollidiert in gewissem Sinne mit dem wissenschaftlichen Anspruch, sie resultiert aus dem Kontakt zu den im Versorgungssystem tätigen Therapeuten. Meine Tätigkeit erstreckte sich seit jeher auch auf Aus- und Weiterbildung von Psychotherapeuten, Psychoanalytikern, Kindertherapeuten, Psychosomatikern in Instituten und Kliniken und insbesondere auf eine umfangreiche Supervisionstätigkeit. In den letzten fünfzehn Jahren hatte ich Gelegenheit, als Gutachter und Obergutachter mit zahlreichen Therapeutinnen und Therapeuten in Kontakt zu stehen und in den letzten fünf Jahren kamen intensive Fortbildungsaktivitäten hinzu. Mehr und mehr wuchs mein Interesse, die persönlichen und beruflichen Erfahrungen der Therapeuten verstehen zu lernen, ihre Überzeugungen, ihre Behandlungskonzepte, die in unterschiedlichen Gruppen bevorzugten Theorieelemente und Erklärungsansätze. Diese Vorgehensweisen erscheinen sehr individuell, dennoch überwiegt das Evidenzgefühl der Therapeuten über auch bestehende Zweifel und die Nachfrage der Patienten ist groß. In einer Diskussion zur Frage der Begründung von psychotherapeutischem Vorgehen hörte ich in einem deutschsprachigen Nachbarland die Äußerung, „das ist eben ein Teil unserer Kultur". Möglicherweise tun die Therapeuten etwas, das Patienten als heilsam erleben: Sie übernehmen durch Erklärung, Beratung, Tröstung, Hoffnunggeben eine elterliche Funktion für kindliche Persönlichkeitsanteile bei erkrankten Menschen und aktivieren damit wahrscheinlich die allgemeinen therapeutischen Wirkfaktoren, die jenseits der wissenschaftlich geprüften Methoden und Techniken existieren. Ich bin der Überzeugung, dass es wichtig ist, die in den unterschiedlichen psychodynamischen Gruppierungen gelebten Kulturen dem psychodynamischen Ganzen zugutekommen zu lassen. Freilich scheint es mir auch in diesen Bereichen langfristig notwendig, Möglichkeiten der wissenschaftlichen Überprüfung zu erarbeiten, weil es andernfalls zu leicht geschehen kann, dass Bereiche ohne wissenschaftliche Absicherung bei monetären Engpässen des Systems herausfallen.

Die wissenschaftliche Fundierung kann nicht gleichsam von außen durch wissenschaftliche Inspektoren geschehen, sie muss auf lange Sicht durch die Therapeuten selbst erfolgen. Diese benötigen ein kritisches Bewusstsein ihres Tuns und müssen die Verantwortung für die Glaubwürdigkeit ihrer Profession selbst übernehmen.

Im Blick auf die beiden Positionen, Wissenschaftlichkeit und Praxisrelevanz, habe ich versucht, die aktuelle Situation Psychodynamischer Psychotherapie vor dem Hintergrund ihrer psychoanalytischen Herkunft und im Blick auf ihre Zukunft zu umreißen, wobei stellenweise so etwas wie ein „kritischer Kommentar" entstanden ist. Das Hauptziel ist die Förderung der therapeutischen Haltung und Handlungskompetenz in den methodischen Varianten Psychodynamischer Psychotherapie. Dabei werden vor allem jene Themen vertieft, die in zahlreichen Veranstaltungen mit Psychotherapeutinnen und -therapeuten als „häufig gestellte Fragen" andiskutiert wurden.

Den genannten Kolleginnen und Kollegen sowie ihren Patienten bin ich dankbar, dass ich in zahllosen Diskussionen von ihren Erfahrungen profitieren durfte. Mein besonderer Dank gilt einzelnen Kollegen, wie z. B. Ulrich Rüger, Ludwig Barth und Peter Kutter, auf deren Meinung und Erfahrung ich mich immer wieder stützen konnte. Ich danke Hildegard Horn, mit der ich alle relevanten Themen auch dieses Buches, gemeinsam erarbeitet habe. Rainer Finke, Stefan Bergmann und Ruth Becker habe ich für ihre sorgfältige Korrektorentätigkeit und Carsten Gaggia für die redaktionelle Gestaltung sehr zu danken, ebenso Gabi Rehwinkel, die mit großer Geduld und Genauigkeit alles wieder und wieder geschrieben hat. Nicht zuletzt gilt mein Dank Wulf Bertram und dem Schattauer-Verlag, die ihren Autor wie stets freundlich unterstützt und begleitet haben.

Heidelberg, im Februar 2010 **Gerd Rudolf**

Inhalt

1 Psychodynamische Psychotherapie – eine Begriffsbestimmung

1.1 Entwicklungen auf psychoanalytischer Grundlage

In einer rund 100-jährigen Geschichte haben sich aus den psychoanalytischen Anfängen heraus zahlreiche therapeutische Ansätze entwickelt. Wenn das psychoanalytische Erbe in einer nach-freudianischen Ära genutzt werden soll, gilt es, das Gemeinsame und Essenzielle des psychodynamischen Vorgehens herauszuarbeiten und weiterzuentwickeln.

Kaum ein Thema wird bei psychoanalytischen Tagungen so häufig diskutiert wie die Frage: „Wo steht die Psychoanalyse heute?" Manche unterstreichen die Weiterentwicklung psychoanalytischer Konzepte, die durch zahlreiche Analytikergenerationen seit etwa 1900 bis heute geleistet wurde. Andere betonen den Schatz der psychoanalytischen Erfahrung: Man habe das, was Freud uns gegeben hat, und müsse sich bemühen, nichts davon verlorengehen zu lassen. Wie unterschiedlich sind die Gruppierungen psychoanalytischer Herkunft heute? Überwiegen die Diversifizierungen und Polarisierungen oder gibt es größere Gemeinsamkeiten? Vor allem aber stellt sich die Frage nach der Zukunft: Hat der psychoanalytische Ansatz wissenschaftlich und therapeutisch ein Potenzial, das auch unter veränderten gesellschaftlichen Bedingungen wirksam sein kann?

Der 150-jährige Geburtstag Freuds im Jahre 2006 bot Anlass zu zahlreichen bilanzierenden Reflexionen. Ein zu diesem Zeitpunkt veröffentlichtes Buch des New Yorker Soziologen Eli Zaretzky beschreibt unter dem Titel „Freuds Jahrhundert" die Einflüsse psychoanalytischen Denkens auf den Geist seiner Epoche. Dabei wird auch deutlich, dass diese Epoche vorüber ist und wir bereits in einer post-freudianischen, post-analytischen Zeit leben. Dies nicht zuletzt deshalb, weil der Zeitgeist sich verändert hat, so dass die heute konstatierte „Krise der Psychoanalyse" eine ähnliche ist wie die „Krise der Geisteswissenschaft". Stichworte wie Geist und Sinn, Sprache und Geschichte, Identität und Selbstverständnis finden weniger Resonanz in einer Gesellschaft, die vorwiegend durch ökonomische Zwänge, informatorische Vernetzung, Anspruch auf hohe Flexibilität und die Möglichkeit virtueller Parallel-

welten gekennzeichnet ist. Junge und alte Menschen, Frauen und Männer, Familien, Parteien, Universitäten und weitere Institutionen stehen in dieser Gesellschaft vor anderen Aufgaben als die Psychoanalyse sie um 1900 diskutiert hat. Die wachsende Zahl der hier lebenden Migranten, die zum Teil aus ganz anderen Kulturen stammen und häufig soziale Katastrophen hinter sich haben, verstärkt die Heterogenität der Gesellschaft. Ist es wirklich vorstellbar, dass die psychische Situation einer Patientin, die aus Anatolien oder aus Afghanistan stammt, mit den gleichen psychoanalytischen Konzepten erklärt und behandelt werden kann wie die Konflikte einer Patientin aus dem Wiener Bürgertum der Jahrhundertwende, aus dem Nachkriegsdeutschland oder aus den achtziger Jahren? Ist die von der Psychoanalyse vorgeschlagene Selbstreflexion der inneren Welt weiterhin ein brauchbarer Lösungsweg für individuelle und soziale Schwierigkeiten?
Zaretzky (2006) plädiert dafür, dass wir nach Möglichkeit die psychoanalytischen Erfahrungen, die aus vielen Einsichten bestehen, als Ganzes bewahren.

„Dazu gehört, dass jeder einzelne eine innere Welt hat, die zu einem guten Teil nicht nur unbewusst, sondern auch unterdrückt ist; dass die Beziehungen zu anderen, besonders zu denen, die man liebt, von Bildern und Wünschen durchdrungen sind, die aus jener unbewussten Welt stammen; dass, psychologisch gesehen, ein Mann oder eine Frau zu sein, das Ergebnis eines einmaligen und heiklen Prozesses ist; dass niemand einfach das eine oder das andere Geschlecht ist oder hat; dass letztlich eine unüberbrückbare Kluft besteht zwischen dem innerpsychischen Leben des Individuums und den kulturellen Mythen und Archetypen, von denen es umgeben ist; dass, wenn vom einzigartigen Wert des Individuums gesprochen wird, eben das konkrete, besondere und kontingente Individuum gemeint ist und keine Abstraktion; dass Gesellschaft und Politik nicht nur von bewussten Interessen und erkannten Notwendigkeiten bewegt werden, sondern auch von unbewussten Motiven, Ängsten und unausgesprochenen Erinnerungen; und dass sogar große Nationen Traumata erleiden und abrupte Kurswechsel und Regressionen durchmachen können.“

So formuliert Zaretzky das psychoanalytische Erbe, das wir bewahren sollten. Darüber hinaus hält er es jedoch für unwahrscheinlich,

„… dass die Psychoanalyse im 21. Jahrhundert dieselbe Rolle spielen wird, wie sie sie im 20. gespielt hat, wahrscheinlich müssen wir, wenn wir ihre Errungenschaften bewahren wollen, neue Institutionen erfinden, die ihre Einsichten bewahren und auf ihnen aufbauen“.

Das ist die Frage, mit der wir uns beschäftigen wollen: Wie können diese neuen Institutionen oder neuen Formen aussehen, in denen wir das Bewahrenswerte der Psychoanalyse aufheben und zugleich, verantwortlich damit umgehend, es für die Menschen von heute nutzbar machen können? Wir diskutieren in diesem Zusammenhang vorwiegend den therapeutischen Aspekt und insbesondere die Bedeutung der Psychodynamischen Psychotherapie als einer aus analytischen Ursprüngen entstandenen, vielfältig weiterentwickelten Behandlungsform.

Uns wird hier nicht beschäftigen, wie sich die psychoanalytische Welt unter dem Einfluss welcher Persönlichkeiten theoretisch und praktisch entwickelt hat, sondern was inzwischen daraus hervorgegangen ist. Ein erster Befund ist, dass sich das vermeintlich einheitliche Konzept „Psychoanalyse" bei genauerem Hinsehen in zahlreiche konzeptuelle Varianten aufteilt. Diese sind, was für die heutige Zeit recht merkwürdig anmutet, häufig auf die Personen der Gründerväter und -mütter bezogen (freudianisch, jungianisch, adlerianisch, kleinianisch, lacanianisch etc.), andere durch bestimmte Theoriekonzepte bestimmt (z. B. Selbst-psychologisch, Ich-psychologisch, neoanalytisch, objektbeziehungstheoretisch). Daneben gibt es Gruppierungen, die sich davon abgrenzend als unabhängige, nicht schulengebundene Psychoanalytiker definieren.
Eine zweite Entwicklungslinie betrifft therapeutische Ansätze, die sich aus psychoanalytischen Wurzeln heraus in eigene Richtungen entwickelt haben (Analytische Psychotherapie, Tiefenpsychologisch fundierte Psychotherapie, Dynamische Psychotherapie, Fokaltherapie, Kurztherapie).
Obwohl die hochfrequente Langzeit-Einzelbehandlung für Psychoanalytiker als das eigentliche Verfahren gilt, welches ihre berufliche Identität begründet, kommen zahlreiche Varianten des Settings und des behandlungstechnischen Vorgehens zur Anwendung, z. B.:

- Kurzzeit-Einzeltherapie
- Langzeit-Einzeltherapie
- Gruppentherapie
- Kinder- und Jugendlichenpsychotherapie, Säuglingstherapie
- Paar- und Familientherapie
- stationäre Psychotherapie
- Körpertherapie
- Musiktherapie
- Kunst- und Gestaltungstherapie

Schließlich werden in neuerer Zeit auch zunehmend störungsspezifische Modifikationen von psychoanalytischen oder psychodynamischen Therapien vorgeschlagen, die meist in Manualen formuliert sind (z. B. psychodynamische Therapie für soziale Phobien, für Essstörung; Übertragungsfokussierte Psychotherapie; Psychoanalytisch-interaktionelle Therapie; Mentalization-based Psychotherapy; Strukturbezogene Psychotherapie).
Im Unterschied zu Kernberg (1999) wollen wir die psychoanalytisch begründeten Verfahren nicht wertend hierarchisieren (ausgehend von der eigentlichen Psychoanalyse an der Spitze und dann absteigend über die analytische Psychotherapie zur psychodynamisch tiefenpsychologischen und schließlich supportiven Behandlung). Wenn wir das, was in der Versorgung praktisch geschieht, auflisten, lassen sich folgende Gruppen bilden (vgl. dazu auch Janssen 2002):

- Tiefenpsychologisch fundierte Psychotherapien (nicht störungsspezifisch) in variablem Setting (Kurzzeit-, Langzeit-, Einzel-, Gruppen-, Kinder und Jugendlichentherapie)

- störungsspezifisch modifizierte Tiefenpsychologisch fundierte Psychotherapien (bei Essstörungen, somatoformen Störungen, persönlichkeitsstrukturellen Störungen, Angststörungen, Traumafolgestörungen)
- Analytische Psychotherapien, nicht störungsspezifisch in variablem Setting (Einzeltherapie, Gruppentherapie, Kinder- und Jugendlichenpsychotherapie)
- störungsbezogen modifizierte Analytische Psychotherapien
- stationär integrierte psychodynamische Therapien
- psychoanalytisch/psychodynamisch orientierte Spezialtherapien (Musik-, Bewegungs-, Kunst-, Gestaltungstherapie usw.)
- psychodynamisch orientierte psychosomatische Grundversorgung

In der Übersicht wurde vieles zusammengefasst, was sich weiter differenzieren ließe. So ist z. B. die Kinder- und Jugendlichenpsychotherapie etwas grundsätzlich anderes als die Erwachsenenbehandlung (vgl. Horn 2008, Seiffge-Krenke 2007), insbesondere dann, wenn das Setting eine komplette Familiengruppe einbezieht oder die Interventionen sich an Säuglinge und deren Eltern richten (Cierpka u. Windaus 2008). Auch die Tatsache, dass hier Einzel- und Gruppenbehandlungen zusammen genannt werden, widerspricht dem Selbstverständnis der Gruppentherapeuten, die in früherer Zeit forderten, ihre Behandlungsform als Psychotherapie sui generis anzuerkennen (Heigl-Evers u. Gfäller 1993) und die heute bemüht sind, ein eigenständiges, forschungsbasiertes Vorgehen zu begründen (Mattke et al. 2009). Eine Welt für sich ist die stationäre Psychotherapie, die seit den 1950er Jahren einen starken Aufschwung genommen hat und sich mehr und mehr zum Forschungslabor der Psychotherapie entwickelte. Hier konnten die Integrationsansätze und störungsbezogenen therapeutischen Modifikationen erarbeitet werden, die heute in der Psychodynamik weitgehend die Diskussion bestimmen (z. B. Herzog et al. 2004).
Die Bandbreite des therapeutisch Möglichen würde noch erweitert, wenn neben der Vielfalt der methodischen Therapievarianten die Unterschiedlichkeit der Therapeutenpersönlichkeiten einbezogen würde (vgl. auch Sachse u. Rudolf 2008). Sie unterscheiden sich nicht nur in ihren Persönlichkeiten und darin, welche Methoden und Settings sie bevorzugen und wie puristisch oder vermischt sie sie anwenden, sie sind auch unterschiedlich effektiv (Okiishi et al. 2006), was die Quote ihrer Erfolge und Misserfolge angeht. Das wirft die Frage nach einer „therapeutischen Führerscheinprüfung" auf (Kächele u. Strauß 2008). Die Überlegungen bezüglich eines „empirisch validierten Therapeuten" (Strauß 2003) berühren ein heikles Thema, für das eine Lösung in der praktischen Versorgung noch nicht in Sicht ist, obwohl es einiges an Forschungsdaten über den Einfluss der Therapeutenpersönlichkeit gibt. Wir werden daher die durch die Therapeutenpersönlichkeit bewirkte Varianz vorerst beiseite lassen und den Aspekt der Psychotherapie betrachten, der durch das Verfahren bzw. durch die Methode bestimmt wird.

1.2 Gemeinsame Grundkonzepte

Die psychodynamisch gemeinsamen Konzepte der Persönlichkeit und Störung beschreiben das Zusammenspiel innerer Kräfte, die Strukturierung des psychischen Systems, die Internalisierung früher Beziehungserfahrungen, die zentrale Bedeutung unbewusster Vorgänge und die Entwicklung „neurotischer" Persönlichkeitszüge.

Die in Deutschland praktizierenden und am Versorgungssystem beteiligten Therapeuten sind, sofern sie nicht Verhaltenstherapie durchführen, für die psychoanalytisch begründeten Richtlinienverfahren „Analytische Psychotherapie" und/oder „Tiefenpsychologisch fundierte Psychotherapie" zugelassen (die ausführliche Beschreibung des Systems erfolgt in Kap. 5). Damit sind sie in der Formulierung ihrer an den Gutachter gerichteten Therapieanträge auf zentrale psychodynamische Gesichtspunkte festgelegt (unabhängig davon, wie die einzelnen Therapeuten möglicherweise wirklich denken und praktisch handeln).
Im vorliegenden Zusammenhang wollen wir erst einmal von der konzeptuellen und erst recht von der persönlichen Varianz absehen und das Gemeinsame des psycho-

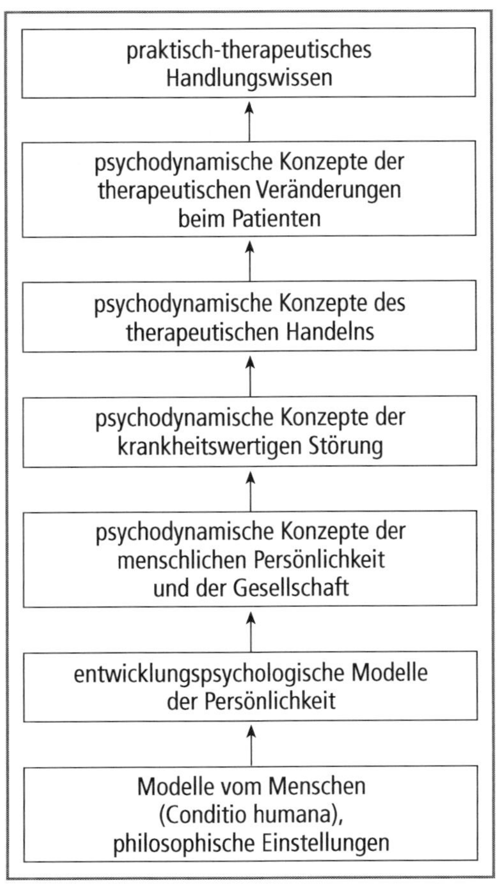

Abb. 1-1 Fundierung des praktisch-therapeutischen Handelns

dynamischen Behandlungsansatzes in Theorie und Praxis herausarbeiten (bzgl. der psychodynamischen Gemeinsamkeiten der Verfahren vgl. Rüger u. Reimer 2006).
Das psychodynamisch-therapeutische Handlungswissen gründet auf Erfahrung, ist aber zugleich auf vielen Ebenen theoretisch fundiert (Abb. 1-1). Insbesondere bilden die psychodynamischen Störungskonzepte die Grundlage der Theorie des praktisch-therapeutischen Handelns, der therapeutischen Prozessgestaltung und der therapeutisch erreichbaren Veränderungen beim Patienten. Den psychodynamischen Störungskonzepten liegen weitere entwicklungspsychologische Konzepte für den Einzelnen und sozialpsychologische Konzepte der Gesellschaft zugrunde. Im Hintergrund finden sich, mehr oder weniger reflektiert, weitere anthropologisch-philosophische Modellannahmen.
Fürs Erste befassen wir uns mit Theorieannahmen im mittleren Bereich der Abbildung 1-1, d. h. mit **psychodynamischen Konzepten der Persönlichkeit und Störung**. Diese Annahmen prägen die therapeutischen Aktivitäten, in denen z. B. die therapeutischen Interventionen auf Phänomene wie Übertragung, Widerstand und Regression ausgerichtet werden. Vorläufig bleiben wir vereinfachend bei der Sichtung der psychoanalytischen Essentials, wie sie in einer außerordentlich umfangreichen Literatur der hundertjährigen Psychoanalysegeschichte diskutiert werden: Was macht die Psychodynamik der menschlichen Persönlichkeit und der psychischen Störung aus? Später werden wir auf die entwicklungsdynamischen und allgemein anthropologischen Konzepte zurückkommen.
Die traditionell bedeutsamen Konzepte betreffen:

- das Zusammenspiel psychodynamischer Kräfte (Triebimpulse, Bedürfnisse, Affekte und Abwehrvorgänge)
- die Strukturierung des Psychischen (Selbst, Ich, Es, Über-Ich)
- das dynamische Unbewusste (abgewehrte psychische Inhalte)
- die „neurotische" Entwicklung der Persönlichkeit (dysfunktionale Verhaltensweisen)
- die verinnerlichten Beziehungserfahrungen (Internalisierung, Identifizierung, Introjektbildung) und die unbewusste Bereitschaft, diese zu inszenieren, z. B. in der Übertragung

1.2.1 Das Wirken innerer psychischer Kräfte

Der Begriff **Dynamik** ist, wie manche andere zu Freuds Zeit gebildete Begriffe aus der Physik entlehnt und beschreibt eine psychische Kräftelehre, etwa analog zur Thermodynamik. Bekanntlich beschäftigte sich die frühe Psychoanalyse intensiv mit der Frage, welche „Kräfte" das Lebendige und speziell das Psychische bewegen und zentrierte dabei auf die Triebkräfte der sexuellen Libido und der Aggression. Zwar hinkt der Vergleich mit der physikalischen Energie wie alle derartigen Metaphern, er hat aber auch den Vorteil, dass sich viele Abläufe, Wechselwirkungen, Gleichgewichtsbildungen im System des Psychischen in dieser Sprache anschaulich beschreiben lassen, z. B. das innere Gleichgewicht zwischen situativ ausgelösten aggressiven Impulsen, die aus einer (biographisch gelernten), unbewusst gewordenen Angst vor

Zuwendungsverlust nicht umgesetzt werden dürfen und einer gegensteuernden Instanz (der Abwehr), die bewirkt, dass diese Impulse und Affekte noch nicht einmal wahrgenommen werden können. Es ist ein anschauliches Bild, sich vorzustellen, dass hier verschiedene „Kräfte" einander entgegenwirken und eine „Dynamik" entfalten, die sich gleichwohl im Verborgenen, d. h. im Unbewussten ereignet. Unsere alltägliche Lebenswelt liefert viele Beispiele dafür, wie es an der Oberfläche scheinbar ruhig zugeht, während sich dahinter oder darunter aus widerstreitenden Kräften bedrohliche Spannungen aufbauen. Dass hier im Verborgenen etwas zusammenfließt und zusammenstößt, kommt in dem Begriff **Konflikt** (von lateinisch confligere: zusammenprallen) zum Ausdruck.

Das psychodynamische Konzept besagt also, dass im nicht wahrnehmbaren Untergrund einer Person unterschiedliche Kräfte am Werk sind, die Spannungen erzeugen. Diese Spannungen sind für die Person dysfunktional; sie kosten Kraft bis zur Erschöpfung (weil etwas mühsam unter Kontrolle gehalten werden muss); sie sind bedrohlich (weil die berechtigte Sorge besteht, dass etwas zerbrechen, explodieren oder implodieren könnte); sie führen zu Gegenregulationen und Notlösungen, die so dysfunktional sind, dass sie als psychische oder körperliche Symptome imponieren. Die therapeutische Konsequenz der theoretischen Annahme ist naheliegend: Der Patient wird ermutigt, zusammen mit dem Therapeuten hinzuschauen, welche „Kräfte" in seinem Untergrund wirksam sind und sich mit ihnen auseinanderzusetzen.

Über die Art der **Kräfte** haben die psychoanalytisch fundierten Konzepte im Laufe ihrer Geschichte unterschiedliche Annahmen gemacht:

- Aus den anfänglich diskutierten sexuellen und aggressiven Triebimpulsen entwickelte sich eine allgemeine Vorstellung von Bedürfnissen und Wünschen, die auf wichtige Objekte gerichtet sind.
- Es traten die Abwehrkräfte in den Vordergrund des Interesses, welche im Dienst des inneren Gleichgewichts Handlungen und Wahrnehmungen zu steuern haben.
- Die Aufmerksamkeit richtete sich auf die affektiven Kräfte, die sich z. B. als Hoffnungen und Befürchtungen, Trauer, Schuld, Scham, Wut auch als objektgerichtete Intentionen verstehen lassen.
- Die heutige Sicht integriert häufig alle diese Motivationen als unbewusste, objektgerichtete Schemata mit gleichermaßen kognitiven, emotionalen und handlungsbereiten Aspekten, gebildet aus prägenden und intrapsychisch unbewusst aufbewahrten Beziehungserfahrungen.

1.2.2 Die Strukturierung des Psychischen

Es liegt in der Logik dieser Bildersprache von inneren „Kräften", dass ihnen jeweils eigene Träger zugeordnet werden können. Das **klassische psychoanalytische Strukturmodell** (Tab. 1-1) verteilt die unbewussten Kräfte auf Es, Ich und Über-Ich: Die intentionalen Kräfte (Triebe, Impulse, Bedürfnisse etc.) werden dem Es zugeordnet, die unbewussten Abwehrkräfte dem Ich, das versucht, das Verhalten so zu steuern, dass möglichst viele positive Affekte und möglichst wenige negative erlebt werden. Die Sollwerte dafür sind im Über-Ich gespeichert, sie resultieren aus verinnerlichten

Tab. 1-1 Das klassische psychoanalytische Strukturkonzept

1.	**Definition**	Das Ich vermittelt zwischen den Triebimpulsen des Unbewussten und den Gewissensforderungen des Über-Ich.
2.	**Entwicklung**	Ich und Über-Ich bilden sich als Niederschlag der Objektbeziehungen in der Kindheit.
3.	**Störung**	Konflikthafte kindliche Beziehungserfahrungen hinterlassen unbewusst gestaute Impulse und Affekte, ein abwehrendes Ich und ein strenges Über-Ich.
4.	**Folge**	Abwehrmuster als Folge der unbewussten Konfliktspannung prägen das Erleben und Beziehungsverhalten (z. B. ängstlich-dependent, zwanghaft, histrionisch usw.).
5.	**Symptombildung**	Labilisierung der Abwehr infolge Triebverstärkung/Ich-Erschöpfung in äußeren Situationen von Versuchung und Versagung (Symptombildung z. B. Depression, Angst, Zwang, somatoforme Beschwerden).

Beziehungserfahrungen („So sollst Du sein, so darfst Du nicht handeln, wenn Du Dir die Zuwendung Deiner wichtigen Objekte erhalten willst!"). Aus heutiger psychodynamischer Sicht werden die traditionellen strukturellen Aspekte Ich, Es und Über-Ich im Begriff des **Selbst** zusammengefasst (vgl. Kap. 6.3.2). Die wesentlichen Begriffe werden in der Übersicht stichwortartig benannt und in späteren Abschnitten ausführlich diskutiert.

1.2.3 Der Begriff „unbewusst"

Die Tatsache, dass etwas nicht bewusst ist, ist nichts Besonderes, sondern eher die Regel als die Ausnahme. Die psychodynamische Annahme von **Unbewusstheit** betont jedoch, dass innerpsychische Prozesse aktiv aus der bewussten Selbstwahrnehmung ferngehalten werden können. So entsteht Unbewusstheit in unterschiedlichen Ausprägungsgraden, variierend von bewusstseinsnahen, leicht zugänglichen Vorgängen über solche, die massiv beiseite gehalten werden, bis hin zu anderen, die nicht bewusst erlebt werden können und für die es keine Worte gibt. Die Begriffsbildung „das dynamische Unbewusste" verweist darauf, dass die beiseite gehaltenen Inhalte nicht einfach stillgelegt sind, sondern gewissermaßen ein Eigenleben führen, in dem Triebimpulse, Angsterfahrungen, Beziehungsbedürfnisse, Objektvorstellungen, Affektmuster zusammenwirken in dem Versuch, gemachte Erfahrungen zu verarbeiten, innere Gleichgewichte und neue Verhaltensmöglichkeiten zu generieren.
Ein globaler Begriff wie **„das Unbewusste"** schafft einen gleichsam mythischen Ort, in dem alles Verdrängte, Vergessene, Frühere, Ungelebte, die dunkle Seite der Seele, aber auch ihre ungenutzte kreative Seite vermutet werden kann. Die Verwendung eines solchen Begriffs ist solange zulässig, wie man sich seiner Metaphorik bewusst bleibt. Das Risiko liegt darin, dass solche Formulierungen verdinglicht werden, so als hätten sie eine faktische Realität. Hinter diesen Substantivierungen verbergen sich

komplexe Prozessabläufe und Funktionszustände als Ergebnis lebenslanger Entwicklungsvorgänge und Homöostasebemühungen.
Das Interesse für unbewusste Vorgänge kennzeichnete – lange vor Freud – die Medizin der Romantik. In Carl Gustav Carus Buch „Psyche. Zur Entwicklungsgeschichte der Seele" (1846) heißt es einleitend:

„Der Schlüssel zur Erkenntnis vom Wesen des bewussten Seelenlebens liegt in der Region des Unbewusstseins. Alle Schwierigkeiten, ja alle scheinbare Unmöglichkeit eines wahren Verständnisses vom Geheimnis der Seele wird von hier aus deutlich. Dass fortwährend der bei weitem größte Teil des Reiches unseres Seelenlebens im Unbewusstsein ruht, kann der erste Blick ins innere Leben uns lehren. Wir besitzen zu jeder Zeit, während wir nur einiger weniger Vorstellungen uns wirklich bewusst sind, Tausende von Vorstellungen, welche doch durchaus dem Bewusstsein entzogen sind, welche in diesem Augenblick nicht gewusst werden und doch da sind, und folglich zeigen, dass der größte Teil des Seelenlebens in die Nacht des Unbewusstseins fällt."

Was hier romantisch geheimnisvoll klingt und in der frühen Psychoanalyse zu einem komplexen System und psychischen Prozessen im dynamisch Unbewussten ausgearbeitet wurde, ist heute empirisch gut untersucht, mit dem Ergebnis, dass in der Tat die meisten psychischen Aktivitäten als automatisierte und unbewusste Prozesse ablaufen, ohne eine Form des Bewusstseins zu erreichen. Es erscheint durchaus zweckmäßig und ökonomisch, dass die meisten psychischen Arbeitsprozesse unbewusst verlaufen. Demgegenüber erscheinen die Vorgänge des **dynamisch Unbewussten** unzweckmäßig und unökonomisch, insofern als erhebliche psychische Aktivität erforderlich ist, um peinliche Erinnerungen, ängstigende Triebregungen oder beunruhigende Affekte aus der bewussten Wahrnehmung wegzudrängen, so dass letztlich weder das Abgewehrte noch das Abwehrende bewusst erlebt und gedacht werden können, es sei denn, der Betroffene spürt die diffuse, Kräfte raubende Anspannung dieses Vorgangs, der einen Teil seiner psychischen Lebendigkeit bindet und einschränkt. Darüber hinaus ist es wahrscheinlich, dass die unbewussten Beziehungsthemen, pathogenen Überzeugungen, ungestillten Bedürfnisse und latenten Affektspannungen das Erleben und Verhalten eines Patienten im Sinne unbewusster Inszenierungen prägen, was anderen Menschen als charakterliche Eigenart des Patienten auffällt und von einem geschulten Therapeuten als Übertragungsangebot wahrgenommen werden kann.

1.2.4 Der Neurose-Begriff

Das im 19. Jahrhundert gebräuchliche Konzept des Unbewussten hatte etwas Geheimnisvolles, indem es jeweils eine helle und eine dunkle Seite des Menschlichen beschrieb. Jedoch erst in der Erklärung der Hysterie, wie sie von Charcot gegeben und von Freud weiterentwickelt wurde, fand sich das Überraschungsmoment, dass damit entgegen aller Alltagsüberzeugung körperliches Geschehen aus psychischen Vorgängen erklärt und dem Unbewussten eine schöpferische oder auch zerstöreri-

sche Kraft zugeschrieben werden konnte. Etwas von dieser Aura des Unglaublichen, Wirkungsmächtigen ist in dem Konzept lange erhalten geblieben. Die Dynamik des Unbewussten wurde zugleich das Kernstück des Konzepts „Neurose“, das bis in die erste Hälfte des 20. Jahrhunderts die psychoanalytische Krankheitstheorie bestimmte (Rudolf 2005b). Mit der Verbreitung und Weiterentwicklung der diagnostischen Klassifikationssysteme DSM und ICD wurde das Konzept offiziell aufgegeben und auch in der psychoanalytischen Konzept- und Theorieforschung nicht systematisch weiterentwickelt, gleichwohl aber beibehalten. In der therapeutischen Praxis wird es weiterhin verwendet, wahrscheinlich weil es für die Abfassung der Berichte in der Richtlinienpsychotherapie (vgl. Kap. 5.1.4) unverzichtbar ist.
Vielleicht ist der Begriff „neurotisch“ trotz oder vielleicht auch wegen seiner Unverbindlichkeit so beliebt, weil sich mit seiner Hilfe viele Zustandsbilder und Entwicklungsprozesse der Persönlichkeit fassen lassen: die neurotische Entwicklung der kindlichen Persönlichkeit unter dem Druck belastender Erfahrungen, die neurotischen Mechanismen der Konfliktinternalisierung, die neurotische Abwehr und das unbewusste Weiterwirken von verdrängten Impulsen und Gefühlen, die neurotische Ausgestaltung des Charakters und des Beziehungsverhaltens, die neurotische Symptombildung unter dem Einfluss labilisierender äußerer und innerer Lebensbedingungen und die aus diesen Bausteinen gefügten klinischen Bilder wie die depressive Neurose, Zwangsneurose, hysterische Neurose, Charakterneurose, narzisstische Neurose. Die Systematisierung dieser Zusammenhänge als „Neurosenlehre“ macht das Kernstück der klinischen Theorie der Psychoanalyse aus. Die erste „allgemeine Neurosenlehre“ findet sich in Freuds Vorlesungen zur Einführung in die Psychoanalyse. Die allgemeine Neurosenlehre von Nunberg (1931) und die spezielle Neurosenlehre von Fenichel (1931) fassen die weiteren psychoanalytischen Entwicklungen zusammen. In Fenichels Einleitung heißt es:

„Die Neurosenlehre ist für die praktische Psychoanalyse das, was die Pathologie für die klinische Medizin ist (…) Sie will die Gesetzmäßigkeiten von Ätiologie, Gestaltung und Verlauf der Neurosen verstehen und damit einer kausalen Therapie und Prophylaxe dienen. (…) Die Psychoanalyse sieht in der Neurose das Ergebnis eines Konfliktes zwischen dem Triebleben und einem ihm widersprechenden Teil der Persönlichkeit, der den Trieben durch die von ihm ins Werk gesetzte Abwehr eine pathologische Form aufnötigt. Die Analyse interessierte sich zunächst für dieses Triebleben, das aus der Verdrängung zu befreien, ihre wesentliche Aufgabe war. Sie entdeckte dabei die ungeheure Welt des Unbewussten, fand mit ihrer Trieblehre die biologische Grundlage der Psychologie und rechtfertigte ihre dynamisch-ökonomische Auffassung des Seelenlebens. Nach heftigen Kämpfen um diese Fragen sind heute wenigstens die Autoren der engeren psychoanalytischen Schule von der Richtigkeit der Ansichten Freuds überzeugt.“

Das Problem der „Neurosenlehre“ liegt darin, dass die zugehörigen Begriffe von verschiedenen Autoren aus unterschiedlichen Schulen mit verschiedenen Bedeutungen versehen, jedoch kaum je operationalisiert und fast nie wissenschaftlich evaluiert wurden. Das macht eine interkollegiale und wissenschaftliche Verständigung sehr schwierig. Erst in neuerer Zeit gibt es Ansätze zur Operationalisierung der Begriffe und wissenschaftlichen Untersuchung der zugehörigen klinischen Sachverhalte (z. B. in der Operationalisierten psychodynamischen Diagnostik, s. Kap. 4.6.2).

1.2.5 Verinnerlichte Beziehungserfahrungen

Ein weiterer Gesichtspunkt gehört wesentlich zur Psychodynamik. Es ist die psychische Hereinnahme und das nachhaltige Wirksambleiben von Beziehungserfahrungen aus frühen Lebensabschnitten, ein Vorgang, der unter psychodynamischen Begriffen der Internalisierung, Identifizierung und Introjektbildung gefasst werden kann. Diesem Aspekt wurde im Laufe der Entwicklung des psychodynamischen Konzepts (weg von der Triebdynamik, hin zur Objektbeziehungsdynamik) zunehmend Gewicht verliehen. Durch ihn erhält das Kräftespiel im Unbewussten erst seine konkreten Inhalte als Niederschlag problematischer, d. h. leidvoller, unlösbar schwieriger Beziehungserfahrungen.

- **Internalisierung:** Die unbewussten Erwartungen an die Objekte entsprechen den problematischen Erfahrungen mit dem früheren Objekt. Der Betreffende erwartet unbewusst, dass jede neue Beziehungssituation sein wird wie die frühere, dass jedes neue Objekt ihn behandeln wird, wie sein früheres Objekt ihn behandelt hat und dass er ebenso hilflos, frustriert, erschreckt, beschämt usw. reagieren wird wie damals.
- **Identifizierung:** Das eigene Verhalten nach außen ist nach dem Muster der früheren Objekte gestaltet. Der Betreffende verfährt mit anderen so, wie sein früheres Objekt ihn behandelt hat.
- **Introjektbildung:** Die eigene Einstellung sich selbst gegenüber ist nach dem Muster der früheren Beziehung gestaltet. Der Betreffende behandelt sich so, wie sein früheres Objekt ihn behandelt hat.

Dieser psychodynamische Gesichtspunkt fokussiert weniger auf das Wirken der unbewussten inneren Triebkräfte als auf das unbewusste Nachwirken leidvoller äußerer Beziehungserfahrungen. Wenn das Triebkonzept sich auf eine gewissermaßen endogene Komponente bezieht (z. B. in der Annahme angeboren gesteigerter Aggressivität), dann wird in der Beziehungsdynamik die schwierige äußere Bedingung betont, die das Verarbeitungsvermögen des Betreffenden überfordert hat und in ihm auf unterschiedliche, aber stets dysfunktionale Weise weiterwirkt.

1.3 Psychodynamische Ziele und Vorgehensweisen

Ein Set von therapeutischen Vorgehensweisen kennzeichnet das psychodynamisch-therapeutische Handeln, dessen emanzipatorisches Ziel im vertieften Verstehen und Annehmen der eigenen Persönlichkeit und Geschichte liegt.

Nach anfänglicher Popularisierung psychoanalytischer Psychotherapie in den angelsächsischen Ländern erlebte diese mit dem Erstarken der Verhaltenstherapie und Pharmakotherapie einen Bedeutungsverlust. Dieser betraf vor allem das eigentliche psychoanalytische Vorgehen, während vielfältige psychoanalytisch fundierte therapeutische Abwandlungen, insbesondere Kurztherapieverfahren weiter verwendet und auch Gegenstand empirischer Therapieforschung wurden (Überblick bei Garfield u. Bergin 2004). Diese psychoanalytisch orientierten Weiterentwicklungen werden üblicherweise als „psychodynamic psychotherapy" zusammengefasst. In Deutschland erfolgte ebenfalls eine Akzentverschiebung von der psychoanalytischen Therapie zu kürzeren und fokussierten psychodynamischen Behandlungen, die in dem Richtliniensystem als Tiefenpsychologisch fundierte Psychotherapie bezeichnet werden. Im Folgenden wird in einer ersten Annäherung der Kern dieses psychodynamischen Verständnisses beschrieben.

1.3.1 Psychodynamisches Verstehen

Psychodynamiker achten (ebenso wie Verhaltenstherapeuten) sorgfältig auf alles, was vom Patienten gezeigt und gesagt wird, dann aber werden unterschiedliche Methoden wirksam. Verhaltenstherapeuten achten auf die bewusst geäußerten Gedanken, Meinungen und Überzeugungen des Patienten sowie auf seine Emotionen. Psychodynamiker achten darauf auch, aber insbesondere achten sie auf das, was nicht oder nur angedeutet mitgeteilt wird, was zwischen den Zeilen in Auslassungen, durch Körpersprache, Mimik und szenische Darstellung vermittelt wird. Diese Gesamtheit der Mitteilungen untersuchen sie aus einer Perspektive, über die der Patient selbst nicht verfügt: Es ist die Perspektive der verinnerlichten Geschichte des Patienten, die Geschichte seiner Erfahrungen, seiner individuellen Antwort auf diese Erfahrungen, die Geschichte seiner Gefühle und Bedürfnisse, die sich in seine Psyche und seinen Körper eingeschrieben haben und die aus ihm sprechen, gewollt und ungewollt, bewusst und vor allem unbewusst, möglicherweise auch die Geschichte seiner Angehörigen aus der vorausgegangenen oder vorvorigen Generation.

Psychodynamiker versuchen somit, **Mitteilungen zu erfassen**, die ausgeformt sein können wie Novellen oder auch symbolisch verschlüsselt wie Träume oder nur angedeutet sind durch Auslassungen und Schweigepausen. Worauf Psychodynamiker dabei ganz besonders achten, was ihnen speziell wichtig ist und auf welchen Konzepten ihre Schlussfolgerungen beruhen, darin unterscheiden sich psychoanalytische Gruppierungen und Individuen. Alle aber zeigen diese spezielle Form der Aktivität, die im **Aufnehmen** liegt, im **Weiterdenken** und Zuendedenken, im Bemühen, Zusammenhänge herzustellen und einen Menschen dadurch in einem tieferen Sinne zu verstehen, so dass seine Geschichte und seine Erfahrungen in der therapeutischen Situation lebendig werden und seine Persönlichkeit sich zeigen kann, mit ihren bisherigen Verformungen und Einschränkungen, aber auch mit ihren bislang ungelebten Möglichkeiten und Ressourcen.

Psychodynamiker pflegen als weitere Aktivität das **Zurückgeben** der eigenen Wahrnehmungen und Annahmen, so dass der Patient sich im Spiegel dieser Mitteilungen und Interpretationen selbst zu sehen und zu verstehen lernt. Damit verbunden ist die therapeutische Hoffnung, dass das Verstandene – und zwar das von Therapeut und Patient gemeinsam Verstandene – dem Patienten neue Möglichkeiten des Erlebens und Verhaltens eröffnet und so Symptome überflüssig werden lässt.

Psychodynamische Psychotherapeuten gehen ferner davon aus, dass dieses gemeinsame Verstehen in einer sehr **speziellen Beziehung zwischen Patient und Therapeut** erfolgt, so dass das Verstehen nicht nur eine kognitive Einsicht, sondern auch eine emotionale Erfahrung darstellt. Einsicht und Erfahrung betreffen Zurückliegendes, Vergessenes, bis dahin unbewusst Mitgetragenes, und sie betreffen zum anderen Neues, das bis dahin so noch nicht gedacht und erlebt werden konnte. So soll in der therapeutischen Beziehung, speziell in der Übertragung, sowohl Verdrängtes, Früheres, Wiedererlebtes als auch Neues erfahren und gemeinsam in einen Sinnzusammenhang gestellt werden. In der neuen Erfahrung versteht der Patient den Zusammenhang zwischen seinen früheren problematischen Erfahrungen, seinen bis dahin eingeschränkten Verhaltensmöglichkeiten und seinen jetzt neu gewonnenen Möglichkeiten.

Mit Blick auf die veränderungsorientierte Verhaltenstherapie können wir uns fragen, was mit dem psychodynamischen Verstehen gewonnen ist, denn Verstandenhaben bedeutet noch nicht Verändernkönnen. Hier liegt in der Tat ein heikler Punkt des psychodynamischen Vorgehens, dem wir später noch Beachtung schenken werden.

Das psychodynamische Verstehen auf Seiten des Therapeuten lässt sich in folgenden Schritten beschreiben:

- Reflektieren der Situation des Patienten (Krankheitssituation, Lebenssituation, biographische Situation)
- Einfühlen in die Beziehungsgestaltung des Patienten und in sein Selbsterleben
- Rückschließen auf evtl. unbewusste Konfliktspannungen oder strukturelle Einschränkungen
- Rückschließen auf evtl. Abwehrhaltungen oder Bewältigungsstrategien
- Rückschließen auf evtl. biographisch prägende Entwicklungsbedingungen und Belastungserfahrungen
- Rückschließen auf die aktuelle symptomauslösende Konstellation

Das psychodynamische Verstehen stützt sich somit auf unterschiedliche Aktivitäten des Therapeuten: Beobachten und Beschreiben, einfühlendes Verstehen, konzeptgebundenes Interpretieren.

In dem **Akt des Verstehens** kann der Patient so weit kommen, dass er seine eigene innerseelische Welt einsehen und sich in die Innenwelt des anderen einfühlen kann. Dies geschieht nicht nur im Sinne einer Momentaufnahme, z. B. für einen aktuellen affektiven Zustand, sondern im Sinne eines tieferen Verständnisses dafür, wie aktuelle Zustände mit der eigenen Geschichte und mit den eigenen Beziehungserfahrungen in zurückliegenden Lebensabschnitten zusammenhängen.

Diese Einsicht ist allerdings an eine Voraussetzung gebunden: Die Selbstreflexion setzt etwas voraus, das man **Mentalisierung** nennen kann, im Sinne von Verfügbarkeit von sprachlichen Begriffen für das eigene Innen (die eigenen Gefühle, Bedürfnisse, Erinnerungen), also ein Verständnis der eigenen Person und des eigenen Lebens. Darin ist die eigene Geschichte, die Biographie in Form von Geschichten (Narrativen) gefasst. Im Falle einer strukturellen Störung fehlt die Fähigkeit zur Mentalisierung, es fehlen die inneren Narrative und sprachlichen Begriffe, und es misslingt deshalb der selbstreflexive Blick nach innen; Vergleichbares gilt für Traumafolgestörungen. Der psychodynamisch-therapeutische Weg, wie er bisher beschrieben ist, bleibt also an die Voraussetzung eines ausreichend guten Strukturniveaus gebunden. Die therapeutischen Konsequenzen dieser Erfahrung werden uns später ausführlich beschäftigen.

1.3.2 Psychotherapeutische Veränderung

Wenn unter strukturell ausreichend günstigen Bedingungen die Störung soweit therapeutisch bearbeitet werden konnte, dass ein Verstehen möglich wird, geschieht dadurch etwas sehr Bedeutsames: Menschen gewinnen einen Einblick in ihr Leben, in ihr Schicksal, in ihre individuell gestaltete Persönlichkeit, in ihren inneren psychischen Raum. Sie schaffen sich dadurch ein **psychisches Modell von sich selbst**, von ihrer Entwicklung und von ihrer aktuellen Lebenssituation.

Darin liegt auch ein emanzipatorischer Akt, der es notwendig und möglich macht, die Gewordenheit der eigenen Existenz zu akzeptieren, anstatt sich auf wohlwollende Fügung oder Benachteiligung durch das Schicksal oder die himmlischen Mächte beziehen zu müssen. Den Menschen der vor-freudianischen Ära war ein solcher Einblick schwer möglich. Sie mussten, wie man es sehr anschaulich an den Gestalten Kleist'scher Novellen ablesen kann, ihre Lebenstragödie von einem Unglück zum nächsten bis zum bitteren Ende durchlaufen. Ihre Versuche, sich einen Lebensplan zu machen, ihr Glück zu erkämpfen, wirken anrührend hilflos angesichts ihrer grenzenlosen Unbewusstheit.

Freud hat gezeigt, dass der Lebensplan eines Menschen nicht in einem bei höheren Mächten deponierten Schicksalsbuch niedergelegt, sondern in einem inneren Skript vorgezeichnet ist. Dieser Entwurf wird unter dem Einfluss der familiären und gesellschaftlichen Bedingungen und Beziehungserfahrungen in der frühen Kindheit gestaltet. Es ist ein Skript von dem man therapeutisch hofft, dass daran Korrekturen angebracht werden können; ein Skript, das für den Menschen, der sich dessen bewusst wird, eine selbstreflexive Herausforderung darstellt, eine Möglichkeit, zu sich selbst und zu seinem Leben eine Einstellung zu gewinnen – ein Akt der neugewonnenen **Freiheit und Verantwortung**. Ferner gilt es, die eigene Erfahrung zu bilanzieren, sie im günstigen Falle anzunehmen und sich mit ihr zu versöhnen, anstatt in Bitterkeit, Vorwurf, Enttäuschung und Wiedergutmachungshoffnungen zu versinken. Die Auseinandersetzung mit solchen Themen ist es, die Patienten bei psychodynamischen Therapeuten suchen und wohl auch häufig finden.

1.3.3 Psychodynamisches Handeln

Was haben psychodynamische Psychotherapeuten, d.h. solche mit psychoanalytischen Wurzeln, gemeinsam? Was ist, bezogen auf die oben beschriebenen psychodynamischen Modellannahmen, der Kern ihres therapeutischen Vorgehens?

Hier lassen sich typisch psychodynamische Ansätze zusammenfassen. Im Folgenden geschieht das in Anlehnung an Blagys und Hilsenroth (2002), die bei ihrem Vergleich behavioraler und psychodynamischer Therapiemanuale folgende Punkte als kennzeichnend für das psychodynamische Vorgehen fanden (Shedler 2010):

- **Fokussieren auf Affekte und Gefühlsausdruck**
  Der Therapeut ermutigt den Patienten, die Bandbreite seiner Gefühle in Worte zu fassen und damit über intellektuelle Einsichten hinaus eine emotionale Einsicht zu erlangen.
- **Vermeidungstendenzen untersuchen**
  Der Therapeut macht darauf aufmerksam, wo und wie der Patient in seinem Verhalten und in seinen Mitteilungen unangenehme Erfahrungen zu vermeiden versucht (im Sinne von Abwehr).
- **Repetitive Muster identifizieren**
  Der Therapeut arbeitet mit dem Patienten die sich wiederholenden Muster des Verhaltens, Erlebens, der Beziehungsgestaltung und der Lebenserfahrung heraus, vor allem dort, wo diese dysfunktional, d. h. belastend oder selbstschädigend sind. Der Patient soll die Bedeutung und Funktion dieser dysfunktionalen Muster verstehen lernen.
- **Lebensgeschichtliche Erfahrungen erörtern**
  Die repetitiven dysfunktionalen Muster werden auf frühere lebensgeschichtliche Erfahrungen hin untersucht, die bis heute wirksam sind. Die Behandlung soll dem Patienten dabei behilflich sein, sich aus diesen Fesseln des Vergangenen zu befreien.
- **Interpersonelle Beziehungen fokussieren**
  Die Fokussierung auf das Interpersonelle erfolgt, weil das Selbstkonzept und die dysfunktionalen Persönlichkeitszüge des Patienten im Kontext seiner Beziehungen besonders deutlich hervortreten. Des Weiteren wird untersucht, wie sich psychische und somatische Störungen auf das Erleben und die Gestaltung von Beziehungen auswirken.
- **Therapeutische Beziehung fokussieren**
  Da sich die repetitiven Beziehungsmuster des Patienten auch auf die therapeutische Beziehung auswirken (im Sinne der Übertragung), bietet sich hier die Möglichkeit, die Beziehungsproblematik des Patienten in vivo kennenzulernen und sie dort durchzuarbeiten.
- **Wünsche, Träume, Phantasien zur Sprache bringen**
  Diese Aspekte, die im konventionellen Gespräch eher beiseite gelassen werden, eröffnen Zugänge zu ungelebten Bereichen, die auch als Ressourcen für ein vertieftes Selbstverständnis und eine Erweiterung der eigenen Fähigkeit hilfreich sein können.

Als **Ziel** des beschriebenen therapeutischen Fokussierens, Explorierens, Identifizierens und Diskutierens nennen die Autoren einerseits die therapeutische Selbsterforschung und Selbstentdeckung in einer verlässlichen Patient-Therapeut-Beziehung und andererseits, neben der Symptomreduzierung, eine Reihe von verbesserten Fähigkeiten: Die Fähigkeit in erfüllten Beziehungen leben zu können, die eigenen

Stärken besser nutzen zu können, ein realistisches Selbstwertgefühl aufrechterhalten zu können, sich mit anderen besser verständigen zu können, eine größere Bandbreite von Affekten erleben und aushalten zu können, emotional lebendiger zu sein, sein Leben freier und flexibler gestalten zu können.
Damit wird ein psychodynamisches Vorgehen mit aufdeckender, bewusstmachender Zielsetzung in einer deutlich emotional gefärbten, interaktionell betonten Psychotherapie beschrieben. Nicht berücksichtigt sind die in der europäischen Tradition betonten Aspekte von Übertragung, Widerstand, Regression, Unbewusstheit, Abwehr und Deutung. Die Autoren beschreiben eine Therapie, die erkennbar psychoanalytische Wurzeln hat, aber ebenso erkennbar auf die Verwendung klassischer analytischer Ansätze zugunsten einer psychodynamisch-interaktionellen Vorgehensweise verzichtet.
Während in früherer Zeit zu Recht auf Forschungsdefizite in diesem Therapieansatz hingewiesen wurde, konnte in jüngerer Zeit die Wirksamkeit psychodynamischer Ansätze in zahlreichen Einzelstudien und Metaanalysen belegt werden (DeMaat et al. 2009, 2013; Grande et al. 2006, 2012; Jakobsen et al. 2007; Leichsenring 2002; Leichsenring u. Rabung 2008, 2011; Rudolf u. Doering 2012; Rudolf et al. 2012; Shedler 2010; Zipfel et al. 2013).

1.4 Psychodynamische Psychotherapie als Verfahren

Psychodynamische Psychotherapie als therapeutisches Verfahren umfasst alle analytisch begründeten Vorgehensweisen, die, wie z. B. die Analytische oder Tiefenpsychologisch fundierte Psychotherapie, methodische Varianten des Verfahrens darstellen.

In den zurückliegenden Abschnitten wurden die wesentlichen Merkmale der Therapieansätze zusammengestellt, die sich aus psychoanalytischen Wurzeln heraus entwickelt haben. Im Folgenden wird die Zweckmäßigkeit und Notwendigkeit begründet, diese Vielfalt in dem Verfahren der Psychodynamischen Psychotherapie zusammenzufassen.

1.4.1 Psychodynamisch begründete Verfahren: eines oder mehrere?

Die im deutschen gesundheitlichen Versorgungssystem geltende Psychotherapie-Richtlinie (Fassung vom 17. Juli 2008, in Rüger et al. 2009) definiert als Behandlungsformen der Psychotherapie:
- psychoanalytisch begründete Verfahren (§ 14) und
- Verhaltenstherapie (§ 15).

Psychoanalytisch begründete Verfahren werden wie folgt definiert:

„Diese Verfahren stellen Formen einer ätiologisch orientierten Psychotherapie dar, welche die unbewusste Psychodynamik neurotischer Störungen mit psychischer oder somatischer Symptomatik zum Gegenstand der Behandlung machen. Zur Sicherung ihrer psychodynamischen Wirksamkeit sind bei diesen Verfahren übende und suggestive Interventionen auch als Kombinationsbehandlung grundsätzlich ausgeschlossen."

„Als psychoanalytisch begründete Therapieverfahren gelten im Rahmen dieser Richtlinie die tiefenpsychologisch fundierte Psychotherapie und die analytische Psychotherapie."

Auf der vergleichbaren Ebene finden sich in der Verhaltenstherapie fünf „Schwerpunkte der therapeutischen Interventionen" wie z. B. stimulusbezogene Methoden, responsebezogene Methoden, Methoden des Modelllernens, Methoden der kognitiven Umstrukturierung und Selbststeuerungsmethoden, d. h. es erfolgt keine weitere Aufteilung in Verfahren, sondern die Beschreibung von Methoden. Während also für die Verhaltenstherapie unterschiedliche methodische Variationen beschrieben werden, findet sich für die psychoanalytisch begründeten Verfahren die Unterscheidung von Analytischer und Tiefenpsychologisch fundierter Psychotherapie. Dabei wird sprachlich nicht ganz klar, ob es sich um zwei Verfahren oder um zwei Methoden eines Verfahrens handelt. Hoffmann hatte bereits 2000 für die Verwendung des Begriffs „Psychodynamische Psychotherapie" plädiert.

Die Begriffe **Psychotherapieverfahren und Psychotherapiemethode** werden in der neuen Fassung der Psychotherapie-Richtlinie definiert (Rüger et al. 2009). Das wurde notwendig, nachdem sich der Gemeinsame Bundesausschuss mit dem Wissenschaftlichen Beirat Psychotherapie über einen umfangreichen methodischen Definitionskatalog (Methodenpapier) geeinigt hatte (Wissenschaftlicher Beirat 2007). Die Definitionen lassen deutlich werden, dass die Psychotherapiemethode der engere Begriff ist, der eine therapeutische Vorgehensweise zur Behandlung einer oder mehrerer Störungen auf der Grundlage einer Behandlungstheorie beschreibt. Hingegen wird bei den Psychotherapieverfahren „ein breites Spektrum von Anwendungsbereichen oder mehrere darauf bezogene psychotherapeutische Behandlungsmethoden für ein breites Spektrum von Anwendungsbereichen" benannt sowie eine „umfassende Theorie der Entstehung und Aufrechterhaltung von Krankheit und Behandlung" oder gar „verschiedene Theorien der Entstehung und Aufrechterhaltung von Krankheit und ihrer Behandlung auf der Basis gemeinsamer theoriegebundener Grundannahmen".

Neu formuliert ist auch die Voraussetzung für die Anerkennung von Psychotherapieverfahren und -methoden. Hier muss zum einen das therapeutische Verfahren durch den Wissenschaftlichen Beirat als wissenschaftlich anerkannt werden, sodann muss der indikationsbezogene Nutzen durch den Gemeinsamen Bundesausschuss anerkannt werden und zwar mindestens für die drei wichtigsten Anwendungsbereiche (affektive Störungen, Angst- und Zwangsstörungen, somatoforme und dissoziative Störungen) sowie zusätzlich für mindestens einen Anwendungsbereich aus einer weiteren Störungsgruppe und mindestens zwei aus einer Liste von anderen Anwen-

dungsbereichen. Ein Psychotherapieverfahren muss sich also als Breitbandverfahren bei zahlreichen Störungen als effektiv erwiesen haben.
Ein neues psychotherapeutisches Verfahren kann erst nach Anerkennung durch den Wissenschaftlichen Beirat und nach der Anerkennung durch den Gemeinsamen Bundesausschuss bezüglich Nachweis von Nutzen, medizinischer Notwendigkeit und Wirtschaftlichkeit indikationsbezogene Anwendung finden.

1.4.2 Psychodynamische Psychotherapie als Oberbegriff

Anlässlich der Überprüfung der Wissenschaftlichkeit von Tiefenpsychologisch fundierten und Analytischen Psychotherapien hat der Wissenschaftliche Beirat Psychotherapie 2004 eine Stellungnahme abgegeben, in der er beide Therapien unter dem Oberbegriff der „Psychodynamischen Psychotherapie" zusammenfasst (Wissenschaftlicher Beirat 2004):

„Der Wissenschaftliche Beirat Psychotherapie sieht keine wissenschaftliche Grundlage für eine Unterscheidung zwischen tiefenpsychologisch fundierten und analytischen Psychotherapien als zwei getrennten Verfahren. Diese Unterscheidung ist lediglich sozialrechtlich bedingt und eine Besonderheit der Bundesrepublik Deutschland (…) Bei der psychodynamischen Psychotherapie handelt es sich um ein Verfahren, bei dem verschiedene Methoden und Techniken mit einem gemeinsamen störungs- und behandlungstheoretischen Hintergrund in den verschiedenen Settings zur Anwendung gelangen."

Im Weiteren wird psychodynamische Therapie folgendermaßen definiert:

„Die psychodynamische Psychotherapie gründet auf der Psychoanalyse und ihren Weiterentwicklungen. Die Behandlungsprinzipien der Psychodynamischen Psychotherapie bestehen in einer Bearbeitung lebensgeschichtlich begründeter unbewusster Konflikte und krankheitswertiger psychischer Störungen in einer therapeutischen Beziehung unter besonderer Berücksichtigung von Übertragung, Gegenübertragung und Widerstand. Dabei wird je nach Verfahren stärker im Hier und Jetzt oder im Dort und Damals gearbeitet, die Stundeninhalte sind je nach Verfahren strukturierter (Technik: Fokussierung) oder unstrukturierter (Technik: freie Assoziation), und der Therapeut greift jeweils auf eine stärker aktive oder eher zurückhaltendere Interventionstechnik zurück."

Nach der Verabschiedung des Methodenpapiers mit der Unterscheidung von Verfahren und Methode hat der Wissenschaftliche Beirat (2008) eine ergänzende Stellungnahme zur psychodynamischen Psychotherapie abgegeben, welche feststellt, dass die 2004 dargelegte Einschränkung auf Behandlungen bis 100 Stunden vor dem Hintergrund des inkraftgetretenen Methodenpapiers nicht mehr berechtigt ist, da sich der Prüfauftrag nicht auf die gesonderte Wirksamkeitsprüfung der einem Verfahren zuzuordnenden Methoden (z. B. eine methodische Variation mit langer Behandlungsdauer) bezieht. Mit einfachen Worten gesagt: Tiefenpsychologisch fundierte und Analytische Psychotherapien werden in ihren unterschiedlichen Ausgestaltungen als

methodische Varianten *einem* Verfahren, der **Psychodynamischen Psychotherapie**, zugeordnet. Dieses Gesamtverfahren gilt als wissenschaftlich begründet.
Vor diesem Hintergrund betrachten wir nun auch im Folgenden Psychodynamische Psychotherapie als ein psychotherapeutisches Verfahren, dessen methodische Varianten durch gemeinsame theoriegebundene Grundannahmen verknüpft sind (vgl. Cierpka u. Buchheim 2001). Das enthebt freilich die Anwender nicht der Aufgabe, sich nun mit Fragen der Differenzialindikation zu beschäftigen, d. h. zu klären, welche methodische Variante bei welcher Art von Störung wirksam, zweckmäßig und nicht zuletzt auch wirtschaftlich ist.
Die psychoanalytischen Fachgesellschaften vertreten verständlicherweise die Ansicht, dass die angemessene Bezeichnung für das gemeinsame Verfahren nicht psychodynamische, sondern psychoanalytische Therapie heißen sollte (Brandl et al. 2004). Die Bezeichnung „psychoanalytisch" unterstreicht das traditionelle, kulturhistorische Moment und betont, dass jedes psychodynamische Vorgehen letztlich mit psychoanalytischen Mitteln arbeitet. Die Bezeichnung „psychodynamisch" bezieht sich hingegen auf den internationalen Sprachgebrauch für therapeutische Vorgehensweisen, die sich aus psychoanalytischen Wurzeln in verschiedene Richtungen fortentwickelt haben. Der erste Begriff unterstreicht sozusagen das zu wahrende freudianische Erbe, der zweite seine post-freudianischen Weiterentwicklungen. So gesehen dürfte es, je nach Sozialisation und Einstellung, Befürworter für beide Bezeichnungen geben. Die Auseinandersetzung um die Namensgebung ist vordergründig, faktisch geht es um die Inhalte des Verfahrens: Wie psychoanalytisch muss psychodynamische Therapie sein oder umgekehrt, wie weit können psychodynamische Therapien modifiziert und anderen Verfahren angenähert werden? Das schließt freilich auch die Frage nach der „Deutungshoheit" ein: Wer hat das Recht, nicht nur sein eigenes, sondern auch das Vorgehen der anderen Seite zu definieren? – eine Frage von großer Tragweite für die Aus- und Weiterbildung.
Die eingeführten **Psychotherapielehrbücher** bewegen sich im Blick auf psychodynamische Aspekte auf einem Kontinuum zwischen betont analytischen und eher integrativen Akzenten: Mentzos (Lehrbuch der Psychodynamik 2009) ist psychoanalytisch ausgerichtet, auch Ermann (Psychosomatische Medizin und Psychotherapie, 5. Aufl. 2007) unterstreicht im Untertitel die „psychoanalytische Grundlage", während das Lehrbuch von Rudolf und Henningsen (Psychotherapeutische Medizin und Psychosomatik, 7. Aufl. 2013) seit der ersten Auflage 1993 die „psychodynamische Grundlage" betont. Bei Hoffmann et al. (Neurotische Störungen und Psychosomatische Medizin, 8. Aufl. 2009) lassen sich beide Aspekte erkennen. Reimer und Rüger (Psychodynamische Psychotherapie, 4. Aufl. 2012) versteht sich als „Lehrbuch der tiefenpsychologisch fundierten Therapieverfahren", ebenso Wöller und Kruse (Tiefenpsychologisch fundierte Psychotherapie, 3. Aufl. 2010), auch Klöpper (Reifung und Konflikt 2006) führt die Tiefenpsychologisch fundierte Psychotherapie im Untertitel. Hingegen plädieren Senf und Broda (Praxis der Psychotherapie, 5. Aufl. 2012) für die Integration von Psychoanalyse und Verhaltenstherapie. Auch Schüssler (Psychosomatik/Psychotherapie systematisch, 3. Aufl. 2005) vertritt eine breite Position, beginnend bei psychoanalytischen Konzepten bis hin zur Verhaltenstherapie. Herpertz et al. (Störungsorientierte Psychotherapie 2008) schließlich bemühen sich

um eine Integration der schulengebundenen Ansätze im Interesse einer auf die jeweils spezifischen Störungen ausgerichteten Therapie.
Vor diesem Erfahrungshintergrund wird im Folgenden die Psychodynamische Psychotherapie bezüglich ihre ätiopathogenetischen Differenzierungen und den daraus abgeleiteten Therapiekonzepten diskutiert.

2 Von der Ätiologie zur Pathogenese: Differenzierung der Störungskonzepte

Im vorigen Abschnitt wurde betont, dass die psychodynamische Praxis der Behandlung eine psychodynamische Theorie der Störung und diese wiederum eine Theorie der Persönlichkeitsentwicklung voraussetzt. In diesem Sinne äußert Krause (2009):

„Zwei als ätiologisch kausal zu verstehende Ordnungsdimensionen sind für die Vorhersage der Angemessenheit der unterschiedlichen Behandlungsverfahren und den damit verbundenen Ergebnissen zentral. Die eine bezieht sich auf die Existenz bzw. Nicht-Existenz eines oder mehrerer unbewusster Kernkonflikte und die andere auf das jeweils mögliche Niveau der kognitiv-mentalen Operationen des Patienten. Letzteres wird manchmal Strukturniveau, an anderen Orten Mentalisierungs- oder Symbolisierungsfähigkeit genannt."

In den folgenden Kapiteln werden wir diese beiden ätiologischen Paradigmen von Konflikt und Struktur erörtern und sodann als Drittes das neuerdings häufig und kontrovers diskutierte Traumaparadigma einbeziehen. Vorab wird der Frage nachgegangen, welche lebensgeschichtlich frühen Belastungserfahrungen zu nachhaltigen psychischen Störungen in Kindheit, Jugend und Erwachsenenalter führen können.

2.1 Ätiologische Voraussetzungen für gestörte psychische Entwicklungen

Das psychodynamische Störungskonzept fokussiert auf lebensgeschichtlich frühe familiäre Belastungserfahrungen, die nachhaltige Stressreaktionen in Gang setzen. Maßgeblich für die künftige Entwicklung ist dabei die Passung zwischen dem individuellen Kind mit seiner genetischen Ausstattung (Vulnerabilität bzw. Resilienz) und den psychosozialen Belastungen in seiner familiären Situation. Dabei werden in unterschiedlichen frühen Lebensabschnitten unterschiedliche Entwicklungsschritte gefördert bzw. gestört.

2.1.1 Umweltbelastungen und genetische Vulnerabilität

Welche äußeren Belastungen führen dazu, dass bei einem Kind psychische Fehlentwicklungen in Gang gesetzt werden? Die einfache Frage verweist auf einen schwierigen Kontext, nämlich den der kindlichen Entwicklung und darauf, welche fördernden Voraussetzungen für sie gegeben sein müssen. Noch schwieriger ist im Einzelfall die Frage zu beantworten, welches Ausmaß von emotionalen Belastungen, Entbehrungen, Zurückweisungen, Verlusten, körperlicher Vernachlässigung oder Misshandlung bei einem Kind vorliegen muss, damit nachhaltige psychische Fehlentwicklungen im Sinne internalisierter unbewusster Konflikte oder struktureller Defizite eingeleitet werden. Gleichwohl gibt es umfangreiche empirische Untersuchungen zur Auswirkung familiärer Belastungen, beginnend mit Anna Freud, René Spitz und John Bowlby in den 1940er und 1950er Jahren. Annemarie Dührssen, die sich zeitlebens mit dem Thema befasste, entwickelte einen Risikoindex zur Erfassung der Belastungsschwere in der Kindheit und konnte damit anamnestisch die Schwere neurotischer Störung einschätzen (Dührssen 1984). Auch in der Mannheimer Feldstudie (Schepank et al. 1988) ließ sich der Zusammenhang zwischen Belastungen in der Elternfamilie und psychischen Störungen belegen. Lieberz (1990) konnte für die Schwere neurotischer Störungen etwa 40 % der Varianz aus konflikthaften Elternerfahrungen ableiten. In eigenen Untersuchungen konnten wir die Auswirkungen sozialer Belastungen und konflikthafter Familienbedingungen insbesondere auf die geschlechtsspezifische neurotische Entwicklung bei Jungen und Mädchen nachweisen (Rudolf u. Motzkau 1997). Die psychischen Langzeitfolgen kriegsbedingter Belastungen untersuchten Heuft et al. (2007), während Franz et al. (2007) speziell die Langzeitfolgen der Vaterlosigkeit bei Patienten untersuchten, die in der Nachkriegszeit aufgewachsen waren, ein Thema, das sich heute in den Auswirkungen der Ein-Kind-Familie bestätigen lässt.

Gleichwohl zeigt sich immer wieder die individuelle **Varianz der Störbarkeit** bei einzelnen Patienten und das schwer durchschaubare Geflecht von belastenden und protektiven Faktoren in der sozialen Umwelt, so dass im Einzelfall nicht immer verlässliche Vorhersagen für eine Fehlentwicklung gemacht werden können. Die soziale Umwelt ist keine konstante Größe, so kann z. B. die selbe Familie einige Jahre später für ein weiteres Geschwister ganz andere Entwicklungsbedingungen zur Verfügung stellen, weil sie dem Kind andere Zuschreibungen macht und es anders behandelt als das vorhergehende. Letzten Endes geht es stets um die **Passung** zwischen einem individuellen Kind und seiner jeweils gegebenen sozialen Umwelt.

Gegenwärtig ist die Tendenz zu verzeichnen, die meisten der erwähnten biographischen Belastungen als „traumatisch" zu kennzeichnen. Damit soll betont werden, dass diese Störungseinflüsse als schwerwiegend und nachhaltig eingeschätzt werden. Die Konsequenz ist jedoch, dass dann auch die später resultierende Störung des Erlebens und Verhaltens als Traumafolgestörung verstanden und folglich auch traumatherapeutisch behandelt wird (vgl. Kap. 2.4.2). Damit erfolgt eine Ausweitung des Traumabegriffs, der ursprünglich als eine sehr spezifische physiologisch-psychologische Reaktion auf eine überwältigende, lebensbedrohliche und nicht verarbeitbare Erfahrung konzipiert ist. Biographisch frühe Belastungen werden dann als „Komplextraumatisierung“ interpretiert, wobei angenommen wird, dass sich spezifische Traumafolgen mit strukturellen und konflikthaften Persönlichkeitsentwicklungen verknüpfen und wechselseitig verstärken.

Wichtig für das bessere Verständnis individueller Störungen und den Einfluss äußerer Belastung sind die Befunde zur **genetischen Vulnerabilität** des Kindes. Hier haben offenbar „Polymorphismen“ in den von beiden Eltern stammenden genetischen Allelen einen großen Einfluss auf die Belastbarkeit oder Störbarkeit des Kindes hinsichtlich früh einsetzender Stressreaktionen. Dies ist entscheidend für die physiologische und emotionale Ausgeglichenheit des Kindes, d. h. für seine Bereitschaft, entweder ängstlich-erregt bzw. deprimiert zu reagieren oder eine stabile Gelassenheit zu wahren, die nur schwer aus der Ruhe zu bringen ist. So genügt für ein genetisch vulnerables Kind bereits eine mittlere biographische Belastung, um es in seiner Entwicklung zu stören, während ein genetisch stabil ausgestattetes Kind erst unter massiven Belastungen in seiner Entwicklung beeinträchtigt werden kann.

Jenseits genetischer Faktoren im Sinne angeborener Abweichungen der DNA-Sequenz wurden im Tierversuch zunehmend auch **epigenetische Einflüsse** verstehbar als Veränderung der Genregulation und Genexpression unter dem Einfluss belastender Umwelteinflüsse. Tierbabys, deren Eltern in ihrem Pflegeverhalten irritiert wurden und wenig aktiv waren, entwickelten eine schlechtere Stressreagibilität, dadurch dass im Hippocampus weniger Glukokortikoid-Inhibitoren gebildet wurden und somit ein ungünstiger Stress-Response erfolgte (Meaney 2008). Die Tierkinder standen auch in der Folge unter Dauerstress, den sie nur schwer regulieren konnten. Diese hormonellen und neurobiologischen Abläufe unter dem Einfluss einer lebensgeschichtlich früh einsetzenden Störung sind mittlerweile gut erforscht. Die frühen Erfahrungen finden ihren Niederschlag in modifizierten Strukturen affektregulierender Zentren (limbisches System, Amygdala), wo aus anfänglichen Funktionsweisen dauerhafte Strukturen werden, welche die Bereitschaft prägen, affektiv heftig zu reagieren. Es ist anzunehmen, dass wir auf diesem Gebiet in den nächsten Jahren noch erstaunliche Fakten erfahren werden.

2.1.2 Die Zeitfenster der frühen Entwicklung

Eine wichtige Differenzierung in den ätiologischen Überlegungen erfolgt, wenn man die „frühen“ Entwicklungsstufen systematisch in den Blick nimmt und feststellen muss, dass ein Beziehungsabriss, etwa durch Krankheit der Mutter, für ein Baby völlig andere Folgen hat als für ein Schulkind oder für einen Jugendlichen. Diese Thematik des Zeitfensters ist speziell für die Unterscheidung von konfliktbedingten und strukturellen Störungen sehr bedeutsam.

Die Internalisierung von Konflikten (im traditionell-psychoanalytischen Sinne) erfolgt zu einer Zeit, da das Kind bereits über ausgeprägte kognitive Fähigkeiten in dem Sinne verfügt, dass es Beziehungsprobleme wahrnehmen, sprachlich benennen und problematische Beziehungserfahrungen als narrative Episoden speichern kann (Abb. 2-1, rechte Spalte). Hingegen geschieht die Grundlegung struktureller Funktionen bereits in den ganz frühen Beziehungserfahrungen, die das Baby mit seinen

„regulating others“ macht. Wenn in diesem Zeitfenster der affektive Dialog nicht zustandekommt, das affektive Reguliertwerden nicht erfahren wird, bleiben basale strukturelle Funktionen unentwickelt (Abb. 2-1, linke Spalte).

Zwischen dem strukturellen und konflikthaften Pol liegen zwei weitere bedeutsame Entwicklungsschritte – die Entwicklung der Bindung und der Autonomie. In diesen Abschnitten entwickeln sich weitere strukturelle Funktionen, aber dieser Zeitraum wird von manchen Therapeuten auch als Entstehungsraum der „frühen Konflikte“ verstanden.

Neurobiologische Befunde der Gehirnentwicklung (Roth 2002) lassen erkennen, dass in der frühen Persönlichkeitsentwicklung unterschiedliche Hirnstrukturen maßgeblich sind: Vor- und nachgeburtlich die untere limbische Ebene (Hypothalamus), in der das Stressmanagementsystem etabliert (oder gestört) wird; in den frühen Lebensabschnitten die mittlere limbische Ebene (Amygdala), in der Bedrohungs- und Angsterfahrungen der frühen Beziehung erkannt und gespeichert werden; in den folgenden Jahren das mesolimbische System, das mittels körpereigener Opioide (Belohnungssystem) die Freude der Bindung und den Schmerz des Verlusts erleben lässt; schließlich von der mittleren Kindheit an der orbitofrontale Cortex, der mittels kognitiver Strukturen die Etablierung sozialer Regeln ermöglicht.

Aus den Belastungserfahrungen der frühen Ätiologie lassen sich in der psychodynamischen Modellbildung unterschiedliche **Konzepte der Pathogenese** (d. h.

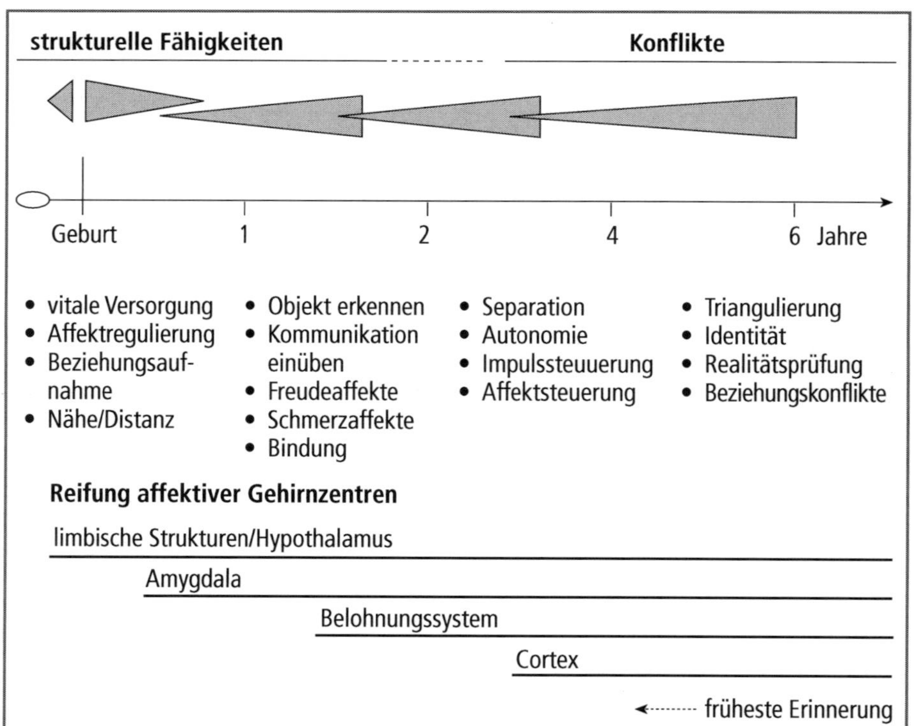

Abb. 2-1 Entwicklungsakzente in den frühen Lebensabschnitten

der krankmachenden inneren Bedingungen) ableiten: Entwicklungsdefizite (die Entwicklung struktureller Funktionen wurde nicht gefördert, Grundkompetenzen der Näheregulierung oder Bindung oder Autonomie oder Identität konnten nicht ausgebildet werden), Bedürfnisstau (wichtige menschliche Grundbedürfnisse in Beziehungen, Bedürfnisse des Selbst oder Triebwünsche blieben unerfüllt und drängen an), konflikthafte Strukturierung der Persönlichkeit (Aufbau von problematischen Repräsentanzen der Beziehungen, der Objekte, des Selbst, der inneren Normen und Ideale) und dysfunktionale Lösungsversuche (in der Entwicklung von starren Abwehrfunktionen oder selbstschädigenden Bewältigungsmustern).

Pathogenetische Folgen ätiologischer Belastungen in der frühen Beziehung

- **fehlende Entwicklungsförderung**
  strukturelle Fähigkeiten vulnerabel (z. B. Affektregulierung)
  Grundkompetenzen unsicher (z. B. Bindung, Autonomie)
- **fehlende Befriedigung von Grundbedürfnissen**
  Beziehungsbedürfnisse (z. B. Bindung) unerfüllt
  Selbstbedürfnisse (z. B. Autonomie, Selbstwert) unerfüllt
  Triebbedürfnisse (z. B. Oralität, Aggressivität) gestaut
- **fehlende Internalisierung positiver Erfahrungen**
  negative Beziehungsrepräsentanzen
  negative Objektrepräsentanzen
  negative Selbstrepräsentanzen
  pathogene Überzeugungen
  hohes Ich-Ideal
  strenges Über-Ich
- **dysfunktionale Abwehr- und Bewältigungsstrukturen**
- **„Komplextraumatisierung"**

Während sich die ersten vier pathogenen Aspekte in der diagnostischen und therapeutischen Situation ausreichend gut erfassen lassen, stellt die „Komplextraumatisierung" ein weitgehend hypothetisches Konstrukt dar. Sie bedeutet eine spezifisch traumatheoretische Interpretation der frühen Persönlichkeitsentwicklung und ein daraus abgeleitetes Verständnis aktueller psychischer Störung. Eine diagnostische Unterscheidung früher traumatischer Erfahrungen von nicht-traumatischen Belastungserfahrungen erscheint derzeit kaum möglich, ebenso wenig wie eine sichere Differenzierung aktueller komplextraumatischer Störung von strukturellen oder konfliktbedingten Störungen.

2.2 Konfliktbedingte Störungen

Das klassische Konfliktmodell beschreibt die Internalisierung von unlösbar schwierigen Beziehungserfahrungen in der mittleren Kindheit mit der Folge abwehrbedingter Einschränkungen des Erlebens und Verhaltens. Diese „Grundkonflikte" werden als Störungsdisposition mitgetragen und in konflikthaften Situationen des Erwachsenenlebens aktualisiert. Dieses Konzept wurde auf lebensgeschichtlich „frühe" Konflikte ausgedehnt, die andere, emotional-atmosphärische und nicht narrativ, sondern implizit gespeicherte Beziehungserfahrungen hinterlassen. Die aus den Grundkonflikten aktualisierten Konflikte des Erwachsenenalters sind in der OPD systematisch beschrieben.

2.2.1 Das psychodynamische Konfliktmodell

Das traditionelle psychodynamische Konfliktmodell besagt, dass Triebimpulse oder Beziehungswünsche in der Kindheit zu negativen Erfahrungen führen können, d. h. die Erfahrung von wichtigen Beziehungspersonen zurückgewiesen, übersehen, verachtet oder bestraft zu werden, kann die Folge haben, dass negative Affekte von Schmerz, Scham, Angst, Schuld usw. mit dem Wunscherleben verknüpft werden. Die negativen Affekte heften sich sowohl auf die zurückweisenden Objekte als auch auf das ohnmächtige zurückgewiesene Selbst mit der Folge, dass die heiklen Wünsche und Impulse gehemmt und die Erinnerungen an die negativen Erfahrungen mit Hilfe von Abwehrvorgängen aus dem bewussten Erleben ferngehalten werden (Abb. 2-2). Eine Auflistung möglicher **biographischer Belastungsfaktoren** enthält unterschiedliche Konstellationen:

- eine konflikthafte Beziehungsgestaltung in der Elternfamilie, welche das Kind emotional überfordert
- psychische oder soziale Belastungen der Bezugspersonen, wodurch das Kind emotional vernachlässigt und in seiner Entwicklung zu wenig gefördert wurde
- psychische oder soziale Belastungen in der Elternfamilie, aufgrund derer das Kind ungeschützt blieb, körperlich vernachlässigt, misshandelt oder sexuell missbraucht wurde
- schicksalshafte Belastungen wie Personenverluste, Erkrankungen, Unfälle, denen das Kind ausgesetzt war
- Vulnerabilität des Kindes durch Teilleistungsstörungen oder angeborene Missbildungen
- transgenerative Weitergabe von traumatischen Erfahrungen in der Familie

Unter dem Einfluss solcher Belastungserfahrungen kann eine Persönlichkeitsentwicklung in Gang gesetzt werden, die in der Regel mit dem psychoanalytisch-historischen und heute eigentlich nicht mehr gebräuchlichen Begriff **„neurotisch"** charakterisiert wird. Diese Entwicklung ist nach außen erkennbar durch:

- fehlende Verfügbarkeit über Grundkompetenzen (Sicherheitsgefühl, Gebundenheitsgefühl, autonome Handlungsfähigkeit, Identitätsgefühl)

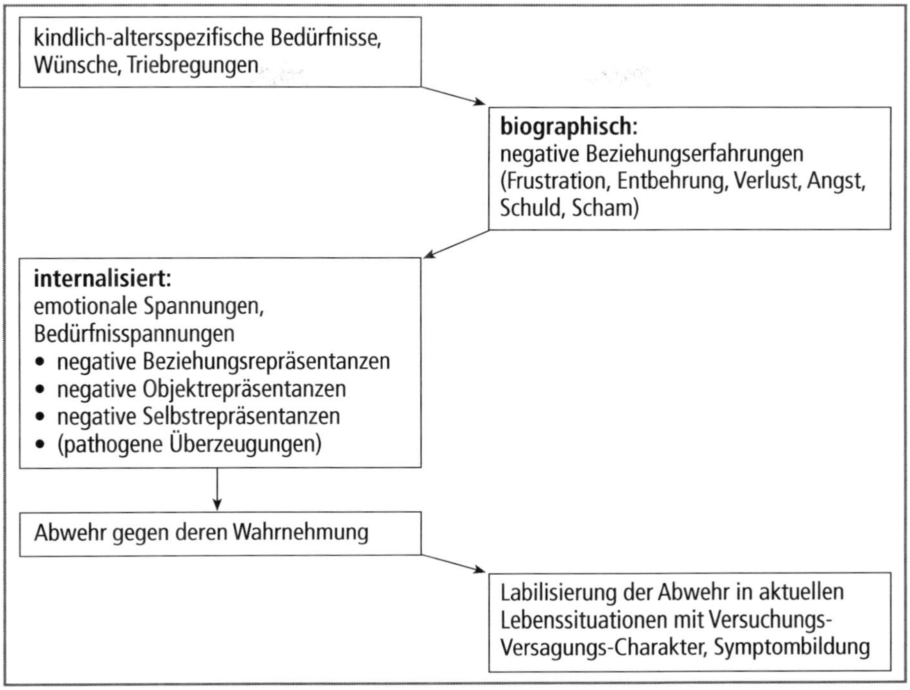

Abb. 2-2 Konfliktmodell für „reife", in der mittleren Kindheit erworbene Konflikte; mentalisiert, explizit gespeichert in narrativer Form; unbewusst in Folge von Abwehr

- andrängende Bedürftigkeit, die hinter der Abwehr durchschimmert oder gelegentlich durchschlägt
- ausgeprägtes Abwehrverhalten, das den Patienten im Spielraum seines Verhaltens einengt und ihn viel seelische Energie kostet
- negative Beziehungserwartungen im Sinne pathogener Überzeugung vom eigenen Unglück, eigener Erfolglosigkeit, Beziehungslosigkeit einschließlich negativer Selbstbewertung und Tendenzen der Selbstkritik, Selbstbestrafung
- zwiespältige Beziehungserwartungen, bestehend aus idealisierenden Hoffnungen bei gleichzeitiger Gewissheit der Enttäuschung, des Zurückgewiesenwerdens und des Scheiterns
- unbewusste Tendenz, neue Beziehungen im Sinne der genannten Einstellungen zu gestalten und dadurch das zentrale Konfliktthema zu inszenieren (Übertragungsbereitschaft)

Durch Maßnahmen der **Abwehr** werden aus der bewussten Wahrnehmung ferngehalten:
- unerfüllte, andrängende, objektgerichtete Bedürfnisse kindlicher Art (Sehnsüchte nach Geborgenheit, Zuneigung, Anerkennung)
- negative Affekte bezogen auf die Einstellung zu wichtigen Objekten (Angst, Scham, Ärger, Enttäuschung)

- negative Selbstbewertung (Zweifel am eigenen Wert, an der eigenen Kompetenz) neben Aspekten der Selbstidealisierung
- negative Objektbilder (zurückweisende, entwertende, strafende Einstellungen der Objekte) neben Objektidealisierung
- pathogene Überzeugungen (bzgl. Abgelehntsein, Scheitern, Misserfolge etc.)

Im beobachtbaren Verhalten wird das Nicht-Handeln, Nicht-Fühlen, Nicht-Erinnern des Patienten erkennbar, psychodynamisch als unbewusstes Nicht-Wollen bzw. Vermeiden-Wollen verstanden. Das dahinterliegende Abgewehrte der Wünsche und Affekte ist hingegen schwerer zu erkennen und oft nur zu vermuten.

2.2.2 Konflikte: bewusst versus unbewusst; aktualisiert versus Grundkonflikt

Von unbewussten Konflikten wird gesprochen, wenn eine Person von motivationalen Einstellungen bewegt wird, die ihr selbst nicht bewusst sind und in denen widerstreitende innere Einstellungen zusammenstoßen.

Auch **bewusste Konflikte** sind durch widerstreitende Gefühle und Intentionen gekennzeichnet: Soll eine junge Erwachsene bei ihren Eltern wohnen bleiben, wo sie sich gut versorgt, aber nicht als Erwachsene ernst genommen fühlt, oder soll sie eine eigene Wohnung am Studienort beziehen, wo sie selbst entscheiden kann, aber auch häufig allein ist und alles selbst machen muss? In einer bewussten Antinomie des Erlebens sollte sich die betreffende Person irgendwann für das eine oder das andere entscheiden können. Ein **unbewusster Konflikt** läge bei der jungen Frau vor, wenn sie beispielsweise aus unbewussten Schuldgefühlen gegenüber der dann „im Stich gelassenen" Mutter oder aus eigenen Verlassenheitsängsten den Schritt nach draußen nicht wagte.

Der bei der jungen Erwachsenen aktualisierte **Grundkonflikt** könnte darin liegen, dass die Patientin zwischen dem 3. und 6. Lebensjahr eine sich hinziehende Trennungsproblematik ihrer Eltern aushalten musste und sich darin zunehmend in kindlicher Selbstüberforderung für den Fortbestand der Elternehe verantwortlich machte. Dass der Vater schließlich doch die Familie verließ, erlebte sie als schuldhaftes Versagen und bestärkte sie in ihrem Verantwortungsgefühl für die zunehmend depressiv reagierende Mutter. Sie erinnert Fakten jener Zeit, aber die affektiven Zusammenhänge sind ihr nicht deutlich; sie hält die Mutter für ihre beste Freundin, die immer für sie da war.

Der Grundkonflikt bedeutet also ein biographisch verstehbares dysfunktionales Muster des Selbsterlebens, der erlebten Beziehungen, der eigenen Beziehungserwartungen und eigenen aktiven Beziehungsgestaltung. Er resultiert aus familiären Beziehungserfahrungen, die das Kind in eine unlösbare Konfliktlage und kaum erträgliche Gefühlslage versetzt hatten. Eine Konstellation, bei deren Lösung oder Bewältigung die Eltern, die das Kind in jenem Alter zur Problemlösung und Affektregulierung benötigen würde, nicht hilfreich wirkten, weil sie selbst wesentlicher Teil des Problems waren.

Das Kind bleibt in diesem Beispiel auf seinen vielfältigen heftigen Affekten sitzen (Angst vor Verlust beider Eltern, Schuldgefühl wegen des elterlichen Unglücks, überforderndes Pflichtgefühl gegenüber der Mutter, verbotene Anhänglichkeit an den ungetreuen Vater, Ärger wegen der eigenen Einengung, Sehnsucht nach kindlicher Geborgenheit in einer heilen Familie usw.). Die psychoanalytische **Abwehrtheorie** besagt, dass diese Affekte und Bedürfnisse so leidvoll, ängstigend und schuldgetönt sind, dass sie im Interesse des seelischen Gleichgewichts aus dem bewussten Erleben beseitigt werden.

Als weitere Folge der Familienproblematik in diesem Beispiel kommt es bei dem Kind zu Störungen der altersspezifisch anstehenden **Entwicklungsschritte**. Das Entwicklungsalter des 3. bis 6. Lebensjahrs beinhaltet den Aufbau von Autonomie (unter der Voraussetzung einer erworbenen sicheren Bindung) und sodann den Aufbau von psychosexueller Identität (unter der Voraussetzung von verfügbarer Bindung und Autonomie). In der beschriebenen familiären Trennungsproblematik dürfte für das Kind beides schwer zu erlangen sein. Ein neugieriges, lustvolles, autonomes Funktionieren würde die Gewissheit voraussetzen, sich jederzeit auf die sicheren Bindungspersonen beziehen zu können, ehe die Welt weiter exploriert und erobert wird. Diese Sicherheit ist bedroht durch den Vater, der weg will, und die Mutter, die zunehmend depressiv verschwindet.

Das kleine Mädchen, das sich in den Dienst der mütterlichen Affektregulierung gestellt hat und für sie Verantwortung übernimmt, kann auf der Ebene der psychosexuellen Identitätsbildung keine eindeutige Rolle als Kind gegenüber der Elterngeneration, als Tochter des gegengeschlechtlichen Vaters, als mit der Mutter identifiziertes Mädchen einüben; es ist in der Mutterbeziehung parentifiziert und muss die Vaterbindung verleugnen.

Das psychodynamische Konfliktmodell sieht diese Vorgänge nicht als einzelne von beliebig vielen Lebenserfahrungen, sondern als entscheidend wichtige, die innere Verfassung des Selbst und die künftigen Beziehungserwartungen prägende Erfahrung, die ihre konflikthafte Sprengkraft über die Zeit hinweg bewahrt und die als mitgetragene Disposition später in Konflikte der Jugend und des Erwachsenenalters einfließen kann.

Diese Dispositionen verknüpfen sich mit Lebenskonflikten und Beziehungsproblemen des Erwachsenenlebens, z. B. in der Partnerschaft oder im Beruf, was dann zur **Aktualisierung des Grundkonflikts** unter neuen Lebensbedingungen führt. Andrängende Bedürfnisse und vorweggenommene Enttäuschungen gelten jetzt nicht mehr den konkreten Elternfiguren, sondern sie werden auf wichtige Personen des Erwachsenenlebens übertragen (auf den Partner, die beruflichen Vorgesetzten, die eigenen Kinder usw.). Die Unterscheidung von Grundkonflikten und aktualisierten Konflikten wird später im Zusammenhang mit der Therapieplanung bedeutsam, denn als Aufgabe der tiefenpsychologischen Psychotherapie ist definiert, den aktualisierten Konflikt bewusst zu machen und durchzuarbeiten, während die analytische Psychotherapie bis zu den Grundkonflikten zurückgreift und diese in der Übertragung durchzuarbeiten sucht.

2.2.3 „Reife" versus „frühe" Konflikte

Die klassische Konflikttheorie gilt eigentlich nur für jene Grundkonflikte, die als Narrative mentalisiert gespeichert, erinnerbar und mit Sprache ausgedrückt, d. h. reflektiert werden können. Hier gilt die Annahme, dass die inneren Bilder der problematischen Beziehungserfahrungen in Form von deutlichen Objektrepräsentanzen, Beziehungsrepräsentanzen, Selbstrepräsentanzen vorliegen. Auch wenn der Grundkonflikt durch Abwehr aus dem bewussten Erleben ferngehalten ist, gilt er doch grundsätzlich als im expliziten Gedächtnis gespeichert, so dass die therapeutische Lockerung der Abwehr einen Zugang zu den unerledigten Erfahrungen schaffen kann; der Konflikt soll durch Bewusstwerdung und Selbstreflexion zugänglich werden.

Wie aber ist die Situation bei jenen Grundkonflikten, die sich in vorsprachlichen Entwicklungsstufen und vor der Entwicklung selbstreflexiver Fähigkeiten ereignet haben? Bis dorthin reicht die Erinnerung des erwachsenen Patienten nicht zurück und es ist nicht mit narrativen Abspeicherungen im expliziten Gedächtnis zu rechnen. Was ist von den frühen Belastungserfahrungen geblieben, wo und wie werden sie gespeichert, sollte man diese frühen Erfahrungen überhaupt Konflikt nennen?

In der Tat sind die **„frühen" Grundkonflikte** des vorsprachlichen Alters keine Konflikte im oben definierten engeren Sinn. Nehmen wir als Beispiel den depressiven Grundkonflikt (s. Kap. 2.2.4), so ist leicht zu erkennen, dass das Kleinkind im ersten Lebensjahr zunehmend auf die zentralen Bezugspersonen ausgerichtet ist, im Kontakt mit ihnen emotional verlebendigt wird bzw. schmerzlicher Unlust ausgeliefert ist, wenn es sie über die Maßen entbehrt. In diesem Alter erlaubt die zunehmende kognitive Reifung mehr und mehr das Wiedererkennen der wichtigsten Beziehungspersonen. Das ebenfalls heranreifende Belohnungssystem des Gehirns unterlegt die vertrauten Interaktionen mit Freudeaffekten oder mit Unlust, wenn sie nicht zustandekommen. Als Erwachsene können wir beim Kleinkind das verzweifelte, schmerzliche Verlassensein und die zunehmende Resignation beim Verlust der wichtigen Person beobachten. Wir können uns die sehnsüchtig-bedürftige, hungrige, ungetröstete Gestimmtheit eines allein gelassenen, unreifen Selbst vorstellen. Aber freilich ist das die Sichtweise und psychische Zuschreibung von Erwachsenen, die bei dem Kind Beziehungswünsche, Enttäuschungserfahrungen oder Konflikte zwischen widerstreitenden Wünschen zu spüren glauben. Die moderne Entwicklungspsychologie betont für die Entwicklung des Babys und Kleinkindes den interaktionellen Aspekt: Mutter und Kind kommunizieren aktiv handelnd und in dieser wechselseitigen Bezogenheit bilden und entwickeln sich „motivational-funktionale Systeme" (Lichtenberg 1991). Die affektiv-kognitiven Erfahrungen des Kindes werden aus dieser Sicht als „generalisierte Interaktionsrepräsentanzen" internalisiert und färben das „implizite Beziehungswissen" des Kindes (Stern 1992), das von positiven oder auch von negativen Erfahrungen geprägt sein kann. Für die nicht sprachfähigen, nicht reflexionsfähigen frühen Entwicklungsabschnitte des Kindes wird eine **implizite Speicherung von Beziehungserfahrungen** als ganzheitliche Gestalt angenommen, stark affektiv getönt, mehr atmosphärisch-medial, noch nicht differenziert in umschriebene Selbst- und Objektrepräsentanzen, die sich erst später ausbilden.

Vertreter der Selbstpsychologie haben diese Konzepte, insbesondere Lichtenbergs Modell der motivationalen Systeme aufgegriffen, „die mit ihrem ganzen Potential an Affekten, Bedürfnissen, Phantasien und Handlungsabläufen" in das Selbst integriert werden (Klöpper 2006). Dementsprechend muss Abbildung 2-2 im Blick auf „frühe Konflikte" modifiziert werden (Abb. 2-3).

In diesem Konzept wird das frühe Selbst nicht nur „embodied" (d.h. psychisch und körperlich zugleich) gedacht, sondern auch als **„Selbst in Beziehung zum Objekt"**, was an die OPD-Definition von Struktur erinnert. Winnicotts Formulierung „there is no such thing as a baby" soll ausdrücken, dass das kleine Kind nicht als isoliertes Wesen zu sehen ist, sondern als Teil eines Beziehungssystems, das sich wechselseitig ko-konstruiert. Aus diesem System heraus differenzieren sich nach und nach ansatzweise das kindliche Selbst und der Objektpol seines Erlebens. Durch die spezifischen Interaktionen der Erwachsenen, vor allem durch ihre spiegelnden, markierenden Zuschreibungen, wird es allmählich „psychisiert".

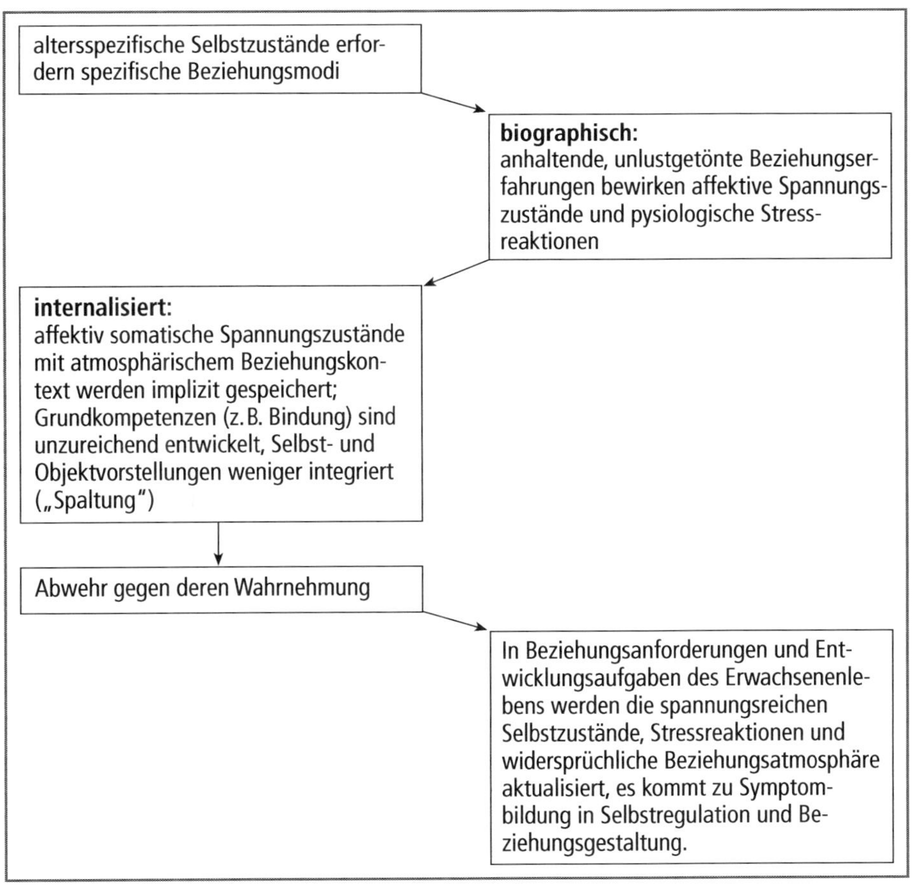

Abb. 2-3 Konfliktmodell für „frühe" im präverbalen, präreflexiven Entwicklungsalter erworbene Konflikte; nicht mentalisiert, ohne narrative Gestalt, ohne umschriebene Selbst-Objekt-Beziehungsrepräsentanzen; implizit gespeichert, daher nicht bewusst

Wenn in solchen Entwicklungsabschnitten familiäre Katastrophen geschehen (z. B. schwere psychische Erkrankungen oder soziale Einbrüche einer Hauptbeziehungsperson), wird das System „Selbst in Beziehung zum Objekt" affektiv schwer belastet und die sich entwickelnde emotionale Objektbindung massiv irritiert. Die Bindungstheorie leitet aus diesen Erfahrungen unterschiedliche Bindungsmuster ab, die zwischen sicherer und unsicherer Bindung variieren und über alle folgenden Lebensentwicklungen hinweg das Beziehungsverhalten maßgebend beeinflussen. Die spannungsreichen Affektmuster bleiben erhalten und nachhaltig wirksam, ihre Speicherung erfolgt jedoch auf völlig andere Weise, nämlich implizit, körpernah, atmosphärisch und emotional. Je weiter der angenommene Konflikt in die frühe Kindheit zurückreicht, desto diffuser werden zwangsläufig die inneren Bilder vom Selbst, seinen Wünschen und seinen Objekten, hier kann nur Affektiv-Atmosphärisches oder Bedürfnishaftes erlebt werden. Sicher liefert dieses Erleben Hinweise auf mögliche problematische Beziehungserfahrungen mit bestimmten Personen, aber es erscheint dennoch nicht unproblematisch, wenn diese diffusen atmosphärischen Eindrücke vom Therapeuten mit Hilfe seiner Gegenübertragungsphantasien mit konkreten Beziehungsinhalten gefüllt werden. Diese Problematik zeigt sich ganz besonders dort, wo nicht nur auf frühe Konflikterfahrungen, sondern auf frühe Traumatisierungen Bezug genommen wird (vgl. Kap. 2.4.2).

2.2.4 Die Grundkonflikte im Überblick

Die Auflistung der Grundkonflikte erfolgt unter der im vorigen Abschnitt abgeleiteten Voraussetzung, dass sie sehr unterschiedlich sind: Um Konflikte im engeren und klassisch psychoanalytischen Sinne handelt es sich lediglich bei dem Grundkonflikt der Identität. Bei den übrigen „frühen" Konfliktthemen stehen zunehmend weniger die spezifischen Impulse des Kindes im Vordergrund als vielmehr die verschiedenen Entwicklungsaufgaben. Wenn die Entwicklungsaufgaben erfüllt werden, tritt das Kind in eine jeweils neue Lebensform ein und es stehen ihm jeweils neue Grundkompetenzen zur Verfügung. Unter ungünstigen Beziehungsbedingungen werden die Entwicklungsaufgaben nicht bewältigt und die neuen Kompetenzen nicht ausgebildet mit der Folge, dass die Funktionsweisen früherer Entwicklungsstufen vorherrschend bleiben. Bestimmend für die Konfliktaktualisierung im Erwachsenenleben ist die Internalisierung von atmosphärischen affektiv-kognitiven Mustern, welche das implizite Beziehungswissen des Kindes inhaltlich bestimmten und sich auf alle späteren Erfahrungen prägend auswirken – weniger indem sie sie mit konkreten Inhalten füllen, als dass sie sie affektiv einfärben.

Der Grundkonflikt der Identität (etwa 3. bis 6. Lebensjahr)

- **Entwicklungsaufgabe:** als Selbst in einer eigenen psychosexuellen und sozialen Rolle authentisch sein dürfen und entsprechend variable Beziehungen leben können (als Mitglied der Kindergeneration in Beziehungen zur Eltern- und Groß-

elterngeneration, als Tochter/Sohn in Beziehungen zu Mutter/Vater/Großeltern, als Kind zu Geschwistern, Freunden, Fremden usw.)
- **Grundkompetenz:** über eine eindeutige psychosexuelle und soziale Identität des Selbst verfügen können und darin anerkannt werden
- **Störungsfolgen:**
  - **unbewusste andrängende Bedürfnisse:** in der jeweiligen Identität gesehen, akzeptiert, bewundert, geliebt zu werden
  - **unbewusste Angst:** in den eigenen Identitätsaspekten nicht angenommen, sondern abgelehnt zu werden
  - **unbewusste negative Affekte:** Beschämung, Verwirrung, bedrohliche Erotisierung
  - **Erleben/Verhalten (von außen gesehen):** Rollenhaftigkeit, Kindlichkeit oder aufgesetzte Weiblichkeit/Männlichkeit, Emotionalisierung, Sexualisierung, narzisstische Züge
  - **aktualisierte Konflikte (OPD):** ödipaler Konflikt, Identitätskonflikt

Der Grundkonflikt der Autonomie (etwa 2. bis 3. Lebensjahr)

- **Entwicklungsaufgaben:** unter der Voraussetzung sicherer Objektbindung unabhängig vom Objekt nach eigenem Willen handeln und entscheiden, daran festhalten, sich damit durchsetzen, sich abgrenzen, explorieren, dominieren, Macht und Willkür ausüben können
- **Grundkompetenz:** der eigenen Neugier folgend mit Funktionslust selbstbestimmt wollen und handeln können
- **Störungsfolgen:**
  - **unbewusst andrängende Impulse:** willkürliche, von starken Affekten begleitete Handlungsimpulse, die auch aggressiv, destruktiv oder „anal" geprägt sein können
  - **unbewusste Angst:** die Selbstverfügbarkeit und die wohlwollende Zustimmung der Objekte verlieren
  - **unbewusste negative Affekte:** Angst (vor der eigenen Impulsivität), Wut (gegen die verbietenden Objekte), Schuld (wegen eigener aggressiv-destruktiver Impulse)
  - **Erleben/Verhalten (von außen gesehen):** Verzicht auf selbstbestimmtes, emotional belebendes Handeln zugunsten einer ängstlichen, sicherheitssuchenden oder an zwanghaften Prinzipien orientierten Einstellung
  - **aktualisierte Konflikte (OPD):** Unterwerfung vs. Kontrolle, Schuldkonflikt

Der Grundkonflikt der Bindung (depressiver Grundkonflikt) (etwa 2. Halbjahr bis 2. Lebensjahr)

- **Entwicklungsaufgabe:** Sicherheit und Versorgung finden beim verlässlich verfügbaren Objekt, sich dadurch liebenswert fühlen
- **Grundkompetenz:** mit Hilfe der wichtigen Objekte ein Gefühl von Sicherheit, emotionaler Lebendigkeit, Liebenswertheit, körperlichem Wohlbefinden erlangen

- **Störungsfolgen:**
  - **unbewusst andrängende Impulse:** sehnsüchtiges Verlangen nach idealisierten Objekten, wütendes Zurückstoßen der enttäuschenden Objekte
  - **unbewusste Angst:** das wichtige Objekt verlieren
  - **unbewusste negative Affekte:** Schmerz, Verzweiflung, Hilflosigkeit, Enttäuschungswut
  - **Erleben/Verhalten (von außen gesehen):** dependente, Sicherheit in Beziehung suchende Einstellung oder zwiespältig ambivalentes Beziehungsverhalten oder ängstlich Beziehung vermeidende Einstellung
  - **Aktualisierter Konflikt (OPD):** Versorgung vs. Autarkie

Zur Strukturentwicklung im depressiven Grundkonflikt: Diese Entwicklungsstufe bildet (ebenso wie die vorangehende) zugleich die Grundlage für die strukturelle Entwicklung des Kindes. Störungen der frühen Beziehung, speziell durch emotionale und physische Vernachlässigung, haben daher nicht nur negative Auswirkungen auf die Entwicklung der Bindung, sondern auch massive Folgen für die eingeschränkte Entwicklung struktureller Funktionen, die nur in einigermaßen tragfähigen frühen Beziehungen aufgebaut werden können. Wir müssen also klinisch bei der Aktualisierung des depressiven Grundkonfliktes mit dem Vorliegen struktureller Störungen bzw. struktureller Vulnerabilität rechnen.

Der „Grundkonflikt der Nähe" (erstes Halbjahr)

In diesem Entwicklungsabschnitt wird die Polarisierung von Selbst und Objekt in Ansätzen konstituiert. Zwischen beiden wird eine kommunikative Brücke errichtet und Nähe und Distanz werden reguliert. Man kann dieses Geschehen in seiner Polarisierung von Nähebedürfnis und Distanzierungswunsch ebenfalls als Grundkonflikt verstehen. Da in der frühen Beziehung aber insbesondere strukturelle Funktionen geweckt und entwickelt werden, würden wir heute den ätiologischen Akzent eher auf die **strukturellen Aspekte** als auf die Konfliktthematik setzen und diese Phänomene im Zusammenhang mit der strukturellen Entwicklung beschreiben. Das hat insbesondere den Vorteil, dass die therapeutische Aufgabe der strukturellen Förderung unterstrichen wird.
Gleichwohl wird in der OPD-Beschreibung des **Individuations-Abhängigkeits-Konflikts** der konflikthafte Aspekt unterstrichen; er betrifft die tiefsitzende Angst, die basale Beziehung zu einem Objekt oder die Beziehung zu sich selbst zu verlieren versus sich, in Abgrenzung dazu, betont autonom zu entwickeln. Es hat allerdings den Anschein, dass eine konfliktaufdeckende Bearbeitung dieser Thematik, die sich nicht zugleich aktiv um die Förderung der strukturellen Defizite bemüht, nur begrenzt effektiv ist.

2.2.5 Die aktualisierten unbewussten Konflikte

Es gibt in der psychoanalytischen Tradition keinen Konsens über die Systematik der unbewussten Konflikte. Manche betonen die Triebkonflikte der sexuellen Libido (Freudianer) bzw. der Aggression (Kleinianer), andere unterstreichen die Bedeutung von sozialen Konflikten (Adlerianer) oder von Konflikten der Persönlichkeitsentwicklung und -reifung (Jungianer). Der gemeinsame Nenner liegt in der Annahme unbewusster innerer Spannungen, unabhängig von den Konfliktthemen. Das wesentliche Bestimmungsmerkmal eines Konflikts generell ist seine Polarität, d.h. die spürbare Spannung zwischen zwei Polen des unbewussten Erlebens, z.B. beim Selbstwertkonflikt der Pol der Selbstzweifel („Immer wieder erweise ich mich als minderwertig") gegenüber dem Pol der Selbstidealisierung („Eigentlich bestätigt sich immer wieder meine Großartigkeit"). Diese Art der inneren Polarisierung gilt es diagnostisch zu fassen, um auf einen unbewussten Konflikt schließen zu können. Der Arbeitskreis OPD (1996; 2006) hat eine Systematik der wichtigsten Konflikte entworfen und darin auch eine operationalisierte Verhaltensbeschreibung für die einzelnen Konflikte vorgelegt (ausführlichere Informationen über OPD in Kap. 4.6.2). Hier wird das Erleben und Verhalten des Patienten operationalisiert, bezogen auf: Herkunftsfamilie, Partnerschaft/Familie, Beruf, soziales Umfeld, Besitz, Körper, Sexualität, Erkrankungen.

Jeder Konflikt kann nach OPD in einem vorwiegend passiven Modus (Vorherrschen der Bedürftigkeit) oder einem aktiven Modus (Vorherrschen der Abwehr und kompensatorische Gegenbewegung) vorliegen. Tabelle 2-1 nennt die wichtigsten Konflikte und ihre Charakterisierung nach OPD. Die schwierige Aufgabe, Konflikte diagnostisch zu erfassen, wird in Kapitel 4 beschrieben.

2.2.6 Konfliktaktualisierung und Symptombildung

Das psychodynamische Verständnis des unbewussten Konflikts ist deshalb so wichtig, weil es heuristisch nicht nur das „neurotische" Erleben und Verhalten des Patienten in seiner Dauerhaftigkeit erklärt, sondern vor allem auch den Vorgang der **aktuellen Erkrankung und Symptombildung** plausibel machen kann. In dem früh erworbenen Grundkonflikt ist die lebensbestimmende Konfliktthematik festgelegt, die entweder als konkretes Beziehungsskript (bei reifen Grundkonflikten) oder als emotional-atmosphärische Grundeinstellung (bei frühen Grundkonflikten) die unbewussten pathogenen Überzeugungen prägt und in den alterstypischen Lebensschwierigkeiten des Erwachsenenalters die alten Konfliktthemen in neuer personeller Besetzung inszeniert.

Auch der so aktualisierte Konflikt kann sich zunächst nur in den neurotischen Lebensstilen des Verhaltens und Erlebens äußern, ehe es zu einer kritischen Destabilisierung des Systems und damit zur manifesten Symptombildung kommt. Die Beschreibungen des klassischen Konfliktmodells besagen, dass nun eine Situation eingetreten sei, in welcher die Abwehr des Patienten labilisiert wurde, so dass z.B. die Verdrängung intensiver Impulse und heftiger Affekte nicht länger aufrechter-

Tab. 2-1 Unbewusste Konflikte: spezielle Ausformungen (nach OPD 2006)

Individuation vs. Abhängigkeit	Suche nach Beziehung (jedoch nicht Versorgung) mit ausgeprägter Abhängigkeit (passiver Modus) oder Aufbau einer emotionalen Unabhängigkeit (aktiver Modus) mit Unterdrückung der Abhängigkeitswünsche (Familie/Partnerschaft/Beruf). Erkrankungen schaffen „willkommene" Abhängigkeit oder sind existenzielle Bedrohung.
Unterwerfung vs. Kontrolle	Gehorsam/Unterwerfung (passiver Modus) versus Kontrolle/Sich-Auflehnen (aktiver Modus) bestimmen die interpersonellen Beziehungen und das innere Erleben. Erkrankungen werden „bekämpft" oder sind ein zu erleidendes Schicksal, dem man sich (wie auch dem Arzt) „fügen" muss.
Versorgung vs. Autarkie	Die Wünsche nach Versorgung und Geborgenheit führen zu starker Abhängigkeit („depending and demanding", passiver Modus) oder werden als Selbstgenügsamkeit und Anspruchsloigkeit abgewehrt (altruistische Grundhaltung, aktiver Modus). Bei Krankheit erscheinen diese Menschen passiv-anklammernd oder wehren Hilfe ab. Abhängigkeit und Unabhängigkeit stehen jedoch nicht als primäre Bedürfnisse im Vordergrund.
Selbstwertkonflikt	Das Selbstwertgefühl erscheint brüchig bzw. resigniert, aufgegeben (passiver Modus) oder die kompensatorischen Anstrengungen zur Aufrechterhaltung des ständig bedrohten Selbstwertgefühls dominieren (Pseudoselbstsicherheit, aktiver Modus). Erkrankung führt zu Selbstwertkrisen, kann aber auch einen restitutiven Charakter für das Selbstbild haben.
Schuldkonflikt	Schuld wird bereitwillig bis hin zu masochistischer Unterwerfung auf sich genommen und Selbstvorwürfe herrschen vor (passiver Modus) oder es fehlt jegliche Form von Schuldgefühlen, diese werden anderen zugewiesen und auch für Krankheit sind andere verantwortlich (aktiver Modus).
Ödipaler Konflikt	Erotik und Sexualität fehlen in Wahrnehmung, Kognition und Affekt (passiver Modus) oder bestimmen alle Lebenbereiche, ohne dass Befriedigung gelingt (aktiver Modus). Nicht gemeint sind hier allgemeine sexuelle Funktionsstörungen anderer Herkunft.
Identitätskonflikt	Es bestehen hinreichende strukturelle Funktionen bei gleichzeitig konflikthaften Selbstbereichen (Identitätsdissonanz) bzgl. Geschlechtsidentität, Rollenidentität, Eltern-/Kindidentität, religiöse und kulturelle Identität u. a. Der Annahme des Identitätsmangels (passiver Modus) steht das kompensatorische Bemühen, Unsicherheiten und Brüche zu überspielen entgegen (aktiver Modus).

halten werden kann. Anschaulich ist auch die Vorstellung, das Abgewehrte sei einer „Versuchung" ausgesetzt worden (jetzt können endlich die Bedürfnisse erfüllt, die Impulse ausgelebt werden), oder es sei einer „Versagung" ausgeliefert (jetzt müssen endgültig alle Hoffnungen begraben werden) (Schultz-Hencke 1951). Über die Symptomwahl wurde früher angenommen, dass sie einem umschriebenen Konfliktgeschehen zugeschrieben werden könne. Diese Zusammenhänge haben sich letztlich nicht in der angenommenen Eindeutigkeit bestätigen lassen, vor allem nicht im

psychosomatischen Bereich, wo man zunächst eindeutige Störungs- und Konflikttypen angenommen hatte.
Inzwischen richtet sich das Interesse stärker auf Themen des Affektausdrucks und der Affektregulierung in der Symptombildung und im dahinter liegenden Konfliktthema (z. B. die enttäuschte Bemühung eines objektbedürftigen Selbst bezogen auf verlorengehende Objekte vor dem Hintergrund depressiver Symptomatik oder die wütende Verzweiflung eines lebenshungrigen Selbst bezogen auf die einengenden Objekte vor dem Hintergrund einer Angstsymptomatik, die freilich auch ganz andere, z. B. strukturell-existenzielle Hintergründe haben kann).
Die heutige Sicht auf psychische Symptome unterstreicht darüber hinaus die in der Symptombildung liegenden **Lösungsversuche** für die aktuell zugespitzte Problematik (indem z. B. das depressive Symptom nicht nur als Durchbrechen der affektiven Verzweiflung, sondern auch als Hilferuf, Appell, Bitte, Vorwurf, Anklage an das sich abwendende Objekt verstanden wird). Damit ist das Symptom nicht etwas, das möglichst schnell beseitigt werden muss, sondern das als möglicher Indikator für die dahinterliegende Konfliktthematik therapeutisch genutzt werden kann.
Das Wichtigste für den Vorgang des Symptomverständnis ist freilich die Erarbeitung des **Kontextes zur aktuellen Situation**, zu aktuellen Beziehungen und den darin erkennbaren Konfliktthemen. So liegt die Bedeutung weniger im Symptom als in der symptomauslösenden Situation, deren affektive Bedeutung der Patient in der Regel nicht wahrgenommen hatte bzw. die er aufgrund seiner mitgetragenen Internalisierungen nicht anders als konflikthaft konstellieren konnte.
Darauf bezogen, versteht es sich von selbst, dass die situativen Kontexte der Symptomauslösung in jedem **Lebensalter** völlig andere und auch für Frauen und Männer sehr unterschiedlich sein können. Jugendliche, junge und ältere Erwachsene erkranken in verschiedenen Situationen, weil die jeweiligen Altersabschnitte und sozialen Lebensräume sie vor unterschiedliche Entwicklungsaufgaben stellen (vgl. dazu Kap. 4.5). Wenn der diagnostische Blick auf die intrapsychische Situation beschränkt bleibt, resultiert eine gewisse Stereotypie, während die Einbeziehung der sozialen Lebensrealität des Patienten die Problematik und die Erkrankung sehr viel deutlicher werden lässt. Die in der OPD vorgenommene Operationalisierung der einzelnen Konflikte veranschaulicht diese Zusammenhänge zwischen innerem Erleben und äußerer Lebensrealität. Das typische klinische Bild konfliktbedingter Störungen lässt folgende Züge erkennen:

- **Symptomatik:** psychische Symptome (Depression, Ängste, Zwänge), somatoforme Beschwerden
- **Affekterleben:** spezifische Affekte herrschen vor (Ängstlichkeit, Resignation, Enttäuschung, Ärger etc.)
- **Beziehungserleben:** sich wiederholende Belastungserfahrungen (Verlassenwerden, Gekränktwerden, Enttäuschtwerden etc.)
- **Selbsterleben:** Selbstentwertung, Selbstüberforderung, Selbstaufopferung etc.
- **Verhalten:** Bemühen und Scheitern an immer gleichen Konfliktthemen

2.3 Strukturbedingte Störungen

Das Strukturkonzept bezieht sich auf die in der frühen Eltern-Baby-Beziehung geförderte Entwicklung regulativer Funktionen, die für das Affekterleben, das Selbstverständnis und die Beziehungsregulierung maßgeblich werden. Im Falle früher Beziehungsstörungen durch psychische oder soziale Überlastung der Eltern kommt es zu defizitären oder vulnerablen Strukturentwicklungen. Das führt unter Umständen bereits im Kindesalter zu Regulationsstörungen oder diese werden durch spezielle Bewältigungsmuster (z.B. schizoide oder narzisstische Persönlichkeitszüge) überdeckt, bis es angesichts von Lebensschwellen und zugehörigen Entwicklungsaufgaben zur Überforderung der Bewältigungsstrategien und zur strukturellen Symptombildung kommt.

Psychische Störungen, speziell solche mit depressiver Symptomatik, Angstsymptomen und Zwängen und dadurch geprägten Persönlichkeits- und Beziehungsproblemen werden im klassisch psychoanalytischen Sinne als Ausdruck internalisierter unbewusster Konflikte verstanden und entsprechend konfliktaufdeckend behandelt. Es gibt aber ganz anders geartete Störungen, gekennzeichnet durch Orientierungs- und Identitätsprobleme, fehlendes affektives Selbstverständnis, Kontrollverluste und ausgeprägte Beziehungsschwierigkeiten, die sich nur schwer durch unbewusste Konflikte erklären lassen und auf entsprechende Behandlungsversuche problematisch reagieren. Für diese als strukturell gekennzeichneten Störungen (ausführliche Herleitung bei Rudolf 2004a) sind eine andere Pathogenese und andere ätiologische Bedingungen anzunehmen. Da in diesem Kapitel die ätiologischen Momente und ihre pathogenen Folgen im Vordergrund stehen, fokussieren wir auf diese Entwicklungsthemen, klinische und therapeutische Aspekte werden in Kapitel 3 differenziell und in Kapitel 6 ausführlich diskutiert.

2.3.1 Die Position von Anna Freud

Im vorigen Abschnitt wurde die Ätiologie von Konflikten der mittleren Kindheit zugeordnet, weil das Erleben und die Internalisierung von konflikthaften Beziehungserfahrungen eine bestimmte Reifungsstufe voraussetzt, die in jüngeren Jahren noch nicht gegeben ist. In diesem Sinne definierte bereits Anna Freud (1972)

„Konflikte als psychische Reaktionen, zu denen der psychische Apparat erst im späteren Alter fähig ist“

und

„mit zunehmender Ich- und Über-Ich-Funktion, dem Bedürfnis nach Realitätsanpassung und der Intoleranz für unterschiedslose Wunscherfüllung kommt es zu einer Disparität der Ziele, d.h. zum Konflikt.“

Strukturelle Störungen hingegen resultieren aus belastenden Erfahrungen, welche das Kind in früheren Entwicklungsstufen treffen. In diesen früheren Entwicklungsabschnitten braucht das Kind die Objekte für andere Entwicklungsaufgaben als etwa in seiner späteren Autonomie- oder Identitätsentwicklung. Darauf wurde im vorigen Abschnitt in der Diskussion der „frühen" Grundkonflikte bereits hingewiesen. Die entwicklungspsychologischen Grundlagen sind an anderer Stelle ausführlich diskutiert (Rudolf 2013, S. 13–26; Rudolf u. Henningsen 2013, S. 39–62). Dazu nochmals Anna Freud (1974):

„Was in diesem frühen Stadium dank des Wechselspiels zwischen Säugling und Mutter tatsächlich geschieht, ist die Errichtung des Fundaments für den Aufbau der Persönlichkeit, d. h. der mehr oder weniger erfolgreiche Start einer Reihe von Entwicklungslinien. Die Zusammenstöße, zu denen es in dieser Zeit kommt, ereignen sich äußerlich zwischen dem Kind und seiner Umgebung, nicht innerlich in einer noch nicht existierenden Struktur."

Psychopathologie hat nach Anna Freud zweierlei Ursachen „von denen die eine in den Konflikten, der Abwehr und den Kompromissbildungen wurzelt, die andere in Entwicklungsprozessen". Die Folge der schwierigen Entwicklung sind „nicht Symptombildung, sondern Entwicklungsrückschläge". Im Gegensatz dazu können die einsetzenden Störungen in der Entwicklung „zu allen Arten von Ich-Defekten, Mängeln und Verzerrungen führen, wie wir sie aus den atypischen Borderline- und psychotischen klinischen Bildern kennen". Diese sind „nicht durch Konflikte verursacht wie die Neurose" (A. Freud 1974).
Anna Freud unterstreicht die große Bedeutung der „Interaktionen zwischen Säugling und Mutter und ihre Relevanz für die Ich-Entwicklung" und die „bleibende Auswirkung auf die allgemeine Fähigkeit des Individuums zu Objektbeziehungen". Dabei schreibt sie der fehlenden Erfahrung der Unlustbewältigung eine entscheidende Rolle zu:

„Wenn eine Mutter aus welchem Grunde auch immer, unfähig ist, ihrem Säugling angemessen Trost zu geben, kann dies bleibende Auswirkungen auf die Fähigkeit des Individuums selbst haben, auch nur mit normalen Mengen von Unlust, Schmerz und Angst fertig zu werden, d. h. auf seine Frustrationstoleranz." (Anna Freud 1972)

2.3.2 Die gestörte Entwicklung struktureller Funktionen

Heute kann die Entwicklungspsychologie genauer unterscheiden, welche psychischen Entwicklungsschritte gemeint sind, wenn Anna Freud von der „Errichtung des Fundaments für den Aufbau der Persönlichkeit" spricht, insbesondere

- welche Objektqualitäten das kleine Kind in seinem erwachsenen Gegenüber erlebt und
- in welchen unterschiedlichen Aspekten eines Subjekts es ihm gegenübertritt.

In den ersten Lebensmonaten handelt es sich bei dem Kind nicht um ein selbstständiges, abgegrenztes Subjekt, sondern eines, das mit der Mutter bzw. den betreuenden Erwachsenen gewissermaßen ein gemeinsames Subjekt bildet; bereits im Uterus ist das Kind eingebunden in die Phantasien seiner Eltern, die Entwürfe für das künftige Subjekt und ihre Beziehungen zu ihm machen. In den folgenden Lebensmonaten ist das Kind vor allem ein Wesen, dessen vitale Bedürfnisse von den betreuenden Personen verlässlich befriedigt und rechtzeitig antizipiert werden sollten. So lassen sich, vom Kind her gesehen, in seinen Objektbeziehungen viele unterschiedliche Aspekte unterscheiden, deren Vorhandensein für seine Entwicklung bedeutsam ist (Abb. 2-4).
Bereits nach den ersten Monaten „wacht das Baby auf" und richtet seine kognitive Aufmerksamkeit auf die Bewegungen und speziell die menschlichen Gesichter in seiner Umgebung. Es reagiert imitierend auf mimische Signale und startet seinerseits interaktionelle Episoden, die zunehmend stärker kommunikative Bedeutung erlangen, es entsteht nun ein intentionales, kommunikatives Subjekt. Das angemessene Gegenüber dafür bilden zugewandte, interessierte Erwachsene, die psychisch so strukturiert sind, dass sie feinfühlig verstehend auf die Signale des Kindes reagieren können. Insbesondere brauchen sie die Fähigkeit, die Unlustäußerungen des Kindes angemessen **handelnd zu beantworten**, so dass die negativen Affekte aufgefangen und beruhigt werden. Ferner brauchen die Erwachsenen die Fähigkeit, das Baby spielerisch in Interaktionen zu verwickeln, seine Aufmerksamkeit und seine Freudeaffekte zu wecken, so dass beide gemeinsam in positive Affekte eintauchen können. Von hier ausgehend ist die geteilte Aufmerksamkeit für dritte Objekte ein weiterer wichtiger Schritt. Schließlich brauchen die Erwachsenen auch die Fähigkeit, das

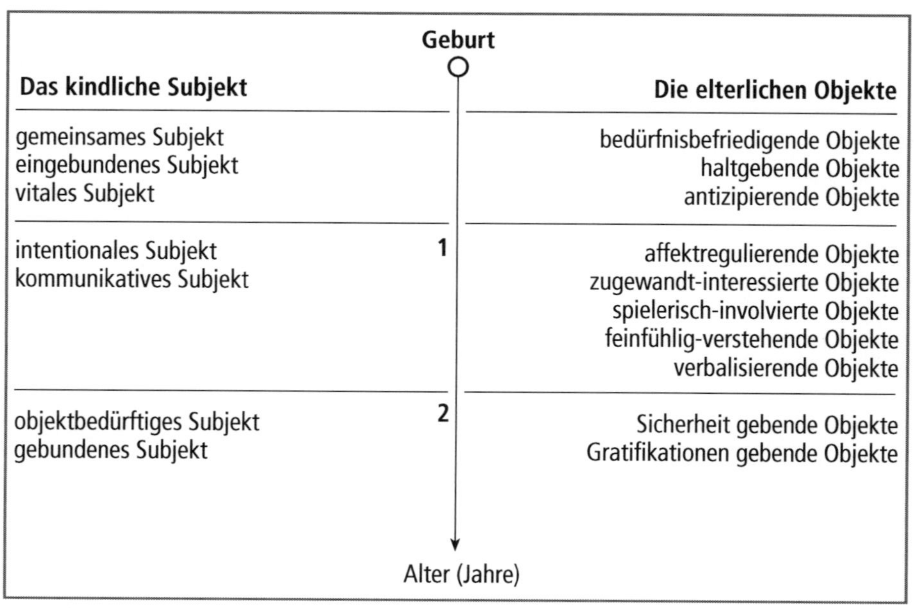

Abb. 2-4 Die frühe Eltern-Kind-Beziehung

gemeinsam Erlebte und beim Kind Wahrgenommene zur Sprache zu bringen, indem sie dem Kind gegenüber immer wieder Entwürfe über seine innere Verfassung formulieren, d. h. über seine aktuelle Befindlichkeit, seine Gefühle, seine Wünsche, sein psychisches Innen, sein gesamtes Subjektsein. So werden in Tausenden von Interaktionen die Grundlagen für die wichtigsten strukturellen Funktionen gelegt. Dabei konnte die empirische Kleinkindforschung zeigen, dass die Interaktionen nach bestimmten Regeln verlaufen, indem z. B. die Eltern das Befinden des Kindes „spiegeln“ und speziell seine Affektäußerungen „markieren“. Ferner ließ sich deutlich machen, wie die Eltern negative Affekte des Babys auffangen und ausleiten, wie sie gemeinsam in positive Affektzustände eintauchen, wie sie die Aufmerksamkeit auf etwas Drittes lenken und sich gemeinsam darauf konzentrieren, wie präverbale Äußerungen in einem Wechsel von Sprecher und Hörer zeitlich getaktet werden, so dass eine Dialogstruktur entsteht usw. Zunehmend werden auch die neurobiologischen Grundlagen dieser Entwicklungsschritte verstehbar (Roth 2002).

Entwicklungsfördernde frühe Beziehungserfahrungen

- gespiegelt, markiert werden in der eigenen Affektivität
- gehalten und beruhigt werden in Unlusterfahrungen
- gemeinsames Erleben von positiven Affekten
- gemeinsames Interesse für dritte Objekte
- emotionale Ansteckung und körperliche Imitation
- Möglichkeiten zur Rückversicherungen (social referencing)

Wenn diese Fähigkeiten entstehen und wachsen, resultiert letzten Endes die emotionale **Bindung** an die Objekte, die in der Lage sind, alle diese positiven Erfahrungen und Affekte beim Kind zu mobilisieren bzw. die negativen Affekte aufzufangen. Das mittlerweile gereifte Belohnungssystem des Gehirns bewirkt, dass die Anwesenheit bzw. Verfügbarkeit der wichtigen Objekte mit Wohlgefühlen von Freude, Sicherheit und Behagen begrüßt und ihre Abwesenheit oder ihr Verlust mit Schmerz und Traueräußerungen beklagt wird.

Alle hier beschriebenen psychischen Vorgänge sind, je kleiner das Kind ist umso mehr, **explizit körperlich**. Das Miteinander des Stillens, Fütterns und körperlichen Versorgens, der spielerische Umgang miteinander, das Wohlfühlen des Kindes und seine Schmerzäußerungen sind in ein psychisch-körperliches Gesamtgeschehen eingebunden, so dass für die frühe Entwicklung des Selbst der Begriff des **Embodiment** verwendet wird, um auszudrücken, dass Baby und Erwachsene vorwiegend handelnd interagieren und dabei insbesondere körperliche Erfahrungen erlebt und implizit gespeichert werden.

Belastende Beziehungserfahrungen in diesen frühen Lebensabschnitten können somit nicht von einer Struktur aufgenommen und darin als Konfliktmuster gespeichert werden, da diese noch nicht besteht, sondern sie **stören diese Struktur in ihrem Aufbau**; es fehlen die positiven Entwicklungsanreize für die strukturelle Entwicklung. Die strukturellen Funktionen werden nicht, wie es notwendig wäre, in zahllosen Interaktionen geweckt und eingeübt, so dass sie sich in den folgenden Jahren weiter entfalten könnten.

Die Gründe dafür können vielfältig sein. Grundsätzlich geht es immer darum, dass die Erwachsenen außerstande sind, sich „instinktsicher" einfühlsam, gelassen und wohlwollend aufmerksam dem Kind zuzuwenden und jene Beziehungsangebote zu machen und Beziehungsantworten zu geben, die das Kind in seiner speziellen Entwicklungsphase benötigt. Das kann der Fall sein bei schweren psychischen (z. B. depressiven) Störungen der Eltern, bei Substanzabhängigkeiten, bei schweren sozialen Notlagen und Krisen der Elternfamilie oder bei ausgeprägten Bindungs- bzw. Persönlichkeitsstörungen der Eltern.
Die strukturelle Störung ist eine sehr spezielle Beziehungsstörung zwischen Erwachsenen und dem Baby und äußert sich aufseiten des Kindes unter Umständen bereits als Regulationsstörung (Schreibaby, Störung der Nahrungsaufnahme, Störung der Schlaf-Wach-Regulation). Solche Störungen belasten die Eltern-Kind-Beziehung und erschweren einen wohlwollend fördernden Umgang mit dem Kind. Insbesondere ist das Verhalten des Kindes nicht geeignet, die Erwachsenen in ihrer Rolle als gute Eltern zu bestätigen. „Erst wollte ich kein Kind, dann schrie es auch nur noch", sagt die Mutter eines Schreibabys.
In Modifikation von Abbildung 2-1 (S. 24) stellt Tabelle 2-2 die Reifung struktureller Funktionen bezogen auf die großen Entwicklungsschritte Nähe, Bindung, Autonomie und Identität dar. Aus der Tabelle geht hervor, dass strukturelle Funktionen vorwiegend in den frühen Lebensabschnitten zugrunde gelegt werden, aber dass auch in der mittleren Kindheit strukturelle Entwicklungen stattfinden. Bedeutsam ist die Tatsache, dass die Verfügbarkeit über strukturelle Funktionen damit nicht endgültig festgelegt ist, sondern dass diese psychischen Fähigkeiten und Werkzeuge bis in die Adoleszenz hinein gefestigt und geübt werden müssen, damit sie dem Erwachsenen zur Verfügung stehen können (vgl. Kap. 6.8).

Tab. 2-2 Strukturelle Entwicklung in den frühen Lebensabschnitten

Nähe	Bindung	Autonomie	Identität
• Affektgenerierung • Affektregulierung • intentionale Ausrichtung • Näheregulation • kommunikatives Einschwingen • gemeinsame Affekte • Konzentration • Affektmitteilung • Affekte verstehen • eigene/fremde Affekte	• Selbst-Objekt-Differenzierung • Objektwahrnehmung • Empathie • Internalisierung • Bindung/Lösung	• Impulssteuerung • Affektregulierung • Selbstwertregulierung • Affekttoleranz	• Selbstreflexivität • Identität • realistische Objektwahrnehmung • psychisches Innen/soziales Außen

2.3.3 Die Entstehung struktureller Störungen

Die weiteren Entwicklungsschritte des Kindes mit strukturellen Einschränkungen sind zwangsläufig durch die frühe Situation geprägt: Welche Art von Bindung kann ein Kind eingehen, dessen beeinträchtigte Näheregulierung und Affektregulierung sein Beziehungsverhalten belastet? Es wäre zumindest auf feinfühlige, geduldig-wohlwollende Erwachsene angewiesen, um seine Problematik bewältigen zu können. Deren Anwesenheit ist aber wenig wahrscheinlich in Familien, in denen sich bereits die frühe Beziehungsaufnahme als schwierig erwiesen hat. Welche Art von Autonomieentwicklung und Entwicklung einer eindeutigen psychosexuellen Identität ist in den folgenden Jahren zu erwarten für ein Kind, dessen frühe Selbstentwicklung wenig stabil verlaufen ist und dessen Objekterfahrungen vorwiegend durch Irritation, wenn nicht durch massive Belastungen, aggressiv-entwertende Haltungen, emotionale Vernachlässigung oder physische Misshandlung bestimmt waren?
Was in den frühen Entwicklungsabschnitten geschieht, bleibt häufig „in der Familie" und nur, wenn Kinder schwer auffällig werden oder zu Tode kommen, dringt etwas an die Öffentlichkeit. Erst ab der Kindergartenzeit und der Einschulung werden die Auffälligkeiten für andere sichtbar. Beim Vorliegen ausgeprägter struktureller Defizite kann es jetzt zum Auftreten externalisierender Störungen kommen oder zum weitgehenden inneren Rückzug, der das Kind gleichsam unsichtbar macht: „Ich habe nie irgendwo dazugehört, ich war immer anders", äußern Patienten rückblickend. In der Pubertät und Adoleszenz schließlich artikuliert sich das Anderssein in stärker auffälligem Verhalten, Zugehörigkeit zu Randgruppen, ausgeprägten Lern- und Leistungsstörungen, antisozialem Verhalten. Die Adoleszenz schließlich, in der ohnehin eine Umstrukturierung des Erlebens (und des Gehirns) erfolgt, ist ein Härtetest für die verfügbare Struktur, die der Jugendliche nun benötigen würde, um jenseits des gewohnten familiären Rahmens als selbstständiges Individuum in neugewonnenen sozialen Zusammenhängen zu leben. In diesem Alter kommt es zu erheblichen, oft krisenhaft intensiven Symptombildungen. Insofern ist das Jugendalter und junge Erwachsenenalter eine besondere Prädilektionsstelle für strukturelle Störungen (Abb. 2-5).
Ein nicht geringer Teil der Patienten mit strukturellen Störungen wird in der Altersgruppe der jungen Erwachsenen auffällig. Ein zweiter Altersschwerpunkt findet sich im mittleren Lebensalter. In diesem Alter sind weniger die strukturellen Funktionen selbst, sondern eher die Bewältigungsmuster überfordert. In einer Zeit nachlassender Kräfte und sich einengender Lebensperspektiven erschöpft sich häufig eine strikt sachbezogene Leistungsorientierung ebenso wie eine beziehungsvermeidende narzisstische Orientierung. Mit dem Wegfall solcher Selbstschutzmaßnahmen treten die strukturellen Defizite stärker in Erscheinung. Was vordergründig als Selbstwertkonflikt und dahinter als Individuations-Abhängigkeits-Konflikt imponiert, offenbart nun basale Ängste von Selbstverlust und Beziehungslosigkeit, d. h. von defizitären strukturellen Funktionen. Diese Themen sind nicht selten verborgen hinter massiven Somatisierungsstörungen.

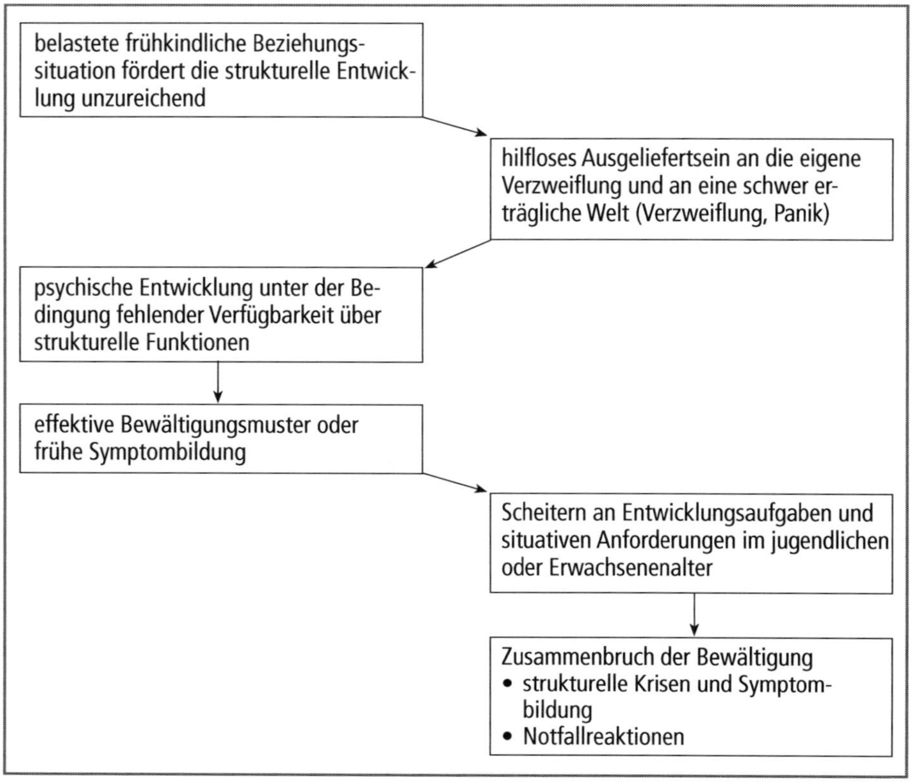

Abb. 2-5 Strukturmodel

Wir können den Unterschied des ätiopathogenetischen Modells der strukturellen und konflikthaften Störung nochmals wie folgt verdeutlichen:

Konfliktbezogene Störungen:
- Internalisierung von negativen Beziehungserfahrungen und Objektvorstellungen (Objekthass, -enttäuschung, -sehnsucht usw., mentalisiert)
- resultierend: negative Selbstvorstellungen, pathogene Überzeugungen
- spezielle Formen der Abwehr: Übertragungsbereitschaft

Strukturbezogene Störungen:
- fehlende Verfügbarkeit von positiven Beziehungserfahrungen
- resultierend: unzureichende Entwicklung von strukturellen Selbstkompetenzen, psychische Werkzeugstörung und dysfunktionale Bewältigungsmuster

Ferner sind die beiden Aspekte in unterschiedlichen Bereichen des Gedächtnisses gespeichert:

Konfliktbezogener Ansatz:
- Speicherung der kindlichen Beziehungserfahrungen im expliziten narrativen Gedächtnis (mentalisiert, aber unbewusst)
- Folgeerscheinungen (Abwehrstrategien) sind ebenfalls unbewusst

Strukturbezogener Ansatz:
- implizit körpernahe Speicherung der frühen Erfahrungen (nicht mentalisiert)
- Folgeerscheinungen (Defizite und Bewältigung) sind bewusstseinsnah, wahrnehmbar

2.3.4 Kontroverse Theoriebildungen

Das Thema der gestörten frühen Entwicklung hat Psychoanalytiker immer wieder zu intensiver Theoriebildung veranlasst (Rudolf 2007e). Michael Balint z. B. hat bereits in den 1930er Jahren vorgeschlagen, die frühe Eltern-Kind-Beziehung aus der psychoanalytischen Trieblogik zu lösen, und hat den speziellen Charakter dieser Beziehung als Ausdruck „primärer Liebe" charakterisiert (Balint 1932). Sie ist durch ihre Asymmetrie gekennzeichnet, in der das erwachsene Gegenüber noch keinen Objektstatus hat, sondern dem Baby wie eine gute Atmosphäre in bedingungsloser Responsivität zur Verfügung stehen muss. Massive Störungen dieser Beziehung hinterlassen eine komplexe Störung, die Balint Grundstörung (basic fault) nannte. Deren Folgen bei erwachsenen Patienten zu behandeln, erfordert weitreichende Modifikationen des analytischen Vorgehens (Balint 1970). Das Konzept ähnelt jenem der Selbst-Objekt-Beziehung, das Kohut zum Verständnis früher Beziehungen und ihrer therapeutischen Bearbeitung entworfen hat (Kohut 1979). Die Arbeiten von Fairbairn und Winnicott gehen in eine ähnliche Richtung. Bowlby (1951) schließlich stellt aufgrund von Untersuchungen von Mutter-Kind-Trennungen den Aspekt der Bindung in den Vordergrund.
In den 1940er Jahren kam es zu einer kontroversen Diskussion innerhalb der britischen psychoanalytischen Vereinigung, in der Anna Freud und Melanie Klein gegensätzliche theoretische Auffassungen vertraten, die bis heute bedeutsam geblieben sind (King u. Steiner 2000). Die Position von Anna Freud wurde eingangs schon erwähnt, sie sieht hier eine Entwicklungsstörung bei einem Kind, das noch keine funktionsfähige psychische Struktur besitzt und daher noch keine Konflikte erleben kann (s. S. 38). Das Konzept von Melanie Klein und ihrer Nachfolger beschreibt hingegen das Erleben von Feindseligkeit, Hass, Neid und Angst aufseiten des Babys, das durch den Wahrnehmungskanal der projektiven Identifizierung mit der ablehnenden Mutter verbunden sei und die negativen Erfahrung auf vielfältige Weise psychisch verarbeiten müsse. Sie vertritt ein triebpsychologisches Konfliktmodell, allerdings transponiert auf frühe Bedingungen mit angenommenen heftigen Impulsen und Affektlagen, unreifen Abwehrvorgängen und schwer greifbaren Kommunikationsprozessen im vorsprachlichen Bereich. Einzelne Elemente dieses Modells finden sich auch in Kernbergs

Konzept der gespaltenen Selbst- und Objektrepräsentanzen, das der „Übertragungsfokussierten Psychotherapie" zugrunde gelegt ist (Dammann et al. 2007).
Von manchen Psychoanalytikern wird die Frage aufgeworfen, ob es überhaupt eine andere psychische Störung als eine konfliktbedingte geben könne und, in der therapeutischen Konsequenz, ob Psychoanalytiker überhaupt etwas anderes tun sollten, als unbewusste Konflikte zu bearbeiten. Die verschiedentlich erwähnten Ausführungen von Anna Freud, die Konzepte zur interpersonellen Dynamik ich-struktureller Störungen (Heigl-Evers u. Heigl 1983) und zu Struktur und struktureller Störung (Rudolf 2002a; 2002b; 2004a) sowie Fonagys Ausführungen zur Mentalisierung (Fonagy et al. 2002) legen es nahe, persönlichkeitsstrukturellen Entwicklungen eine eigene, von der Konfliktthematik deutlich unterschiedene Dynamik zuzuerkennen und daraus entschiedene therapeutische Konsequenzen zu ziehen (vgl. Kap. 3.3).

2.3.5 Bewältigungsmuster struktureller Störungen

Die Ätiologie struktureller Störungen wurde in den frühen Abschnitten der Persönlichkeitsentwicklung lokalisiert. Es bleibt die Frage, was aus den früh erworbenen Störungen wird. Die Auswirkungen auf die kindliche Entwicklung wurden bereits angedeutet: Kleine Kinder, die sich nur schwer beruhigen lassen und keinen Rhythmus beim Essen, Schlafen und Wachen finden; Kinder, deren Unruhe später als ADHS-Verhalten verstanden wird; Kinder die nicht alleine sein können, nicht spielen können, sich wahllos anklammern oder in ängstigenden Situation aggressiv reagieren, eine Tendenz zu Unfällen erkennen lassen; Jugendliche, die sich nicht unbefangen an Gemeinsamkeiten beteiligen können, nicht dazugehören, sich Außenseitergruppen anschließen mit dem Risiko von Suchtverhalten und sozialer Randständigkeit.
Andererseits gibt es auch **Bewältigungsstrategien,** die nicht als Abwehrfunktion verstanden werden sollen, sondern als adaptives Bemühen, trotz der gegebenen strukturellen Werkzeugstörungen ein psychisches Gleichgewicht zu finden; ein Gleichgewicht, das dem Individuum einerseits ein akzeptables Bild der eigenen Person und einen gewissen Selbstwert gewährt und das andererseits eine lebbare Form von Beziehung zu den anderen ermöglicht.
Das **schizoide Muster der Bewältigung** ist gekennzeichnet durch emotionalen Rückzug und soziale Vermeidung. Der Patient meidet das, was ihm am schwersten fällt, den lebendigen emotionalen Austausch mit anderen Menschen. Er nimmt stattdessen die Position eines außenstehenden Beobachters ein, der sich mit verächtlicher oder ironischer Distanz aus dem emotionalen Geschehen mit anderen heraushält. Das macht ihn einsam, aber auch frei im Denken und Urteilen, da er nicht von Gruppenzwängen geleitet wird. An die Stelle der sozialen Distanziertheit kann auch soziale Angst treten, so dass Begegnungen mit anderen, vor allem emotionale Verwicklungen panisch gemieden werden müssen. Als Ausgleich bietet sich die Beschäftigung mit Sachinteressen, und die darin erarbeiteten Kompetenzen sind geeignet, den Selbstwert zu stabilisieren. Das System scheitert in der Regel am Ausmaß der Einsamkeit, in die unter Umständen paranoide und hypochondrische Ängste, abwegige sexuelle Phantasien und Impulse und Suizidphantasien einbrechen können.

Die **narzisstische Bewältigung** stellt ein weiteres, bei strukturellen Störungen häufiges Bewältigungsmuster im charakterlichen Bereich dar. Der Rückzug aus der emotionalen Welt vollzieht sich nicht in Richtung auf Sachinteressen, sondern auf die eigene Person, auf deren Wohl und Wehe und auf ihre Bedeutsamkeit. Dabei besteht eine unübersehbare Tendenz, die Wichtigkeit der eigenen Person zu überschätzen, während andere bis zur Bedeutungslosigkeit entwertet werden. Die strukturellen Defizite (fehlende Empathie für andere, fehlende realistische Selbsteinschätzung und Selbstreflexion, fehlende Fähigkeit, eigene Affekte und Impulse zu regulieren) bestimmen das Erleben in starkem Maße und führen dazu, dass mit anderen lieblos, verächtlich, unter Umständen destruktiv-aggressiv und ausbeuterisch umgegangen wird. Die Bewältigungsleistung liegt freilich darin, dass jede Schuld und Verantwortung anderen zugeschrieben werden kann und alles Positive dem grandiosen Selbst gutgeschrieben wird. Diese Bewältigungsstruktur kann krisenhaft zusammenbrechen, wenn die Realitätsverkennung und Selbsttäuschung von der eigenen Grandiosität und Überlegenheit über alle anderen an unübersehbaren äußeren Gegebenheiten, Trennungen, Anzeigen, Schulden, Insolvenz, Verurteilung usw. sichtbar wird.

Das **histrionische Bewältigungsmuster** lebt von der Aktivierung, Emotionalisierung, Sexualisierung und Dramatisierung des Erlebens, wodurch das strukturelle Defizit überdeckt und ein hohes Maß an emotionaler Lebendigkeit und Vitalität vorgetäuscht wird. Während Außenstehende, z. B. Diagnostiker oder Therapeuten, dies in der Regel deutlich wahrnehmen (und Partner es leidvoll erleben), kann die oder der Betroffene die Selbsttäuschung einer besonders farbigen Identität oft lange aufrechterhalten, ehe sie krisenhaft zusammenbricht.

Auch **zwanghafte leistungsorientierte Bewältigungsmuster** können strukturelle Defizite überdecken, manchmal sogar für lange Zeit, so dass die krisenhafte Dekompensation erst in der Lebensmitte erfolgt, wie das bei Patienten mit somatoformen Schmerzstörungen der Fall sein kann.

Die übrigen, von konfliktneurotischen Störungen bekannten Bewältigungsmuster wie ängstlich-abhängiges oder altruistisch-überfürsorgliches Verhalten erfordern mehr dauerhafte Objektnähe, die in der Regel von strukturell gestörten Patienten nicht erbracht werden kann.

2.4 Traumabezogene Störungen

Das Störungsbild der posttraumatischen Belastungsstörung beschreibt die psychischen Folgen von überwältigenden emotionalen Erfahrungen und postuliert ein eigenes ätiopathogenetisches Modell auf neurobiologischer Grundlage. Therapeutisch ist ein spezielles Vorgehen (Stabilisierung, Konfrontation, Integration) darauf ausgerichtet. Ausgehend von dem Konzept der Akuttraumatisierung werden auch für biographisch weit zurückliegende Belastungserfahrungen der Kindheit Traumafolgen („Komplextraumatisierung") angenommen. Als meistgenanntes Traumaereignis wird der sexuelle Missbrauch beschrieben. Die Ausweitung des Traumabegriffs auf alle Belastungserfahrungen erscheint nicht unproblematisch.

2.4.1 Die Akuttraumatisierung

Mit den vorausgehend dargestellten konflikthaften und strukturellen Störungen wurden zwei unterschiedliche Formen psychischer Fehlentwicklung beschrieben, die als Disposition zu späteren Erkrankungen unbewusst bzw. implizit mitgetragen, durch Abwehr und Bewältigungsmuster zeitweise stabilisiert werden und die schließlich unter dem Druck von aktuellen Lebenssituationen und Entwicklungsaufgaben dekompensieren und in unterschiedliche Symptombildungen münden.

Dieser psychodynamische Ansatz versteht psychische Störung im Erwachsenenalter als Folge von Fehlentwicklungen der Persönlichkeit, die durch emotionale Belastungen in der Kindheit in Gang gesetzt und im weiteren Lebenslauf prozesshaft ausgestaltet wurden. Ihre nachhaltige Wirksamkeit entfalten die Belastungen, wenn sie die kindliche Persönlichkeit in prägbaren und vulnerablen Entwicklungsabschnitten treffen, so dass die schädigenden Erfahrungen tief in die Persönlichkeit, d.h. in ihre neurobiologische Struktur eingegraben werden. An solchen Fehlentwicklungen können in erheblichem Maße genetische Faktoren beteiligt sein, die das Kind zusätzlich in seiner Entwicklung vulnerabel machen und die Art seiner Abwehr und Bewältigungsreaktionen mitbestimmen.

Diese beiden Modellvorstellungen beinhalten einerseits das traditionelle psychodynamische Modell des unbewussten neurotischen Konflikts (in dem gewissermaßen ein pathogenes unbewusstes Konfliktmuster in die ansonsten gesunde Persönlichkeit eingefügt ist und diese zu „neurotischen" Kompromissbildungen zwingt) und andererseits ein Modell der beeinträchtigten Persönlichkeitsentwicklung, bei dem eine Abfolge von frühen strukturellen Defiziten mit einer lebenslangen Sequenz von immer neuen Bemühungen um Bewältigung und Erfahrungen des Scheiterns erkennbar wird.

Mit der Konzeption von **Trauma und Traumafolgestörung** wurde eine weitere, ganz anders aufgebaute Modellvorstellung von psychischen Störungen entwickelt und von psychodynamischen Therapeuten aufgegriffen. Ausgehend von dem klinischen Bild der posttraumatischen Belastungsstörung im Gefolge von emotional überwältigenden Belastungserfahrungen, richtete sich die Aufmerksamkeit klinisch auf die vielfältigen Erscheinungsbilder der Traumafolgesymptomatik und theoretisch auf die Frage, wie Extrembelastungen psychisch verarbeitet werden.

Als psychische Traumatisierung gilt (in Analogie zur körperlichen Unfalltraumatisierung) der Einbruch von existenzbedrohenden, emotional-überflutenden, kognitiv nicht verstehbaren, physiologisch nicht regulierbaren Erfahrungen in eine bereits gestaltete Persönlichkeit (erwachsen, jugendlich oder kindlich), die bis dahin entweder unauffällig war oder bereits konflikthafte oder strukturelle Störungen aufwies.

Fallbeispiel

Eine bis dahin psychisch stabile, erwachsene Frau wird als Bankangestellte zweimal innerhalb eines Jahres Opfer eines Überfalls. Sie wird von maskierten Tätern unter Androhung des Erschießens zur Herausgabe des Schlüssels gezwungen und anschließend gefesselt und geknebelt in die Abstellkammer gesperrt. Nach ihrer Befreiung beim ersten Mal erhält sie eine Woche

Urlaub und geht danach wieder arbeiten. Nach dem zweiten Überfall entwickelt sie vielfältige, sich steigernde Symptome: Konzentrationsstörungen, Schwächegefühle und Schlafstörungen. Sie bildet schließlich die angstgetönte Überzeugung aus, sie könne die Arbeitsstelle nicht mehr betreten, weil sie vor ihrem inneren Auge immer wieder die auf sie gerichtete Pistole sieht.

Die Kriterien einer posttraumatischen Belastungsstörung sind erfüllt, wenn ein vorausgegangenes Traumaerlebnis nachweisbar ist (das in der Regel nicht länger als 6 Monate zurückliegt) und typische Symptome auftreten (Tab. 2-3).

Interessant ist die Beobachtung, dass von den Menschen, die z. B. einer Unfalltraumatisierung ausgeliefert waren, nur ein kleiner Teil eine posttraumatische Symptomatik entwickelt. Das kann bedeuten, dass ein irreparabler traumabedingter Einbruch in das Gefühl der persönlichen Sicherheit am ehesten dort erfolgt, wo bereits eine psychische Vulnerabilität gegeben war.

Die therapeutische Entwicklung im Zusammenhang mit der posttraumatischen Belastungsstörung ging in die Richtung einer anfänglichen emotionalen Stabilisierung und nachfolgenden Traumakonfrontation im Rahmen behutsam geleiteter imaginativer Traumaexposition. Dabei erwies sich z. B. die Methode des EMDR (Eye Movement Desentization and Reprocessing) als geeignet, Traumafolgesymptome deutlich zu reduzieren und die Patienten erheblich zu entlasten. Im Gegensatz zu der guten Effektivität konnte die Wirkweise des Vorgehens wenig geklärt werden, wenngleich eine große Fülle von Hypothesen gebildet wurde.

Das verbesserte Verständnis des Traumaparadigmas ließ auch erkennen, welche vielfältigen Auswirkungen eine Akuttraumatisierung für den Betroffenen haben kann (Tab. 2-4).

Im Hinblick auf die differenzialdiagnostische Abgrenzung der Traumafolgestörung zur strukturellen Entwicklungsstörung ist es bedeutsam, dass beide Störungsbilder strukturelle Auffälligkeiten aufweisen, die wir im Falle der Traumafolge als sekundären Einbruch in das strukturelle Gefüge verstehen – falls sie nicht schon zuvor entwicklungsbedingt vorlagen.

Strukturelle Folgen der Akuttraumatisierung

- Gefühl der unvermeidlichen Verwicklung und Verstrickung mit anderen (Selbst-Objekt-Differenzierung)
- Unsicherheit infolge dissoziativer Symptomatik: Was erinnere ich, was will ich? (Selbstreflexion)
- Welches sind wirklich meine Gefühle? (Affektdifferenzierung)
- Wer bin ich wirklich? (Identität)
- Gefühl der Überflutung durch Affekte oder der Affektentleerung (Affektregulation)
- unrealistische Zuschreibungen zu anderen Personen (realistische Objektwahrnehmung)
- massiv infragegestellte Möglichkeit, Beziehungen selbst zu regulieren (Interessensausgleich, Reziprozität)
- Unverständlichkeit der anderen (Empathie)
- fehlendes inneres Sicherheitsgefühl, Überflutung durch negative Objektbilder (Internalisierung)
- reflektorisches Misstrauen (Bindung)

Tab. 2-3 Diagnostische Kriterien der Traumafolgestörung

A1	schwer belastendes Ereignis
A2	Zustand der Hilflosigkeit
B	Intrusionen
C	Vermeideverhalten
D	Hyperarousal

Tab. 2-4 Folgen der Akuttraumatisierung im Erwachsenenalter

Allgemeine Folgen	**affektive** Folgen (Angst, Depression)
	kognitive Folgen (dissoziative Lücken)
	körperliche Folgen (gebahnte Körperreaktionen, z. B. Sexualabwehr, vegetative Dysfunktionen)
	soziale Folgen (Beziehungsvermeidung, sozialer Rückzug)
	Selbsterleben (Opferidentität, negativer Selbstwert)
	Objekterleben (Dichotomie von Täter und Opfer)
Spezielle Folgen	Aktualisierung vorliegender **neurotischer Konflikte** (bzgl. Schuld, Scham, Aggressionsproblematik)
	Aktualisierung vorliegender **struktureller Probleme** (z. B. bei bereits bestehender Borderline-Thematik)
	sekundäre strukturelle Folgen

2.4.2 Die Komplextraumatisierung

Die traumatheoretische Entwicklung, die sich zunächst außerhalb des psychodynamischen Feldes ereignete, fand bei psychodynamischen Therapeuten eine große Resonanz, wobei sich das Interesse auf unterschiedliche Aspekte richtete:

- Folgen lang zurückliegender Traumatisierung (z. B. Patienten im Rentenalter, die als Kinder durch Kriegsereignisse belastet wurden),
- sexueller Missbrauch in Kindheit und Jugend unter dem Aspekt von Traumatisierung und Traumafolge,
- dissoziative Phänomene, traumabezogene Erklärungshypothesen und Behandlungsansätze,
- Traumatisierung in der frühen Kindheit/frühesten Kindheit/pränatalen Zeit und die Frage der Traumafolgestörung im Erwachsenenalter („Komplextraumatisierung"),
- Entwicklung traumaspezifischer Therapieansätze bzw. traumamodifizierter psychodynamischer Therapien.

Diese Entwicklungen sind bezogen auf die unbestreitbar vorhandenen klinischen Phänomene wichtig (wenngleich diese wahrscheinlich sehr viel seltener sind, als sie von Therapeuten angenommen werden). Die dabei entstandene Realität von Theorien, Lehrbüchern, Weiterbildungen, Vereinen, Instituten gewann, ähnlich wie die Psychoanalyse in den 1920er Jahren, den Charakter einer Bewegung, mit der sich nicht wenige identifizieren und in der sie eine professionelle Identität finden.

Die **Attraktivität traumabezogener Störungsmodelle** und Therapieansätze bis hin zur professionellen Identität des „Traumatherapeuten“ bei tiefenpsychologischen Psychotherapeuten hat wohl mehrere Gründe: Zum einen bedeutet diese Spezialisierung (die nur einen sehr begrenzten Aufwand erfordert) eine Aufwertung der Psychotherapeuten, die sich von Analytikern häufig wenig geschätzt fühlen, zum Zweiten liefern die verschiedenen Traumatherapien konkrete Anweisungen zur Bearbeitung lebensgeschichtlicher Belastungserfahrungen sehr viel konkreter und handlungsnäher als es sonst in der analytisch orientierten allgemeinen Tiefenpsychologie der Fall ist. Dort wird wohl die „Aufarbeitung familiärer Belastungserfahrungen“ empfohlen, aber es werden wenig konkrete Techniken vermittelt. Zum Dritten eröffnet der Wechsel hin zu einer Traumaperspektive bei schwierigen Behandlungsverläufen für Therapeuten und Patienten neue Hoffnungen, dass das bisher nicht zu fassende Grundproblem, das sich in der Regel in massiven Schwierigkeiten der therapeutischen Beziehung und therapeutischen Arbeit zeigt, nun erkannt und bearbeitet werden könne. Dabei bewirkt die Zuschreibung einer Opferidentität möglicherweise eine vorübergehende Stabilisierung des Patienten und eine vermeintliche Erklärung für viele bisher unerklärliche Lebensschwierigkeiten. Schließlich mobilisiert die Auffassung von einer Traumatisierung des Patienten eine besonders intensive emotionale Patient-Therapeut-Beziehung mit hohem, manchmal kämpferisch engagierten Einsatz des Therapeuten.

Zwangsläufig hinkt die wissenschaftlich-empirische Überprüfung der traumabezogenen Hypothesen und Therapieansätze hinterher, und sie wird immer schwieriger je vielfältiger und subjektiver die Begriffe, Konzepte und Methoden verwendet werden.

Der Begriff **„Trauma“**, ursprünglich gemeint als emotional überwältigende, psychisch nicht verarbeitbare Belastungserfahrung, die zwangsläufig typische posttraumatische Folgen hat, ist durch diese Entwicklung stellenweise bis zur Bedeutungslosigkeit aufgeweicht und hat vielfach den Charakter einer Chiffre angenommen, d. h. einer Formulierung, mit der man etwas nicht näher Bestimmbares sprachlich markiert. So verwenden Psychotherapeuten den Traumabegriff für Belastungserfahrungen erwachsener Patienten (z. B. bei Arbeitsplatzverlust, ehelichen Auseinandersetzungen, Partnertrennung, körperlichen Erkrankungen usw.), insbesondere aber für ganz unterschiedliche kindliche und speziell frühkindliche Belastungserfahrungen (unerwünschte Geburt, Ablehnung durch die Eltern, Geburt eines Geschwisters, Tod eines Angehörigen, lieblos-strenge Erziehungsmaßnahmen, Sexualisierung von Beziehungen zu Angehörigen, physische und sexuelle Gewalt usw.) und nicht zuletzt auch für vermutete pränatale Belastungserfahrungen.

Bezogen auf die kindliche Entwicklung erhebt sich die Frage, ab wann eine negative biographische Erfahrung, die zu konflikthaften oder strukturellen Fehlentwicklungen führt, darüber hinaus die Bedeutung eines Traumas hat und wie sich beides unterscheiden lässt. Hat das so identifizierte Traumaereignis andere Auswirkungen als die habituellen Belastungen in einer sozial hoch belasteten Familie für das darin aufwachsende Kind? Ist das isolierte Traumaereignis die spezielle Ursache späterer Symptombildung oder ist die Traumatisierung die Folge von Familienbedingungen, in denen das Kind nicht als Individuum geschützt und gefördert wird und daher immer neuen Belastungen und möglicherweise auch Traumata ausgeliefert ist?

Fallbeispiel

Die Symptomatik eines heute 40-jährigen Patienten (ausgeprägte Beziehungsstörung, Identitätsprobleme, Lern- und Leistungsstörungen, somatoforme Beschwerden) wird vom Therapeuten als Ausdruck einer posttraumatischen Belastungsstörung nach multipler Traumatisierung in der Kindheit eingeschätzt. Der Patient war als Sohn eines reichen Vaters aufgewachsen, der seine aus einer sozial randständigen Familie stammende Hausangestellte geheiratet hatte. Diese Mutter verließ die hochproblematische Ehe im 10. Lebensjahr des Patienten und verschwand für immer aus seinem Leben. Der Patient wuchs weiter beim Vater auf, bis dieser im Jugendalter des Patienten drogenabhängig delinquent wurde und zu Tode kam.

In diesem Beispiel kann verschiedenen biographischen Belastungserfahrungen ein erhebliches Gewicht zugemessen werden, so dass man umgangssprachlich von „traumatischen Ereignissen“ sprechen könnte. Gleichwohl zeigt sich eine in vielen Bereichen massiv dysfunktionale Familiendynamik, die geeignet ist, dem späteren Patienten wenig Förderung und Schutz zu bieten und seine Persönlichkeitsentwicklung nachhaltig zu beschädigen, so dass die heute vorliegenden ausgeprägten strukturellen Störungen erklärbar werden.

Wie schwer muss eine Belastungssituation in der Kindheit sein, damit sie als Trauma eingeschätzt werden kann? Hier ist kein Platz mehr für schwere biographische Belastungen: Alles was über Beziehungskonflikte hinausgeht und nicht angeboren oder ansozialisiert ist, fällt in die ätiologische Kategorie des Traumatischen.

Eine weitere Frage, die sich stellt, ist, wie das Trauma zur Sprache kommt. Ist es der Patient, der sich an seine kindliche Traumatisierung erinnert? Ist es der Therapeut, der aus dem Verhalten des Patienten oder gar aus seiner Gegenübertragung darauf schließt? Die Studien zum Thema „false memory“ verweisen auf das Risiko der therapeutischen Induktion von Traumaerinnerungen, vor allem in Bezug auf sexuelle Traumatisierung.

Wie lassen sich also in schwer belasteten Familien die nebeneinander und nacheinander erfolgenden Einflüsse von fehlender Entwicklungsförderung, Fehlsozialisation, neurotischer Konfliktinternalisierung und Traumatisierung unterscheiden? Oder klinisch-therapeutisch gefragt: Wie behandelt man eine Patientin mit Zügen der Borderline-Persönlichkeitsstörung, zeitweise bestehender sozialer Desintegration, Traumafolgesymptomen, Suchtentwicklung und Essstörung? Ein solches diagnostisches Konvolut ist nicht unwahrscheinlich. Chaotische Familien können die bei ihnen aufwachsenden Kinder nicht in ihrer Entwicklung adäquat fördern (daher die Borderline-Störung), sie induzieren vielfältige Fehlsozialisierungen (daher das dissoziale Verhalten und die Suchtentwicklung, die häufig aus Außenseiterkontakten resultiert). Solche Familien mit ihren häufig unklaren Grenzen zwischen den Generationen können ihre Mitglieder nicht adäquat schützen, so dass die Wahrscheinlichkeit des sexuellen Missbrauchs außerhalb oder auch innerhalb der Familie wächst. Die daran anschließende Anorexie oder Bulimie ist vergleichsweise noch am leichtesten als Bewältigungsversuch für hochgradige affektive Spannungszustände und Identitätsunsicherheiten zu interpretieren. Der Versuch, hier das Trauma als ätiologisch besonders bedeutsam herauszugreifen und spezifisch zu behandeln, führt, z. B. angesichts der Borderline-typischen Beziehungsverwirrungen, zu komplizierten und nicht immer effektiven Behandlungsverläufen.

Die Hypothese der Traumatisierung im Kindesalter wird häufig unabhängig vom **Entwicklungsalter** des vermuteten Traumageschehens formuliert. Es macht zweifellos einen großen Unterschied aus, ob ein 14-Jähriger einen Überfall erlebte, eine 9-Jährige sexuell missbraucht wurde, eine 4-Jährige körperliche Gewalt erfuhr, ein Neugeborenes von der Mutter abgelehnt wurde, ein Ungeborenes einen Abtreibungsversuch überlebte usw. Die Annahme der Komplextraumatisierung verzichtet in der Regel auf die Diskussion des Entwicklungsalters und der altersspezifischen Entwicklungsstörungen. Es genügt die Verknüpfung von aktuell traumaverdächtiger Symptomatik mit kindlicher schwerer Belastung unabhängig vom Alter, um die Diagnose einer Traumafolgestörung zu stellen und die Notwendigkeit einer spezifischen Traumabehandlung zu betonen. Das ist nicht die Position von Experten und Forschern, die hier vorsichtige Hypothesen formulieren (Sack 2004), aber eine große Gruppe von Therapeuten geht ihre eigenen Wege in der Überzeugung, dass zunehmend viele Menschen „Opfer“ von etwas seien. Dafür gibt es wahrscheinlich gesellschaftliche, berufspolitische und private Gründe. (Die Frage dieser Opferüberzeugung ist diskutiert bei Rudolf 2012a.).

Es ist vorstellbar, dass insbesondere solche Therapeuten auf vermutete kindliche Traumen stoßen, die primär nicht davon ausgehen, dass sich im Leben vieler Patienten schlimme Dinge ereignet haben können. Sie klären diagnostisch nicht routinemäßig ab, welche problematischen Erfahrungen Patienten in ihrer biographischen Entwicklung gemacht haben, welche Rolle Sexualität dabei gespielt hat, welche Aspekte von physischer Gewalt sie erlebt haben oder welche beschämenden Familiengeheimnisse sie mit sich tragen. Ihnen erscheint dann eine überraschend mitgeteilte Belastungssituation als kindliches Trauma, das nun therapeutisch speziell fokussiert werden muss. Eine Therapeutin berichtet, dass sie bereits in den probatorischen Sitzungen mit Techniken der Psychotraumatologie begonnnen habe, weil die Patientin einen Traum mit aggressiv-sexuellen Inhalten berichtet hatte. Eine andere Therapeutin schildert, sie habe bei der Patientin die belastenden Erfahrungen der kürzlich geschiedenen Ehe mit EMDR bearbeitet; bei dieser Gelegenheit habe die Patientin sich auch an sexuelle Übergriffe in der Kindheit erinnert, so dass nun die Diagnose einer posttraumatischen Belastungsstörung zu stellen und eine Traumatherapie durchzuführen sei. Eine weitere Therapeutin führt aus, dass die Tatsache der Adoption bei der jetzt erwachsenen Patientin auf ein kindliches Trauma hinweise, ebenso sei die Mitteilung des Adoptiertseins als traumatisch zu verstehen und beide Traumta müssten nun in der Übertragung durchgearbeitet werden. In einer Studie von Komo (2009) zeigte sich, dass nur bei 25 % der als Traumafolgestörung verstandenen und traumatherapeutisch in der Richtlinienpsychotherapie behandelten Patienten die Symptom- und Ereigniskriterien einer Traumatisierung erfüllt waren.

Das Konzept der Komplextraumatisierung – eine Diagnose, die es in den Klassifikationssystemen noch nicht gibt und der aktuell ein „Forschungsstatus" zugeschrieben wird – meint zunächst, ätiologisch vieles auf den Begriff zu bringen, schafft aber durch die zwangsläufige Unschärfe der Diagnostik neue Schwierigkeiten, insbesondere wenn therapeutisch gefordert wird, dass der belastete Patient nicht nur stabilisiert werden muss, sondern dass es den Tatbestand der traumatischen Belastung herauszuarbeiten gilt, womit dem Patienten möglicherweise eine Opferidentität vermittelt wird. Ehe nicht wissenschaftlich belegt ist, dass es komplexe Traumatisierung in der Kindheit als eine eigenständige ätiopathogenetische Dimension gibt, sollten stattdessen die komplexen biographischen Belastungserfahrungen erfasst und deren konfliktneurotische und strukturelle Aspekte herausgearbeitet werden.

2.4.3 Sexueller Missbrauch

In den Anfangszeiten der Psychoanalyse stand das Thema der kindlichen Sexualität sehr im Vordergrund. Mit dem Fortschritt in der Entwicklungspsychologie wurde deutlich, dass sich die meisten psychischen Störungen doch nicht auf die Entwicklung der sexuellen Libido beziehen ließen und das Interesse an der kindlichen Sexualität trat in den Hintergrund. In dem Begriff des sexuellen Missbrauchs wird das Thema jetzt wieder aktuell und unterstreicht die Bedeutung realer Sexualerfahrungen in Kindheit und Jugend, allerdings jetzt unter einem neuen Vorzeichen, dem des Traumas. Der sexuelle Missbrauch ist für viele Therapeuten das Traumathema schlechthin. Die Erfahrung eines Kindes, dass Erwachsene sexuelle Interessen auf es richten und sexuelle Handlungen an ihm und mit ihm begehen, ist schwer zu bewältigen und häufig eine Katastrophe für die Entwicklung der sexuellen Identität und sexuellen Erlebnisfähigkeit. Es ist, wenn wir an der oben gegebenen Definition von Trauma und Traumafolgestörung festhalten, aber nicht zwangsläufig in jedem Fall gleichbedeutend mit Traumatisierung – auch wenn es das im Zusammenhang mit physischen Gewalterfahrungen durchaus auch sein kann. Die missbräuchlichen Ereignisse geschehen nicht im luftleeren Raum, sondern häufig in dysfunktionalen Familien, die dem Einzelnen, speziell dem Schwachen, keinen Schutz gewähren.

Fallbeispiel

Eine Patientin ist in einer Migrantenfamilie aufgewachsen. Als die Eltern nach Deutschland übersiedeln, wird das Kind zu den Großeltern gegeben und dort von einem Onkel über längere Zeit missbraucht, was angeblich niemand merkte und niemand ansprechen wollte. Als junges Mädchen nach Deutschland gekommen, ist sie zunächst die Stütze ihrer Eltern, doch dann entwickelt sie sich „aufsässig", beginnt einen Flirt mit einem jungen Mann. Das empfinden die Eltern als Katastrophe und planen, sie in das Heimatland zurückzuschicken, um sie dort mit einem geeigneten jungen Mann zu verheiraten. Eine akute Schmerzsymptomatik ist Anlass zur Untersuchung.

Der sexuelle Missbrauch ist vor allem Ausdruck einer familiären Doppelmoral: Ein Flirt mit einem jungen Mann gilt als Katastrophe mit angedrohten Folgen für die

Patientin, ein sexueller Missbrauch durch einen Familienangehörigen ist kein Thema und bleibt ohne Folgen für den Missbrauchenden. Wenn sich die Patientin von der unloyalen Familie lossagen würde, verlöre sie alles, letztlich auch sich selbst, denn in ihrer Kultur hat sie eher eine Identität als Teil der Gesamtfamilie und weniger als autonomes Individuum.

Generell bildet die fehlende Loyalität mit dem Opfer des sexuellen Missbrauchs einen wesentlichen Teil der Dynamik.

Fallbeispiele

Eine Mutter legt ihrer Tochter nahe, den Mittagsschlaf mit dem Opa im Bett zu halten. Als die Tochter ihr berichtet, dass der Opa sie betatscht, beschimpft die Mutter sie als „Nutte".

Eine Tochter kommt vom Arztbesuch zurück und berichtet, dieser habe sie zur Untersuchung ausgezogen und geküsst. Die Mutter sagt: „Es gibt Schlimmeres." In der Behandlung wird bekannt, dass sie selbst in ihrer Geschichte einen sexuellen Missbrauch erlebt hat.

Während im Falle der Akuttraumatisierung das umschriebene Ereignis selbst das wesentlich schädigende Moment ist, sind bei biographischen Belastungen wie z. B. sexuellem Missbrauch die langfristigen Beziehungsstörungen und emotionalen Folgen des Ereignisses von besonderer Bedeutung. Dazu gehören verlorene Sicherheit, infragegestellte Glaubwürdigkeit, Beschämung und Selbstbeschuldigung, fehlende Loyalität und Unterstützung durch Nahestehende.

Der Umgang mit Sexualität bezogen auf Kinder und Jugendliche, ist immer auch ein Indikator für die Struktur einer Familie und die Struktur der jeweiligen Gesellschaft und speziell ihrer Bereitschaft, den jeweils Schwächeren (den Kindern oder in paternalistischen Gesellschaften den Frauen) Schutz und Förderung zu gewähren oder ihnen gegenüber Macht und Gewalt anzuwenden. Es erscheint wenig plausibel, einem singulären Ereignis die Bedeutung eines Traumas zuzumessen, wenn die gesamte Lebenskonstellation und die Familienbedingungen eine konsequente Missachtung der Interessen des schwachen Individuums beinhalten.

Eine Studie von Thiel (2007) an Patientinnen mit sexuellen Missbrauchserfahrungen konnte zeigen, dass die Dauer und Schwere der biographischen Belastung insbesondere mit der Schwere der strukturellen Störungen korrelierte. Dabei erweisen sich nicht wie erwartet die objektbezogenen Strukturmerkmale als besonders auffällig, sondern jene, die auf das Selbst und die Affekte bezogen sind (z. B. die Fähigkeit zur Selbststeuerung, Selbstwahrnehmung, Affektwahrnehmung). Die schwersten strukturellen Störungen fanden sich bei Patientinnen, deren Missbrauchserfahrung langanhaltend war und Penetration einschloss. Die Tatsache, dass bei 75 % der Patientinnen die Diagnose einer Borderline-Persönlichkeitsstörung gestellt wurde, verweist ebenfalls auf die generelle Schwere der gestörten Persönlichkeitsentwicklung unter diesen belastenden Bedingungen.

2.5 Pathogene Faktoren bei konfliktbedingten, strukturbedingten und traumabedingten Störungen

Aus den ätiologischen Modellen für konflikthafte, strukturelle und Traumafolgestörungen werden spezifische therapeutische Strategien abgeleitet.

In den vorausgegangenen Abschnitten wurden die ätiologisch belastenden Lebensbedingungen beschrieben, die zur Internalisierung von unbewussten Konflikten, zu strukturellen Entwicklungsstörungen oder zu Traumafolgestörungen führen können. Abschließend werden die krankmachenden Folgen, d. h. die unterschiedlichen pathogenetischen Mechanismen, einander gegenübergestellt.

- Das **klassische Konfliktmodell** beschreibt die unbewusste Speicherung von unlösbaren, konflikthaften Beziehungserfahrungen, wobei die unerledigten Impulse (z. B. auf bestimmte Personen gerichtete Liebes- oder Hassimpulse) und die zugehörigen Affekte (z. B. Angst, Schuld, Scham) im Vordergrund stehen. Das eigentlich Pathogene liegt in der unbewussten Impulsspannung und andrängenden Affektivität, die auf bestimmte Menschen gerichtet ist. Weiterhin ist es die gespürte Ich-Einschränkung und gelebte Kompromissbildung, die aus der Abwehr der objektgerichteten Impulse resultiert, zum Dritten ist es ein darauf basierendes dysfunktionales Verhalten, das auf geradezu tragische Weise immer wieder (repetitiv) zum Scheitern zentraler Bemühungen führt. Der gesamte Komplex lässt sich auch als unbewusste pathogene Überzeugung beschreiben, als innere Gewissheit, dass es nie gut werden kann, so sehr man sich auch bemüht und so nahe man sich dem Ziel auch immer wieder glaubt. In der diagnostischen oder therapeutischen Situation lässt sich die Reinszenierung des Geschehens als Übertragungsangebot erkennen.
- Das Modell des **„frühen Konflikts“** beschreibt etwas Vergleichbares, nur dass die Elemente des unbewussten, dysfunktionalen Schemas weniger deutlich zu erkennen sind. Es geht mehr um diffuse Beziehungsbedürfnisse (z. B. Angenommenwerden, Gesehenwerden, Zugehörigsein, Geborgensein) und weniger um aktive eigene Handlungsimpulse. Auch die Affekte sind diffuser und weniger deutlich objektbezogen, eher handelt es sich um Gestimmtheiten wie Verlorenheit, Enttäuschung, ängstliche Beunruhigung, Verletztheit. Die Spannungen werden eher körpernah oder weitgehend körperlich erlebt, die Objekte, auf die sich die Bedürfnisse und Affekte richten, erscheinen weniger personal konturiert, sondern geradezu „medial“ atmosphärisch gestaltet. Die pathogene Überzeugung ist weniger: „Ich kämpfe hier einen aussichtslosen Kampf!“, sondern schicksalshafter: „Es geschieht mir immer wieder; ich erleide“ oder: „Mein Körper kann nicht mehr“. Darin wird erkennbar, dass die innere Situation nicht als Narrativ gespeichert und abrufbar ist, sondern als implizite Beziehungserfahrung vorliegt. So lässt auch die diagnostische Situation weniger eine handlungsnahe Inszenierung und ein deutliches Übertragungsangebot erkennen als vielmehr eine affektive Ansteckung durch ein bestimmtes Beziehungsklima.

- Das Modell der **strukturellen Störung** imponiert im ersten Moment als eine extreme Steigerung der frühen Konfliktkonstellation. Die dysfunktionalen Affekte stehen ganz im Vordergrund: Erregung, Verzweiflung, Panik, Konfusion oder affektives Erlöschen, Leere, Starre. An die Stelle umschriebener pathogener Überzeugungen tritt Ratlosigkeit gegenüber der eigenen Person und der Objektwelt. Es bleibt unklar, auf welche Objekte all das gerichtet ist; umschriebene Impulse oder Bedürfnisse sind schwer zu erkennen. Das Risiko liegt für den Untersucher oder Therapeuten in der Versuchung, das Fehlende zu komplettieren und psychologisch sinnvoll zu machen. Erregung wird als Aggression verstanden, Selbstverletzung folglich als Autoaggression, Ratlosigkeit wird als Abwehr autonomer Handlungsimpulse, Hilflosigkeit als Erzwingenwollen von Hilfe und somit als Kontrollimpuls interpretiert.
  Sehr viel leichter lässt sich die Pathogenese des Geschehens als **Nichtverfügbarkeit über strukturelle Werkzeuge** verstehen: Fehlende Selbstreflexivität und fehlende Mentalisierung erlauben es dem Selbst nicht, sich zu verstehen; fehlende Empathie lässt die anderen und ihre Absichten unklar bleiben; fehlende Objektabgrenzung führt zu interpersonellen Verstrickungen; Unfähigkeit, Affekt zu ertragen und zu regulieren, erfordert notfallmäßige Gegenmaßnahmen (z. B. bei Selbstverletzung, Essanfällen, Drogeneinnahme). Versteht man dieses Verhalten als Ausdruck von entwicklungsbedingter Hilflosigkeit, Ungeübtheit, fehlender Selbstkompetenz und vor allem fehlender Beziehungskompetenz, lässt es sich eher akzeptieren und therapeutisch beantworten (und in der Regel rasch stabilisieren) als unter der Annahme eines Konfliktmodells („Der Patient will es unbewusst so") oder als das zugehörige Abwehrmodell („Der Patient tut all dies um bestimmte Impulse abzuwehren").
  Der wesentliche pathogene Faktor der strukturellen Störung liegt in der Unfähigkeit, sich selbst zu verstehen und sich zu regulieren, und in der Unfähigkeit, emotionale Beziehungen zu anderen herzustellen und die Beziehungsangebote anderer zu verstehen und auszuhalten.
  Dieses Modell der unzureichenden Entwicklung psychischer Werkzeuge unterscheidet sich deutlich von dem klassischen Konfliktmodell, in dem die ungelebte eigene Beziehungsbedürftigkeit und Impulsivität und die „neurotischen Stile" des Abwehrens, Vermeidens, Nicht-Wahrnehmens im Vordergrund stehen. Es tut sich ferner ein deutlicher Gegensatz auf zwischen mentalisierten und nicht mentalisierten inneren Vorgängen.
  Hingegen schließen sich die pathogenen Mechanismen der frühen Konflikte und der strukturellen Entwicklungsstörungen nicht aus, sie bestehen häufig nebeneinander, sind sie doch beide Folgen von nicht mentalisierten, implizit gespeicherten Vorgängen der frühen Entwicklung.
- Als **Folge früher Belastungserfahrungen** lassen sich verschiedene physiologische und psychologische Dysfunktionen annehmen, die im Hintergrund der strukturellen Störung wirksam sind:
  - hoher Stresslevel
  - Arrousal von negativen Affekten
  - Deformierung der Selbst- und Objektrepräsentanzen

  - dysfunktionale Abwehr (Spaltung, Projektion)
  - desorganisierter Bindungsstil
  - maladaptives, selbstschädigendes Verhalten
- Die Pathogenese der **Traumafolgestörung** im Sinne der Akuttraumatisierung, soweit man sie heute versteht, steht logisch nicht in einer Reihe mit den drei vorgenannten, da sie nicht zwangsläufig aus frühen Persönlichkeitsentwicklungsstufen abgeleitet ist. Hier steht vielmehr die psychische Nicht-Verarbeitung von überflutenden Erlebnissen im Vordergrund. Während verarbeitbare emotionale Erfahrungen, in lang dauernden, zirkulären Vorgängen allmählich von dem anfänglich heftigen Affekt gelöst, zum Bestandteil der eigenen Vergangenheit gemacht und in den Hintergrund des bewussten Erlebens gerückt werden (z. B. im Vorgang des Betrauerns), bleiben die nicht verarbeitbaren traumatischen Erlebnisse in einem On-off-Pattern: Sie sind entweder völlig ausgeblendet (nicht erinnerbar, nicht eigene Vergangenheit) oder in voller emotionaler Wucht präsent und ohne ein Gefühl des zeitlichen Abstandes ganz oder in Bruchstücken aktualisiert. Die Pathogenese liegt im dissoziativen Leermachen einerseits und im wieder Geflutetwerden andererseits sowie in vielfältigen reflektorischen Bemühungen, diese emotionale Achterbahnfahrt durch Rückzug und soziale Vermeidung zu umgehen.

Es liegt auf der Hand, dass diese pathogenetischen Aspekte andere klinische Auswirkungen haben müssen als die vorgenannten, vor allem die konfliktbedingten Störungen. Andererseits sind vielfältige Verflechtungen vorstellbar: strukturelle und konflikthafte Folgen von traumatischen Erfahrungen oder umgekehrt traumatische Erfahrungen, begünstigt von bereits vorliegenden konflikthaften oder strukturellen Störungen.

Zum heutigen Zeitpunkt, wo zu dem Thema noch viel Widersprüchliches diskutiert wird, scheint es das Sicherste, die jeweiligen pathogenetischen Faktoren diagnostisch möglichst klar herauszuarbeiten und therapeutisch adäquat zu beantworten. Das Unsicherste ist es wohl, aus Einfällen und Erinnerungen des Patienten und aus Gegenübertragungsgefühlen des Therapeuten Traumatisierungsvermutungen abzuleiten und darauf Traumabehandlungen zu gründen.

3 Von der Pathogenese zur Therapie

3.1 Psychotherapie: allgemein oder spezifisch

In jedem Therapieansatz müssen die allgemeinen therapeutischen Wirkfaktoren mit verfahrensspezifischen Inhalten gefüllt werden. Unterschiedliche ätiopathogenetische Gegebenheiten erfordern spezielle methodische Modifikationen des Verfahrens.

3.1.1 Allgemeine therapeutische Wirkfaktoren

Bei der Diskussion der Frage, was in der Psychotherapie eigentlich wirkt, werden häufig allgemeine und spezielle Therapiefaktoren einander gegenübergestellt. Manche argumentieren (z. B. manche Psychoanalytiker), dass es entscheidend auf die verfahrensspezifischen Faktoren ankommt (z. B. die Übertragungsdeutung zum richtigen Zeitpunkt), während andere Psychotherapeuten betonen, dass die allgemeinen Faktoren, etwa die haltgebende therapeutische Beziehung, das größte Gewicht besäßen. Tatsächlich handelt es sich hier um zwei unterschiedliche Betrachtungsweisen, die beide gut zu begründen sind.
Für Grawe (2005) sind die allgemeinen Faktoren die eigentlichen Wirkkräfte jeglicher Therapie. Er nennt folgende Punkte:

- Ressourcenaktivierung
- Problemaktualisierung
- Problembewältigung
- motivationale Klärung
- Therapiebeziehung

Ein Therapeut, der effektiv behandeln will, muss, so Grawe, diese Faktoren aktivieren können. Dazu sei es nicht nötig, ein bestimmtes Verfahren anzuwenden, sondern der Therapeut könne in jedem Behandlungsfall patientenspezifisch unterschiedliche Vorgehensweisen wählen, um die genannten Faktoren wirksam werden zu lassen. Vor diesem Hintergrund sieht Grawe jede der heute vorherrschenden, schulenorientierten Therapieausbildungen als defizitär an und empfiehlt den Ausbildungsinstituten, sich von dem Zwang einer vorherrschenden therapeutischen Theorie zu befreien.

Man kann Grawe bezüglich seiner Prämisse zustimmen: Jede wirksame Therapie stützt sich auf die genannten allgemeinen Faktoren, während eine streng schulenorientierte Vorgehensweise das Risiko birgt, einzelne Faktoren zu wenig zu beachten. Grawes Schlussfolgerung jedoch – der Verzicht auf die verfahrensspezifische theoretische Grundorientierung in der Ausbildung und stattdessen die Beschränkung auf die Vermittlung evidenzbasierter Faktoren – ist aus verschiedenen Gründen nicht realisierbar. Es ist nicht vorstellbar, dass ein Berufsanfänger kein therapeutisches Grundkonzept erlernt, sondern eine Liste von nicht zusammenhängenden therapeutischen Aktivitäten einübt. Jeder Therapeut braucht für sein Handeln eine Theorie, eine therapeutische Grundkonzeption, welche die verschiedenen Aspekte seines Vorgehens sinnhaft zusammenhält und ihm eine Richtschnur seines Handelns gibt. Darüber hinaus lässt sich zeigen, dass die allgemeinen Wirkfaktoren in jeder speziellen Therapie, z. B. auch in der psychodynamischen Therapie, genutzt werden.
Der Wirkfaktor **Problemaktualisierung** wird in manchen Therapieverfahren durch Rollenspiele, in anderen durch Imagination aktiviert. In der psychodynamischen Therapie wird das zentrale Problem des Patienten in der therapeutischen Situation erkennbar und unter Umständen in der Übertragung bearbeitet. Es ist kaum ein psychodynamisches Vorgehen vorstellbar, dass auf den Aspekt der Problemaktualisierung verzichtet.
Der Wirkfaktor **motivationale Klärung** bedeutet, dass der Patient ein klares Bewusstsein von den Determinanten seines problematischen Verhaltens und Erlebens erlangen soll. Psychodynamisch wird dieses Ziel durch die reflexive Einsicht in die eigene innere Situation und in die lebensgeschichtliche Entwicklung angestrebt. In diesem Kontext soll die eigene aktuelle Bedürfnis- und Gefühlslage sowie die Geschichte eigener Handlungsmotive verständlich werden.
Der Wirkfaktor **Therapiebeziehung** soll z. B. in der Gesprächstherapie durch die empathisch annehmende, hilfreich stützende Beziehung gefördert werden. Die psychodynamischen Verfahren streben den Aufbau einer therapeutischen Arbeitsbeziehung an, in welcher der Patient an den vereinbarten therapeutischen Zielen mitarbeitet; sie fokussieren auf die Übertragungsbeziehung, in der die positiven Beziehungshoffnungen und Sehnsüchte sowie die negativen Beziehungserwartungen und Befürchtungen deutlich werden. Das Beziehungsverhalten des Therapeuten soll dem Patienten helfen, seine negativen Erfahrungen zu reflektieren und zu überwinden (Durcharbeitung der negativen Übertragung) und auf der Grundlage positiver Übertragungsempfindungen neue Beziehungserfahrungen zu sammeln.
Der Wirkfaktor **Problembewältigung** spielt in der Verhaltenstherapie eine große Rolle, wobei der Therapeut den Patienten ganz konkret unterstützt, indem er z. B. mit dem Klaustrophoben U-Bahn fährt oder mit sozial Ängstlichen konkrete soziale Situationen durchspielt. Der Analytiker vertraut darauf, dass die in der Übertragungsbeziehung gewonnenen Einsichten und neuen Möglichkeiten auch im Alltagsleben des Patienten eine Mobilisierung kreativer Kräfte und eine Neuorientierung mit sich bringen. Ein strukturbezogenes Vorgehen bemüht sich um die aktive Förderung psychischer Kompetenzen und um den Transfer der Therapieerfahrung in die Alltagswelt des Patienten.
Der Wirkfaktor **Ressourcenaktivierung** wird in manchen Verfahren explizit an den Patienten herangetragen als Aufforderung, seine ungenutzten Ressourcen zu entde-

cken und einzusetzen. In der Psychodynamischen Psychotherapie wird das bis dahin Latente, Ungelebte, Brachliegende als Ressource für neue Möglichkeiten des Erlebens und Verhaltens gefördert. Speziell das, was in Abwehrhaltungen und Bewältigungsmuster eingebunden ist, lässt sich therapeutisch positivieren und als Ressource nutzen. Manche Therapien legen besonders großen Wert auf die Ressourcen. Unter Verweis auf M. Erickson („Die Möglichkeit der Selbstheilung ist im Unbewussten jedes Patienten gespeichert“) werden unter Umständen ähnlich wissenschaftlich unüberprüfbare Mythen formuliert, wie sie in der früheren Psychoanalyse gebräuchlich waren. Die Idee von den bereitliegenden Selbstheilungskräften mobilisiert natürlich therapeutischen Optimismus, der aber, allein auf Ressourcen gestützt, nicht ausreicht, um therapeutische Veränderungen zu bewirken.

Grundsätzlich kann also jedes therapeutische Vorgehen daraufhin geprüft werden, ob es den gemeinsamen therapeutischen Grundprinzipien genügend Raum gibt, oder ob ihnen eventuell zuwider gehandelt wird, so dass Beziehungen belastet, Probleme nicht aktualisiert, Problembewältigung nicht gefördert, Motivation nicht verdeutlicht und mögliche Ressourcen nicht genutzt werden. Die allgemeinen Wirkfaktoren müssen mit verfahrensspezifischen Inhalten gefüllt werden, und diese Inhalte hängen wiederum vom theoretischen Grundkonzept des Verfahrens ab. Das theoretische Konzept wiederum sollte kein Glaubensartikel sein, sondern soweit als möglich wissenschaftlich begründet, klinisch bewährt und in den Wertvorstellungen der eigenen Soziokultur verankert sein.

Die hilfreichen und entlastenden **Effekte der allgemeinen therapeutischen Wirkfaktoren** lassen sich aus der Sicht der Patienten wie folgt beschreiben:

- eine Möglichkeit, sich mitzuteilen, sich beklagen zu können
- die Gelegenheit, sich an Vieles zu erinnern und es auszusprechen
- die Erfahrung, sich mit schwierigen, persönlichen Themen jemandem anzuvertrauen
- eine Chance, die eigenen Ressourcen kennenzulernen
- das Erlebnis einer bedeutsamen menschlichen Begegnung
- das Gefühl, von jemandem verstanden zu werden
- die Erfahrung, von jemandem akzeptiert zu werden
- die Erfahrung, in seinen Lebensschwierigkeiten ermutigt und unterstützt zu werden

3.1.2 Spezifische Behandlungsmethoden bei unterschiedlichen ätiopathogenetischen Voraussetzungen

Grawes Warnung vor den verfahrenstypischen Einseitigkeiten soll auch für das psychodynamische Verfahren ernstgenommen werden. Die psychoanalytische Tradition und manche ihrer Verfechter betonen ein Ideal der Einheitlichkeit: Es gebe *eine* psychodynamische Theorie der Persönlichkeit (bezogen auf das Unbewusste), es gebe *eine* Art der psychischen Störung (bezogen auf die unbewussten Konflikte und ihre Abwehr) und es gebe *eine* therapeutische Antwort (das Deuten unbewusster Prozesse in der Übertragung). Dazu sagt A. M. Sandler (2007):

„Die wichtigste Aufgabe in der Analyse ist meines Erachtens, zu verstehen und eine Bedeutung zu finden, für das, was sich zwischen dem Analytiker und dem Patienten ereignet. Dieses sollte so klar wie möglich in einer Deutung ausgedrückt werden. Meiner Meinung nach ist es nicht Aufgabe des Analytikers, als Erzieher zu wirken.“

In dieser Logik wird ein Prozess des kunstgerechten Analysierens in Gang gesetzt, unabhängig davon, ob der Patient an einer depressiven Episode leidet, an einer somatoformen Schmerzstörung oder an einer Borderline-Persönlichkeitsstörung. Das führt freilich innerhalb der verfügbaren Stundenkontingente nicht zwangsläufig zu brauchbaren Behandlungsergebnissen. Es wird bei diesem Vorgehen, vereinfacht gesagt, dem individuellen Patienten und dem spezifischen Störungsgeschehen zu wenig Gewicht beigemessen, und es werden die spezifischen pathogenen Faktoren therapeutisch zu wenig bearbeitet.
Es gilt daher, innerhalb der allgemeinen psychodynamischen Gegebenheiten eines Patienten, die spezifischen ätiopathogenetischen Bedingungen zu klären und das therapeutische Vorgehen darauf auszurichten (Tab. 3-1).

Tab. 3-1 Ätiopathogenetische therapeutische Differenzierung

Allgemeine Psychodynamik der Persönlichkeit		**Spezielle Psychodynamik der Störungen mit unterschiedlicher Ätiopathogenese**		**Pathogenesebezogene therapeutische Differenzierungen**
Triebschicksale Abwehrformen Ich-Entwicklung Über-Ich-Gestaltung Beziehungserfahrungen Selbstrepräsentanzen Objektrepräsentanzen pathogene Überzeugungen strukturelle Entwicklung	→	• konfliktbedingte Störungen • strukturelle Entwicklungsstörungen • Traumafolgestörung	→	• konfliktbedingte Methoden • strukturbezogene Methoden • traumabezogene Methoden
				↓
				Ggf. weitere symptombezogene Differenzierungen, z. B.
				Therapie der • sozialen Angst • somatoformen Störungen • Essstörungen • Abhängigkeitsstörungen • forensischen Probleme

- Konfliktbezogen-aufdeckende, die Übertragungs-Gegenübertragungs-Situation bearbeitende Therapie ist dann angezeigt, wenn die Symptomatik und das dysfunktionale Verhalten als typischer Ausdruck unbewusster Konfliktspannungen verstanden werden können und wenn typische familiäre Belastungserfahrungen der späteren Kindheit die Internalisierung von konflikthaften Beziehungserfahrungen vermuten lassen.
- Strukturbezogen-entwicklungsfördernde Therapie ist dann indiziert, wenn in der Selbstregulierung und Beziehungsgestaltung des Patienten strukturelle Defizite erkennbar sind und wenn biographisch emotionale Beziehungsstörungen zwischen Baby und Eltern in den frühen Entwicklungsphasen berichtet werden.
- Traumabezogene Therapie mit stabilisierender, konfrontierender und integrierender Zielsetzung ist dort zweckmäßig, wo typische posttraumatische Symptome vorliegen und akute Traumaereignisse im definierten Sinne belegt oder hochwahrscheinlich sind.

3.2 Konfliktbedingte Störungen behandeln

Die psychodynamische Behandlung konfliktbedingter Störungen richtet sich auf die Dynamik eines biographisch verstehbaren Grundkonflikts, die in einer gegenwärtigen Konfliktthematik unbewusst aktualisiert wird. Ziel ist dabei, Abgewehrtes, in der Entwicklung Stehengebliebenes zu mobilisieren und dem Patienten ein neues umfassendes Selbstverständnis zu eröffnen. Die Behandlungsform verwendet dazu methodenspezifische Techniken und Haltungen, die sich auch bei unterschiedlichen Konfliktschwerpunkten anwenden lassen. Manualisierte störungsbezogene Therapien beschränken sich auf die fokalisierte Bearbeitung einer zentralen Konfliktthematik.

3.2.1 Psychodynamisches Verständnis und Behandlungsplanung

Die Logik des aufdeckenden Vorgehens beschreiben wir am Beispiel einer Patientin.

Fallbeispiel

Die 48-jährige Patientin leidet im Gefolge zunehmender Familienspannungen (protestierende Abwendung der 18-jährigen Tochter, Kränkeln und emotionaler Rückzug des 58-jährigen Ehemannes) und beruflicher Spannungen (erlebte Zurücksetzung durch neue und jüngere Vorgesetzte) zunehmend an innerer Unruhe, Schlaflosigkeit, körperlicher Erschöpfung und depressiven Verstimmungen.
Anamnestisch hatte die Patientin durch die fortschreitende Erkrankung ihrer Mutter ab ihrem 3. Lebensjahr Verlusterfahrungen erlitten und ihre Objektbedürftigkeit bewältigt, indem sie eine forcierte Unabhängigkeit entwickelte. Hierbei erwarb sie ihre soziale Anerkennung als starke, ganz auf das Wohl der eigenen Familie und der eigenen Firma ausgerichtete Person. Ihr erwachsenes Leben war durch diesen pathogenen Vorgang des „Starksein-Müssens" und „Sich-für-andere-Aufopferns" geprägt.

In alterstypischen Lebensproblemen durch forcierte Verselbstständigungsbemühungen der Tochter, emotionalen Rückzug des Partners, Infragestellung der beruflichen Bedeutung geriet, so die psychodynamische Hypothese, das psychische System aus dem Gleichgewicht:
Nicht mehr für andere da sein und wichtig sein zu können, mobilisierte Schuldgefühle und Selbstkritik; nicht mehr in der Bewältigungsform der eigenen Autarkie und altruistischen Wichtigkeit leben zu können, mobilisierte basale Verlustängste.

Diagnose: mittelgradige depressive Episode

Therapeutische Foki:

1. dysfunktionales Beziehungsmuster: altruistisch-selbstüberfordernde Züge
2. Autarkie-Versorgungskonflikt: stark abgewehrte eigene Versorgungsbedürfnisse
3. strukturell: eingeschränkte Fähigkeit zur Lösung aus Bindungen

Eine psychodynamische Therapie hat das Ziel, die genannten pathogenen Aspekte im Zusammenhang mit den biographischen Ausgangserfahrungen (Objektverluste und ihre Bewältigung) bewusst zu machen, damit die Patientin sich von der Last des Vergangenen befreien und sich den Realproblemen der Gegenwart stellen kann. Allgemein formuliert, lässt sich der Vorgang wie folgt beschreiben:

Pathogenetischer Ausgangspunkt: Der aktualisierte unbewusste Konflikt

- An gegenwärtigen Lebensproblemen (Lockerung und drohende Verluste in aktuellen Beziehungen) aktualisiert sich der aus der Kindheit mitgeführte, unbewusste Grundkonflikt (Objektsehnsucht, Objektenttäuschung, Verwiesenwerden auf eigene Autonomie und Verantwortlichkeit).
- Die lange bestehenden Abwehrmuster (der Pseudo-Autonomie) werden labilisiert.
- Die zu dem aktuellen Konflikt gehörenden Bedürfnisspannungen und Affekte werden mobilisiert (Verlustangst, Enttäuschungswut).
- Hohe Ansprüche des Ich-Ideals und des Über-Ich werden spürbar (Groß-sein-Müssen, Alles-alleine-schaffen-Sollen).
- Im Kontext zugespitzter Situationen (symptomauslösende Situation: Rückzug von Mann und Tochter) kommt es zur Destabilisierung und zum Ausbruch der Symptomatik (depressive Verstimmung, somatoforme Beschwerden).

Therapeutische Zielsetzung

- Den aktualisierten Konflikt fokussieren, aufdecken und durcharbeiten (d. h. den Zusammenhang zwischen aktueller Belastungserfahrung und lebensgeschichtlich alten Mustern verstehbar machen).
- Dahinterliegende Grundkonflikte im Kontext biographischer Belastungserfahrungen verstehen (in diesem Fall die biographische Belastung durch starke Autonomieforderungen bei Verlust der wichtigsten Bindungspersonen).
- Abwehr- und Bewältigungsmuster wahrnehmen lernen und auflockern (tapfer leistungsfähig sein, negative Affekte niemanden sehen lassen).

- Objektgerichtete Bedürftigkeit und Affekte erleben (hinter den eigenen Autonomieansprüchen auch die eigenen Versorgungsbedürfnisse wahrnehmen).
- Das Vergangene im Zusammenhang sehen, annehmen und integrieren; sich von der Last des Vergangenen befreien (den Unterschied sehen lernen zwischen der aktuellen Objektverlustbedrohung und jener, die in einer kindlich bedürftigen Situation erfolgt ist).
- Sich mit Realproblemen der Gegenwart auseinandersetzen, sich für die Zukunft neu orientieren (Wie viel eigene Versorgungsbedürfnisse werden von den heutigen Objekten erfüllt, nachdem die Versorgungsdefizite der Vergangenheit betrauert werden konnten? Wie viel Realisierung von Autonomieansprüchen schafft die Voraussetzung für Selbstversorgung?).

Speziell tiefenpsychologische Akzente (entsprechend den Richtlinien)

- Zentrierung auf die Psychodynamik der aktualisierten unbewussten Konflikte bzw. der aktualisierten strukturellen Problematik
- Beachtung (nicht vorrangige Nutzung) von Übertragung, Gegenübertragung und Widerstand
- Einschränkung von Regression und Konzentration des therapeutischen Prozesses
- Begrenzung der Behandlungsziele

Therapeutische Haltung

- Der Therapeut sollte eine grundsätzlich wohlwollend-interessierte, verstehenwollende, zuversichtliche Haltung einnehmen.
- In Tiefenpsychologisch fundierten und Analytischen Psychotherapien unterschiedlich ausgeprägte zurückgenommene „abstinente" Haltung.
- In Tiefenpsychologisch fundierten und Analytischen Psychotherapien unterschiedlich ausgeprägte Bereitschaft, Übertragungsangebote auf sich zu ziehen.

3.2.2 Therapeutisches Handeln

Das therapeutische Vorgehen in psychodynamischen Therapien generell wurde bereits eingangs kurz zusammengefasst (Kap. 1.3.3). An dieser Stelle wird nochmals stichwortartig auf die wichtigsten Interventionen eingegangen.

Konfliktaufdeckende Methoden und Techniken

- Den Patienten einladen, narrative Episoden zu berichten (Beziehungsepisoden, Erinnerungen, Einfälle, Träume, selbstreflexive Überlegungen).
- Diese gemeinsam betrachten, auf Affekte und Beziehungsaspekte fokussieren.
- Subjektive Bedeutungsgebung des Patienten verdeutlichen.
- Darin enthaltene repetitive, dysfunktionale Muster herausarbeiten.
- Das Berichtete im Kontext der Konflikthypothese verstehen.

- Die Vermeidungstendenzen und Abwehrbemühungen verdeutlichen.
- Das nicht Gelebte, Gewünschte, Ersehnte, Befürchtete ansprechen.
- Die Nachhaltigkeit der biographischen Erfahrungen verdeutlichen.
- Den Patienten einladen, sein aktuelles Erleben, Fühlen, Wahrnehmen, Phantasieren auch auf die therapeutische Beziehungssituation auszudehnen.
- Das Erleben der Übertragung im Kontext der biographischen Erfahrungen und der unbewussten Konfliktkonstellation aufzeigen („Deutung").

Im Unterschied zur deutungszentrierten analytischen Vorgehensweise werden in der Tiefenpsychologisch fundierten Psychotherapie vielfältige Interventionen verwendet:
- anregen, ermutigen, hinweisen (bzgl. Beispielen, Einfällen, Träumen, Narrativen)
- begrenzen, strukturieren
- fokussieren, am Thema bleiben
- klarifizieren (von diffusen Zusammenhängen, Affekten, Kontexten etc.)
- spiegeln, antworten
- Hilfs-Ich-Funktionen übernehmen
- Fremdschilderung geben
- Zusammenhänge deuten
- konfrontieren
- stützen, ermutigen, auf Ressourcen verweisen, Über-Ich abmildern

Die **Deutung**, das wichtigste Instrument analytisch fundierter Therapien erfordert viel Takt und Gespür für den richtigen Augenblick. Übertragungsdeutungen können unter der Voraussetzung einer wohlwollenden Beziehung zwischen Therapeut und Patient formuliert werden: Was könnte aus früheren Erfahrungen der Patientin übrig geblieben sein, das jetzt in die Patient-Therapeut-Beziehung hineindrängt, z. B. bestimmte Befürchtungen, Erwartungen, Hoffnungen, Einstellungen, Überzeugungen, d. h. positive Übertragungsaspekte, die das Gegenteil schmerzlicher biographischer Erfahrungen beinhalten, oder negative Übertragungsaspekte, die die Wiederholung der negativen Erfahrungen beinhalten.
Abwehrdeutungen sind im Grund noch schwieriger, da sie nur zu leicht als Mittel des Recht-behalten-Wollens missverstanden werden können. Auch hier gilt es, therapeutisch wohlwollend das Interesse und die Neugier des Patienten dafür zu wecken, dass in einer bestimmten Konstellation etwas vermieden und umgangen wird, das aber im Grunde für den Patienten sehr wichtig und interessant sein könnte (z. B. abgewehrte Persönlichkeitsseiten, die derzeit nicht genutzt werden können, abgewehrte Impulse, die dem Handeln eine neue Richtung geben könnten, abgewehrte Affekte, die den Patienten stärker verlebendigen würden – aber freilich auch abgewehrte schmerzliche Erfahrungen).
Der Zusammenhang zwischen pathogenen Aspekten von konfliktbedingten Störungen und therapeutischem Vorgehen ist in Tabelle 3-2 dargestellt.

Tab. 3-2 Internalisierte Konflikterfahrungen

Pathogenetische Aspekte	Therapeutisches Vorgehen
aktualisierter unbewusster Konflikt	Fokussieren und Aufdecken des aktualisierten Konflikts
dahinterliegender Grundkonflikt	Verständnis des Grundkonflikts nutzen, Grundkonflikt in Regression und Übertragung durcharbeiten (AP)
zugehörige Bedürfnisspannung	bewusst machen
zugehörige Abwehrmuster	bewusst machen
pathogene Bewältigungsstile	bewusst machen
Strenge des Über-Ich, Ansprüche des Ich-Ideals	lockern

3.2.3 Phasen der therapeutischen Arbeit (Prozess)

Unabhängig davon, ob sich eine tiefenpsychologische Behandlung über 25, 50 oder 80 oder eine analytische über 300 Sitzungen erstreckt, ist es zweckmäßig, die unterschiedlichen therapeutischen Aufgaben zu bedenken, die in den verschiedenen Phasen des therapeutischen Prozesses anfallen. Jede der Phasen erfordert unterschiedliche therapeutische Einstellungen und Interventionen, um den Prozessverlauf im gegebenen zeitlichen Rahmen zu steuern, so dass ein befriedigendes Ergebnis erzielt werden kann. In der zeitlich begrenzten Richtlinienpsychotherapie ist die Prozesssteuerung (auch für analytische Psychotherapien) essenziell wichtig.

Die Phasen der therapeutischen Arbeit sind:

- Eröffnungsphase
  - Beziehungsaufbau als Voraussetzung der Zusammenarbeit
  - Konsens festigen bzgl. therapeutischer Ziele
  - Patient vertraut machen mit Situationen, Regeln, Rahmen
- Durcharbeitungsphase
  - die fokale Problematik bearbeiten bzgl. äußerer Situation, biographischer Situation, therapeutischer Situation (ÜB), repetitiven Mustern
- Beendigungsphase
  - Neuorientierung, Transfer therapeutischer Erfahrung in den Alltag
  - Begrenzung akzeptieren
  - Abschied vorbereiten
  - therapiefreie Zeit antizipieren

3.2.4 Chancen und Risiken

Eine gelingende konfliktbezogene Psychotherapie hat zwei Voraussetzungen: Zum einen ist es erforderlich, eine vertrauensvolle, tragfähige therapeutische Beziehung herzustellen; zum Zweiten muss eine effektive therapeutische Arbeit geplant und durchgeführt werden. An beidem – Beziehung und Arbeit – sind sowohl Patient als auch Therapeut beteiligt; in beidem können Patient und Therapeut zum Erfolg oder zum Scheitern beitragen. Die Beziehungsgestaltung durch den Therapeuten ist ein Teil seiner professionellen Kompetenz, wie auch seiner individuellen Persönlichkeit. Die Beziehungsgestaltung durch den Patienten korreliert mit der Schwere seiner Störung: Je ausgeprägter seine psychische Störung ist, je eingeschränkter sein Strukturniveau, desto problematischer ist sein Beziehungsangebot – und umso kompetenter muss der Therapeut darauf professionell reagieren können, kompetent in seiner therapeutischen Haltung und in seinem Angebot der therapeutischen Arbeit.

Ein großer Teil psychodynamischer Therapien beschäftigt sich mit **depressiven Störungen**, seien es anhaltende dysthyme Störungen, wiederholte depressive Episoden oder depressive Reaktionen im Sinne von Anpassungsstörungen. Depressive Störungsaspekte unterschiedlichen Ausmaßes ließen sich in 80 % aller Psychotherapieberichte registrieren (Rudolf 2001c). Entsprechend umfangreich ist die Literatur zu entsprechenden Behandlungsansätzen (Backenstrass u. Mundt 2008; Rudolf 2003), zu tiefenpsychologischen Erklärungsmodellen (Stiemerling 1995), zu Forschungsaktivitäten (Leuzinger-Bohleber et al. 2005) bis hin zu Behandlungsleitlinien (Schauenburg et al. 2009). Die Aktualisierung depressiver Dynamik in aktuellen Beziehungs- und Trennungsproblemen scheint besonders gut geeignet für eine effektive fokale Durcharbeitung in psychodynamischen Psychotherapien.

Das **Scheitern der therapeutischen Arbeit** – in dem Sinne, dass der Patient in dem angebotenen Rahmen nicht kooperiert und nicht von ihr profitiert – resultiert häufig daraus, dass der Therapeut die Art der Störung des Patienten missverstanden und ihre Schwere unterschätzt hat und dass sein Beziehungsangebot, seine Haltung und sein therapeutisches Arbeitsangebot den Patienten überfordern. Der Therapeut missversteht das dysfunktionale Verhalten des Patienten als Ausdruck der Abwehr von unbewussten, gegen den Therapeuten und die Therapie gerichteten Intentionen. Der Patient missversteht die therapeutische Beziehung als Realbeziehung und macht sich von ihr real abhängig. Der Patient missversteht aufgrund seiner Mentalisierungsschwierigkeiten die angebotenen therapeutischen Interventionen und speziell die Deutungen als persönliche Kritik. Es kommt kein interpersoneller Prozess zwischen Patient und Therapeut und kein psychischer Entwicklungsprozess beim Patienten in Gang, das Geschehen stagniert oder gerät in eine krisenhafte Destabilisierung.

Eine zweite häufige Form des Scheiterns ist nicht die Überforderung, sondern die Unterforderung des Patienten, insbesondere dann, wenn der Therapeut bloß eine positive Beziehung anbietet, den Patienten auf seine positiven Möglichkeiten und Ressourcen hinweist, aber keine wirkliche Arbeit im Sinne intrapsychischer Auseinandersetzung beim Patienten und interpersonellen Austauschs zwischen Patient und Therapeut zustandekommt. Das passiert in der Regel, wenn der Therapeut zu wenig über Konzepte des psychodynamisch Dahinterliegenden verfügt und stattdessen Korrekturen an der Oberfläche versucht (der Patient soll „sich abgrenzen, seine Gefühle äußern, sich selbst annehmen etc."), was nicht wirklich ausreicht, um tiefergehende dysfunktionale Muster zu verändern. Dabei bleiben vor allem latent negative Beziehungsaspekte wie Feindseligkeit, Entwertung, Angst, die die Übertragungssituation vorübergehend negativ färben würden und durchgearbeitet werden müssen, unbearbeitet zugunsten einer scheinbar dauerhaft positiven therapeutischen Begleitung, die aber letztlich wenig verändert und spätestens bei Ende des begrenzten Behandlungskontingents die ursprünglichen Schwierigkeiten wieder unverändert offenbart.

3.2.5 Manualisierte, fokal aufdeckende Konfliktbearbeitung

Um den zuvor genannten Problemen der Fehleinschätzung und der Über- oder Unterforderung des Patienten zu begegnen und auf die symptomspezifischen Gegebenheiten zu fokussieren, entstanden auch im psychodynamischen Bereich Modifikationen des therapeutischen Vorgehens. Dabei werden einerseits bestimmte Themen der therapeutischen Arbeit fokussiert, andererseits werden in Manualen Therapieschritte empfohlen. Das Prinzip der konfliktfokussierten Behandlung wird im Folgenden nochmals am Beispiel spezieller störungsbezogener Psychotherapie verdeutlicht. Das Beispiel einer manualisierten Therapie erscheint besonders geeignet, psychodynamische Konfliktbearbeitung in einer kurztherapeutischen Vorgehensweise zu illustrieren. Entsprechende Studien zeigen, dass auch psychodynamisch arbeitende Therapeuten lernen können, in vergleichsweise kurzen Behandlungen die zentralen pathogenen Konstellationen eines Patienten effektiv durchzuarbeiten. Demgegenüber zeigt der Supervisionsalltag im tiefenpsychologischen Bereich, dass viele Therapeuten ein analytisches Modell der allmählichen Beziehungsaufnahme und Übertragungsentwicklung verwenden, was bedeutet, dass in den ersten 25 Sitzungen einer Kurzzeittherapie zuweilen noch nicht viel über die Kontaktaufnahme hinaus an der zentralen Problematik des Patienten gearbeitet wurde. Das hat unter Umständen zur Folge, dass am Ende der Behandlungszeit, z. B. nach 80 Sitzungen, viele Problembereiche deutlich geworden sind, nun eigentlich zur Bearbeitung anstünden, aber mangels weiterer Therapiezeit unerledigt bleiben müssen.
S. O. Hoffmann (2002) hat sich unter Bezug auf die Arbeiten von Luborsky und darauf basierenden Therapiestudien (z. B. Crits-Christoph et al. 1995; Crits-Christoph u. Conolly 1999) sehr für die fokussierte Anwendung psychodynamischer Psychotherapien eingesetzt und 2008 einen Überblick über manualisierte Angsttherapien vorgelegt.
Als Beispiel wählen wir hier die manualisierte Behandlung der sozialen Phobie nach Leichsenring et al. (2008). Diese bezieht sich auf Luborskys Verständnis des unbewussten Konflikts, der als zentraler Beziehungskonflikt (ZBKT) diagnostisch in den Berichten des Patienten (Beziehungsepisoden) identifiziert werden kann und zum Fokus der Behandlung gemacht wird (Luborsky et al. 1990). Der **zentrale Beziehungskonflikt** setzt sich aus drei Elementen zusammen:

- dem Wunsch oder dem Bedürfnis des Patienten (bei der sozialen Phobie: Wunsch nach besonderer Aufmerksamkeit und Anerkennung durch andere),
- einer typischen Befürchtung, bezogen auf die anderen (bei der sozialen Phobie: Angst vor Demütigung, Zurückweisung, Beschämung),
- einer symptomwertigen Reaktion des Patienten (bei der sozialen Phobie: Angst, sich zu zeigen, Angst vor Kontrollverlust im Sinne von Erröten, Zittern, Nicht-sprechen-Können, Gefühl von Hilflosigkeit, Hoffnungslosigkeit, Tendenz zum Beziehungsabbruch, Vermeidung sozialer Situationen und sozialer Rückzug).

Damit ist zugleich auch die Übertragungsbereitschaft des Patienten charakterisiert, welche die drei genannten Punkte in der therapeutischen Beziehung sichtbar werden lässt.
Dieses sehr vereinfachte Konfliktmodell beschreibt zunächst die bewusstseinsfähige Oberfläche des Patientenerlebens und seines interpersonellen Verhaltens. Mit einer solchen Identifizierung des pathogenen Musters ist therapeutisch schon viel gewonnen, weil Patient und Therapeut sich nun gemeinsam darauf ausrichten können, dieses Muster zu klären und zu verändern. Hier geht es vor allem um die Rücknahme der Vermeidungsstrategien, d. h. um das Wagnis, sich mit der angstauslösenden Situation zu konfrontieren.
Zum Zweiten geht es darum, psychodynamisch verstehen zu lernen, welchen unbewussten „Sinn" das dysfunktionale Muster hat, d. h. in welcher biographischen Beziehungskonstellation es entstanden ist und welche psychodynamische Funktion es heute besitzt (z. B. narzisstisch überhöhte Ansprüche an die eigene Person als Bewältigungsversuch für beschämende Familienereignisse, Projektion der Ansprüche auf die anderen mit der Befürchtung, in ihren Augen bloßgestellt und beschämt zu werden).
Das Beispiel des Selbstwertkonflikts bei der sozialen Phobie soll verdeutlichen, wie sich die manchmal etwas nebulöse Vorstellung von „unbewusstem Konflikt" psychodynamisch operationalisieren und somit auch therapeutisch fokal bearbeiten lässt. Darauf basierende Studien zeigen, dass psychodynamisch manualisierte Kurzzeittherapien bei ganz unterschiedlichen Störungen gute Ergebnisse erzielen (z. B. bei Depression, generalisierter Angststörung, Bulimie, Opiatabhängigkeit, Kokainabhängigkeit). Leichsenring et al. (2008) schränken dies dahingehend ein, dass solche Behandlungen vermutlich nicht für Patienten mit schweren komorbiden Persönlichkeitsstörungen (z. B. Borderline-Persönlichkeitsstörungen) geeignet seien. Damit ist wieder das Thema Konflikt vs. Struktur berührt: Konfliktbedingte Störungen können effektiv fokal aufdeckend bearbeitet werden, strukturbezogene Störungen erfordern andere Vorgehensweisen. Luborskys therapeutische Alternative von supportiver und expressiver Therapieorientierung weist grundsätzlich in die gleiche Richtung, erscheint aber in ihrer geringen Operationalisierung nicht mehr zeitgemäß.

3.3 Strukturbedingte Störungen behandeln

Die von der Konfliktdynamik deutlich unterschiedene Dynamik struktureller Einschränkungen und die zugrunde gelegte Hypothese früher Beziehungsstörungen begründen insbesondere eine modifizierte therapeutische Haltung (weniger Distanziertheit und mehr therapeutische Aktivität im Sinne der Beelterung), eine modifizierte therapeutische Zielsetzung (aktive Förderung struktureller Fähigkeiten) und eine Reihe von therapeutischen Techniken, die geeignet sind, eine effektive therapeutische Zusammenarbeit auch unter der Voraussetzung erheblicher Beziehungs- und Kommunikationsprobleme zu ermöglichen.

3.3.1 Psychodynamisches Verständnis und Therapieplanung

Das strukturbezogene Vorgehen wird am folgenden Beispiel illustriert.

Fallbeispiel

Eine 23-jährige Kassiererin klagt über zunehmend heftige Affektausbrüche und ständiges Weinenmüssen. Die Anspannung der jungen Frau ist so groß, dass sie sich immer wieder die Haut ritzen muss; ihr Essverhalten entgleist dahingehend, dass sie nur noch unregelmäßig feste Nahrung zu sich nimmt und im letzten halben Jahr 6 kg abgenommen hat (BMI noch im Normbereich); eine vor 5 Jahren bestehende bulimische Symptomatik war unter stationärer Behandlung abgeklungen. In der Beziehung zum aktuellen, 12 Jahre älteren Partner kommt es immer wieder zu heftigen Auseinandersetzungen, da der Partner sie angesichts ihres sexuellen Desinteresses immer stärker eifersüchtig kontrolliert. Ihre Phantasie, ihn zu verlassen kann sie jedoch nicht realisieren, da sie es nicht aushält allein zu sein.
Die Anamnese zeigt von klein auf basale Beziehungsstörungen. Die Mutter der Patientin war durch eigene Beziehungsprobleme mit dem Erzeuger der Patientin stark belastet und zeitweise alkoholabhängig. Zwischenzeitlich wurde die Patientin deshalb durch eine Schwester der Mutter versorgt. Später (ab dem 6. Lebensjahr) entwickelte das Mädchen eine idealisierende Bindung an einen neuen Stiefvater, dessen sexualisierte Beziehungsangebote sie aber zunehmend irritierten. Mit 16 Jahren unternahm die Patientin erste Verselbstständigungsversuche. Zu dieser Zeit hatte sie auch ihren ersten Partner, der drogenabhängig war, was zeitweise zu einer Außenseiterentwicklung führte. Die Beziehung zu dem jetzigen „väterlichen" Partner wirkt einerseits stabilisierend auf die Patientin, ist jedoch andererseits von quälenden Auseinandersetzungen geprägt.

Diagnose: Borderline-Persönlichkeitsstörung; atypische Essstörung

Psychodynamik: Die Patientin lässt Züge unterschiedlicher Konfliktthemen erkennen (Individuations-Abhängigkeits-Konflikt, Selbstwertkonflikt, ödipaler Konflikt), ohne dass einer davon deutlich in den Vordergrund tritt. Dies spricht für das Vorherrschen struktureller Störungen, hier insbesondere eingeschränkte Affekttoleranz, unzureichende Selbst-Objekt-Differenzierung, geringe Fähigkeit zur Selbstreflexion und speziell zur Affektdifferenzierung sowie ein wenig strukturiertes Körperselbst.

Therapeutische Foki:

1. dysfunktionales Beziehungsmuster: gleichzeitig anhängliches Anklammern und entwertende Distanzierung, vordergründig histrionisch-verführerisches Beziehungsangebot
2. struktureller Fokus 1: Affektdifferenzierung und Affekttoleranz
3. struktureller Fokus 2: Selbst-Objekt-Differenzierung
4. struktureller Fokus 3: Körperselbst

Das **klinische Bild struktureller Störungen** unterscheidet sich vom typischen Bild konfliktbedingter Störungen, in dem deutlich umschriebene Symptome, Affektmuster und Beziehungskonflikte erkennbar werden.

- Symptomatik: vielfältige, oft uneindeutige psychische Beschwerden
- Affekterleben: von Affekten geflutet werden oder entleert sein

- Beziehungserleben: Patient versteht andere Menschen nicht, verwickelt sich in interpersonellen Schwierigkeiten;
  Patient weiß nicht, wie er Situationen bewältigen soll
- Selbsterleben: Patient versteht sich selbst nicht;
  Patient weiß nicht, was mit ihm los ist;
  Patient hat keine Orientierung
- Verhalten: dysfunktionale, selbstschädigende, befremdliche Reaktionsweisen

Pathogenetische Aspekte: Die Aktualisierung struktureller Einschränkungen

- An gegenwärtigen Lebensproblemen und speziell an alterstypischen **Entwicklungsaufgaben** aktualisieren sich die strukturellen Einschränkungen, insofern als die Patientin den Anforderungen der Beziehungsgestaltung und Selbstregulierung nicht genügen kann. (Der gewählte, deutlich ältere Partner möchte mit der Patientin zusammenleben und eine Familie gründen, während die Patientin mit ihrer kindlich-hilflosen Seite einerseits Schutz sucht und sich andererseits nicht fest binden und festlegen kann.)
- Das **Bewältigungsmuster** (histrionisch anmutende Attraktivität und forcierte Selbstständigkeit) kann in der sich zuspitzenden Nähe-Distanz-Problematik nicht aufrechterhalten werden. Das basale, von früher her bekannte, hilflose Ausgeliefertsein an die eigene Verzweiflung und die unverstehbare Objektwelt treten in den Vordergrund. Eine Vielzahl von erneuten, nunmehr noch stärker dysfunktionalen Bewältigungsbemühungen setzt ein, in diesem Beispiel Selbstverletzung, selbstschädigendes Essverhalten und soziale Rückzugstendenzen.
- Die **aufbrechende Symptomatik** ist wenig umschrieben und nicht eindeutig (wie es z. B. depressive Verstimmungen oder Ängste sind). Sie ist an soziale Situationen gebunden (Beziehungssituationen, berufliche Situationen), in denen die Patientin Schwierigkeiten und Krisen erlebt, die sie nicht versteht und nicht meistern kann. Für das Verständnis und die Beschreibung der strukturellen Dynamik ist es wichtig, nicht einen seit jeher bestehenden Dauerzustand zu betonen, sondern die Aktualisierung in einer auslösenden Situation deutlich werden zu lassen.

Therapeutische Zielsetzungen

- Die therapeutische Zielsetzung ist nicht wie jene der konfliktbezogenen Therapie ein Bewusstmachen von Dahinterliegendem, Unbewusstem, Bedürfnishaftem, sondern die **Förderung der Patientin in ihren Fähigkeiten**, sich selbst zu beruhigen, sich selbst und ihre interpersonellen Situationen zu verstehen und diese anders als bisher regulieren zu können. Die Therapie zielt also auf die Förderung struktureller Funktionen wie Selbstreflexion, Affektdifferenzierung, Objektwahrnehmung, Impulssteuerung, Empathie, Bindung usw. Voraussetzung dafür ist, dass die Patientin lernt, sich ein Stück weit von sich selbst zu distanzieren und die Muster ihres dysfunktionalen Verhaltens zu sehen.
- Ein weiteres therapeutisches Ziel ist, dass die Patientin – anfangs aktiv unterstützt durch den Therapeuten – bald selbst beginnen kann, **Verantwortung für sich** und

ihr Handeln zu übernehmen. Die Gesamtzielsetzung strukturbezogenen Arbeitens lässt sich verstehen als eine Förderung der Selbstkompetenz der Patientin im Umgang mit der eigenen Person, dem eigenen psychischen Erleben, dem eigenen Selbstverständnis und dem eigenen interpersonellen Verhalten.

Therapeutische Haltung

- Ähnlich wie in der konfliktbezogenen Psychotherapie gilt es, eine grundsätzlich wohlwollende, verstehen-wollende, **zuversichtliche therapeutische Haltung** aufzubauen. Das ist angesichts der basalen Beziehungsstörung nicht leicht, denn das Beziehungsangebot der Patientin schillert zwischen kindlicher Hilflosigkeit und Bedürftigkeit, erotisierender Attraktivität, aggressiver Entwertung und kalter Distanzierung.
- Das wachsende Verständnis für die innere strukturelle Situation und die biographische Entwicklung der Patientin ist jedoch angetan, Anteilnahme zu wecken. Die Bewältigungs- und Überlebensstrategien der Patientin sind geeignet, **Respekt für eine Persönlichkeit** zu mobilisieren, die ihr Leben unter schwierigen Voraussetzungen bis dahin gestaltet hat. Das macht es möglich, die wenig kompetenten Beziehungsangebote nicht persönlich zu nehmen, sondern sie als therapeutische Aufgabe zu sehen.
- Die therapeutische Haltung in der strukturbezogenen Psychotherapie ist weniger „zurückhaltend" und wesentlich **aktiver im Umgang mit der Patientin**. Die oben genannten Therapieziele der Verdeutlichung strukturell defizitärer Muster und der strukturellen Förderung können anfangs nicht von der Patientin aus sich heraus entwickelt werden, sondern müssen in starkem Maße vom Therapeuten an sie herangetragen werden.
- Die hohe Anfangsaktivität des Therapeuten lässt sich als eine **Hilfs-Ich-Funktion** verstehen, aus der heraus der Therapeut Funktionen übernimmt, die der Patientin derzeit noch nicht zu Gebote stehen.
- In der therapeutischen Haltung finden sich starke **Züge von Beelterung**, partiell Züge der Eltern von sehr kleinen Kindern, etwa im Spiegeln und Markieren von Affekten, darüber hinaus aber generell eher die Haltung von Eltern, die gegenüber Jugendlichen mit einer Mischung aus Ermutigen, Anleiten, Regeln geben und Grenzen setzen eine sich entwickelnde Persönlichkeitsstruktur unterstützen.

Das Thema der strukturbezogenen therapeutischen Haltung wird systematisch nochmals in Kapitel 6.2 (S. 138) bearbeitet.

3.3.2 Therapeutische Methoden und Techniken

Die therapeutischen Methoden und Techniken in der Behandlung von strukturbedingten Störungen werden anhand unseres Fallbeispiels der 23-jährigen Kassiererin (S. 71) erläutert.

- Auch hier wird die Patientin, wie in der konfliktbezogenen Therapie, **zu Narrativen eingeladen**, aus ihrem Leben und ihrer aktuellen Situation zu berichten, was ihr aber anfangs nur schwer gelingt (bei eingeschränkter Mentalisierungsfunktion ist das Erleben nicht in narrativen Episoden gespeichert). Daher ist es Sache des Therapeuten, kleine Ereignisvignetten für die Patientin auszuleuchten und sich in ihre Situationen hineinzudenken.
- Sodann ist es zweckmäßig, für das, was die Patientin tut, sagt, erlebt, die Wahrnehmung des Therapeuten zu spiegeln, ihr gewissermaßen ein **Bild von sich zurückzugeben** (was besonders hilfreich ist für jemanden, der über wenig Selbstreflexion verfügt).
- Aus vielen Spiegelungen lassen sich **Muster** herleiten, die das Regelhafte des Erlebens erkennen lassen („immer wenn …, dann …").
- Da das Erleben der Patientin zumeist gerade im affektiven und im interpersonellen Bereich sehr unsicher ist, besteht eine wichtige Anfangsaufgabe des Therapeuten darin, die möglichen **affektiven Aspekte einer Situation** durchzudenken und zu verbalisieren, indem er z. B. zum Ausdruck bringt, welche Gefühle andere Menschen in einer solchen Situation haben könnten.
- Daraus folgt in einem nächsten Schritt, dass die Erlebnisse und affektiven Erfahrungen in einen **Beziehungskontext** gestellt werden. Der Therapeut untersucht, in welcher Beziehungssituation bei der Patientin bestimmte Affekte aufgetreten sind (wer steht hier zu wem in welcher Beziehung?, wer wendet sich an wen in welcher gefühlsmäßigen Absicht?). Das zunehmende Verständnis für affektive Vorgänge ist geeignet, zuvor unverständliche Situationen zu begreifen und mit ihnen umgehen zu können. Der Versuch, die möglichen Gefühle der anderen Menschen zu verstehen, ist zugleich eine wichtige Einübung von Empathie.
- Das therapeutisch aufwändige Buchstabieren von Affekten und Beziehungskontexten lässt deutlich werden, dass die Patientin etwas nicht kann, was anderen Menschen scheinbar ohne Mühe gelingt. Es kann für die Patientin entlastend sein, die Entwicklungsgeschichte dieses Defizits nachzuvollziehen. Bezogen auf die **frühe Entwicklungssituation** kann der Patientin beschrieben werden, dass sie aufgrund schwieriger familiärer Bedingungen womöglich etwas nicht erfahren, erlernen, einüben konnte, was anderen unter besseren Bedingungen in Fleisch und Blut übergegangen ist. Diese Erklärung des Nicht-zur-Verfügung-Habens wirkt auf die Patientin nicht kränkend, sondern eher erleichternd, sie gibt zugleich eine therapeutische Richtung vor: Der Therapeut betont, dass es für die Patientin wichtig ist, sich um diese Erfahrungen, die sie nicht sicher zur Verfügung hat, zu kümmern und damit gewissermaßen selbst Verantwortung für sich und ihre Situation zu übernehmen. Der Therapeut unterstützt sie dabei und zeigt ihr, wie es gehen könnte.
- Die Anregung zur **Verantwortungsübernahme** und zum Selbst-in-die-Hand-Nehmen ist eine wichtige therapeutische Maßnahme, die insbesondere gegen regressive Erwartungen wirksam ist. Zu dieser Selbstverantwortung der Patientin gehört, dass sie sich in der Zeit zwischen den Therapiestunden mit den Themen beschäftigt, etwas ausprobiert, einübt und in den Stunden darüber berichtet. Patient und Therapeut können dann gemeinsam immer wieder bilanzieren, wie

weit sie in der Entwicklung gekommen sind und worin weiterhin die größten Risiken bestehen.

- Den verwendeten therapeutischen Techniken gemeinsam ist das Bemühen, nicht eine exklusive dyadische Situation herzustellen, sondern die Situation der Patientin, ihr dysfunktionales Verhalten, ihre Änderungsbemühungen aus einer **Position des Dritten** zu untersuchen. Hier ist die Anwendung von Techniken hilfreich, mit deren Hilfe Patient und Therapeut gemeinsam beschriebene Situationen des Patienten wie einen Film oder wie ein Bild betrachten und gemeinsam zu verstehen versuchen.
  Die zunehmende emotionale Wichtigkeit der Therapie bezieht sich dann weniger auf die Person des Therapeuten („Sie sind für mich die wichtigste Person"), sondern auf die Wichtigkeit der therapeutischen Institution („Hier ist für mich der Ort, an dem ich meine Schwierigkeiten immer wieder mit einem wohlwollenden Gegenüber klären und ordnen, in Worte fassen und einen neuen Versuch unternehmen kann").

Der Zusammenhang zwischen strukturellen Einschränkungen und therapeutischem Vorgehen ist in Tabelle 3-3 dargestellt.

3.3.3 Chancen und Risiken

Die therapeutische Chance strukturbezogener Psychotherapie liegt darin, dass den Patienten rasch und trotz ihrer schwierigen Beziehungsgestaltung geholfen wird. Darüber hinaus können Patienten vor jenem Schaden bewahrt werden, den sie zu erleiden drohen, wenn der Therapeut versucht, bei ihnen im Sinne einer konfliktaufdeckenden Therapie einen analytischen Prozess in Gang zu setzen. Abwehrdeutungen

Tab. 3-3 Strukturelle Einschränkungen

Pathogenetische Aspekte	Therapeutisches Vorgehen
eingeschränkte Verfügbarkeit über strukturelle Funktionen	spiegeln, markieren, Muster herleiten, Beziehungskontext sichtbar machen
eingeschränktes Selbstverständnis	Zugang zum eigenen Selbst fördern
eingeschränkte Selbstregulation	Umgang mit dem eigenen Selbst fördern
eingeschränktes Objektverständnis, eingeschränkte Beziehungsgestaltung	realistischen, affektiven, empathischen Zugang zu den Objekten fördern
eingeschränkte frühe Beziehungserfahrungen	Fähigkeit der Selbstempathie durch biographisches Selbstverständnis fördern
Bewältigungsstile	akzeptieren, positivieren, Alternativen zu dysfunktionalen Mustern entwickeln Selbst-, Fremdschädigung unterbrechen

verstärken die Hilflosigkeit des Patienten ebenso wie das abstinente Nicht-Eingehen auf aktuelle Fragen und Nöte; Übertragungsdeutungen verwirren und belasten die therapeutische Beziehung mehr als dass sie sie klären und fördern, weil der Patient die angebotenen Erklärungen für die psychischen Vorgänge aufgrund seiner Mentalisierungsschwäche nicht verstehen kann. Unter Umständen werden die heftigen Gegenreaktionen des Patienten als Indiz für die Wirksamkeit des therapeutischen Vorgehens aufgefasst und es werden auch nach langen, ineffektiven Behandlungsabschnitten weitere Stunden beantragt.
Schon Anna Freud hat bereits eindringlich auf diese Problematik hingewiesen, was leider zu wenig beachtet wird:

„Anders ist es im Hinblick auf Schäden, die dem Ich durch Anlagen, Umwelteinflüsse und Unregelmäßigkeit der inneren Reifung zugefügt worden sind, d. h. durch Einflüsse jenseits seiner Kontrolle. In diesen Fällen kann die Therapie nicht radikal sein, kann sich nicht mit den Ursachen der Störung, nur mit ihren Auswirkungen befassen, d. h. kann dem Individuum nur zu einer besseren Verarbeitung der störenden Folgen verhelfen."

Und:

„Die fehlende Unterscheidung zwischen entwicklungsbedingten und konfliktbedingten Pathologien führt zu Irrtümern, die zum gegenwärtigen Zeitpunkt nur allzu häufig sind."

Und an anderer Stelle:

„Wenn der Entwicklungsfortschritt als solcher aufgrund angeborener oder umweltbedingter Gegebenheiten mangelhaft oder unausgewogen ist, können wir nicht erwarten, dass Deutungen den Schaden wiedergutmachen können." (Anna Freud 1976)

Fürstenau (2005) geht hier noch weiter:

„Es ist zu erwarten, dass die hochfrequente, regressionsintensive, nicht fokussierte analytische Therapie von strukturell ich-gestörten Patienten in wenigen Jahren als Behandlungsfehler erkannt sein wird und sich die alte Auffassung wieder durchsetzt, dass dieses Verfahren nur bei Personen mit intaktem Ich, der Fähigkeit zu stabilen Beziehungen und einem ödipalen Entwicklungsniveau indiziert ist."

Bei Rudolf (2006b) heißt es:

„Wer das Vorliegen einer persönlichkeitsstrukturellen Störung diagnostisch übersieht oder wer seinen Behandlungsplan nicht auf das Gesehene ausrichtet, begeht einen Kunstfehler, weil er in Kauf nimmt, dass der Patient von der Behandlung nicht profitiert oder gar durch sie geschädigt wird."

Kompetente Therapeuten kennen und vermeiden diese Risiken. Wenn sie ein strukturbezogenes Vorgehen wählen, müssen manche von ihnen mit ihrem psychoanalytischen Über-Ich kämpfen, denn der strukturbezogene Ansatz erscheint in den Augen seiner Kritiker allzu pädagogisch, edukativ und geradezu verhaltenstherapeutisch, so dass die rhetorische Frage aufgeworfen wird: „Ist das noch psychoanalytisch?"
Jenseits der Schadensbegrenzung liegt die Chance Strukturbezogener Psychotherapie darin, dass auch Patienten mit schwerer Symptomatik und ausgeprägten interpersonellen Schwierigkeiten verhältnismäßig rasch aufgefangen und stabilisiert werden können, weil ihnen dazu konkrete Mittel an die Hand gegeben werden. Ein Risiko liegt gegenwärtig noch darin, dass das strukturbezogene Vorgehen zuweilen nicht konsequent genug angewendet und mit anderen Techniken und Methoden vermischt wird, z. B. mit regressionsfördernden Techniken. Dies geschieht aus der Idee heraus, der Patient brauche für seine strukturelle Entwicklung „sehr, sehr lange Zeit"; daraus resultiert eine zu starke Fokussierung auf das Hier und Jetzt der therapeutischen Situation und auf die Übertragungs-/Gegenübertragungsaspekte mit der Folge schwer lösbarer Abhängigkeitsbeziehungen und persönlicher Verstrickungen.

3.4 Posttraumatische Störungen behandeln

Ausgehend von der Behandlung der Akuttraumatisierung verfolgt die Traumatherapie drei Zielsetzungen: Stabilisierung, Traumakonfrontation und Integration.
Die erste Zielsetzung (Stabilisierung) weist viele Überschneidungen mit der Strukturbezogenen Psychotherapie auf und die dritte (Integration) stimmt mit den allgemeinen psychodynamischen Zielsetzungen überein. Der zweite Aspekt (Traumakonfrontation) ist in seinen imaginativen Techniken und seinen Zielsetzungen der Aufarbeitung konkreter Belastungserfahrungen dem psychodynamischen Ansatz eher fremd.

3.4.1 Die Behandlung der Akuttraumatisierung

Wöller (2006) diskutiert die Ähnlichkeiten und Unterschiede der traumatherapeutischen Vorgehensweisen zur Behandlung von Traumafolgestörungen, z. B. auch der „Mehrdimensionalen psychoanalytischen Traumatherapie" (Fischer 2000), mit den für Persönlichkeitsstörungen vorgeschlagenen Behandlungen wie „Übertragungsfokussierte Psychotherapie" (Dammann et al. 2007), „Mentalization-based psychotherapy" (Bateman u. Fonagy 2004), „Dialektisch-behaviorale Therapie" (Linehan 1996), „Schematherapie" (Roediger 2009), „Psychoanalytisch-interaktionelle Therapie" (Streeck 2007) und „Strukturbezogene Psychotherapie" (Rudolf 2004a). Durch die Hereinnahme verschiedener Konzepte ist der „Psychoanalytisch-imaginativ orientierte Ansatz zur Bearbeitung früher und komplexer Traumatisierungen" von Hochauf (2007) noch komplexer.

Das starke Gewicht „integrierter" Therapieelemente aus anderen Verfahren führt zu der Frage, ab wann es sich im Grunde um ein neues Verfahren handelt: Die Traumaexposition oder Konfrontation ist eine genuin verhaltenstherapeutische Technik; EMDR ist etwas Eigenes, therapeutisch Wirksames, das zu keinem anderen Verfahren gehört; die Ressourcenorientierung und die imaginativen Techniken stammen aus der Hypnotherapie; ein Teil der emotionsstabilisierenden Übungen stammt aus der verhaltenstherapeutischen Borderline-Behandlung; die Bindungsthematik ist teils analytischer, teils entwicklungspsychologischer Herkunft; die Aspekte „gezielte Körperarbeit" und „gestaltende Medien" gehören zu den Körper- und Gestaltungstherapien, wie sie in Kliniken verwendet werden. Die psychodynamischen Traumatherapien stehen somit vor der großen Aufgabe der theoretischen Klärung und der Vor- und Rückübersetzung aus anderen Therapiesprachen, um all das Genannte in ein schlüssiges Behandlungsmodell zu integrieren.
Wo Traumafolgesymptome nach einer Akuttraumatisierung vorliegen, erscheint es in erster Linie empfehlenswert, die Patienten mit Hilfe von Stabilisierungsübungen darin zu unterstützen, dass sie ihre affektive und vegetative Erregung bewältigen und ein inneres Sicherheitsgefühl zurückgewinnen können. Diese Zielsetzung ist der strukturellen Stabilisierung vergleichbar, aber im Vorgehen stärker an imaginative Übungen gebunden (z. B. „der sichere Ort"). Das Konzept der „psychodynamisch-imaginativen Traumatherapie" (Reddemann 2004; Sachsse 2004), das im Kern mit der „psychodynamisch-integrativen Therapie" (Wöller 2006) übereinstimmt, betont die Schrittfolge:

1. Stabilisierung (mit dem Ziel der Selbstberuhigung und Emotionskontrolle, nicht zuletzt auch der Ressourcenmobilisierung),
2. Traumaexposition (mit dem Ziel, Traumaereignisse erfahrbar und bearbeitbar zu machen) und
3. Integration (mit dem Ziel der Einordnung des Geschehens in die eigene Lebensgeschichte).

Nach der ganz im Vordergrund stehenden Stabilisierung des Patienten gilt der zweite Schritt traumaspezifischer Therapie der imaginativen Traumakonfrontation, z. B. in Form von EMDR. Dort wo diese Techniken bei gegebener Indikation kunstgerecht angewendet werden, können sie traumatisierten Patienten eine deutliche Entlastung schaffen. Die wissenschaftlich begründete Effektivität von EMDR wurde mittlerweile vom Wissenschaftlichen Beirat Psychotherapie bestätigt. Offen ist derzeit die Frage, wo und wie dieses Vorgehen in die Richtlinienpsychotherapie eingebunden werden kann. Eine reine Traumatherapie ist nicht Gegenstand der Psychotherapie-Richtlinien. Die meisten Psychotherapiegutachter sind jedoch bereit, traumamodifizierte, tiefenpsychologisch fundierte Psychotherapien zu befürworten, wenn die Bearbeitung der Psychodynamik und die Integration der belastenden Erfahrungen in die Lebensgeschichte, also methodenspezifisch tiefenpsychologische Aspekte, im Behandlungsplan deutlich vertreten sind. Manche traumabezogenen Therapien, auch wenn sie sich als analytisch fundiert verstehen, sind schon deshalb nicht richtlinienkonform, weil sie von vorneherein deutlich höhere Stundenzahlen beantragen, als die Kontingente bereitstellen können.

Tab. 3-4 Akuttraumatisierung

Pathogenetische Aspekte	Therapeutisches Vorgehen
psychisch „unverdaute" (nicht mentalisierte) Erfahrungen	emotionale Sicherheit fördern, Mentalisierung fördern durch Herstellung von Ereignis-Symptom-Kontexten ggf. imaginative Konfrontation mit der traumatischen Situation
notfallmäßige Abwehr	Umgang mit Notfallabwehr einüben
sekundäre strukturelle Einschränkungen	Förderung struktureller Funktionen
generalisiertes Vermeideverhalten	Integration der Traumaerfahrung in Lebensgeschichte und Selbstverständnis

Tabelle 3-4 bietet einen Überblick über die wichtigsten Schritte des therapeutischen Vorgehens bei der Behandlung der Akuttraumatisierung.

3.4.2 Traumatherapie im weiteren Sinne

Bei 75 % der in Anträgen zur Richtlinienpsychotherapie beschriebenen Traumafolgestörungen handelt es sich um vermutete Folgen von biographisch weit zurückliegenden Lebensbelastungen, die häufig sexueller Art sind („Missbrauch“). Wenn eine „Komplextraumatisierung“ angenommen wird, liegt häufig tatsächlich eine Persönlichkeitsstörung vor, bei der einzelne biographische Belastungsmomente als traumatisch herausgegriffen werden. Es gilt dann vor allem, die persönlichkeitsstrukturellen Folgen der belasteten Persönlichkeitsentwicklung therapeutisch zu fokussieren und eine strukturfördernde, stabilisierende therapeutische Zielsetzung zu verfolgen. Das kann modifiziert analytisch oder tiefenpsychologisch strukturbezogen erfolgen. In solchen Fällen erweist sich die Beziehungsgestaltung häufig als schwierig, was die Begrenzung der Therapieziele und die Beendigung der Behandlung innerhalb der Kontingentgrenzen erschwert. Das geschieht insbesondere dann, wenn die „Aufarbeitung“ von traumatischen Erfahrungen angestrebt wird und wenn gegen Ende der Behandlung neue, unerledigte Belastungen auftauchen, so dass eine deutliche Überschreitung der Stundenkontingentgrenzen oder Sequenzen von mehreren aufeinanderfolgenden Therapien gefordert werden. Unter diesen Voraussetzungen wird nicht selten die anstehende Therapiebeendigung als „Retraumatisierung“ interpretiert.

Mittlerweile existiert bei Therapeuten (speziell auch in Kliniken) und bei Patienten eine gewisse Traumafaszination (Rudolf 2012a). Kein anderes Konzept verspricht in ähnlicher Weise, diagnostisch unklare und langwierige Krankheitsverläufe aus einem Punkt heraus zu erklären und therapeutisch zu bearbeiten. Die Tatsache, dass damit meist nur bescheidene Ergebnisse erzielt werden und mehr Behandlungszeit gefordert wird als ursprünglich geplant, wird häufig gerade als Beleg für die Schwere der Traumatisierung, d.h. also für die Stimmigkeit der Traumahypothese genommen. U. Sachsse (2013) hat in einer kritischen Stellungnahme die Möglichkeiten und Grenzen des Traumaansatzes nochmals verdeutlicht.

Ausgeprägt ist das Risiko dann, wenn Therapeuten in der Behandlung von dissoziativen Phänomenen unter der Diagnose „dissoziative Persönlichkeitsstörung“ Aspekte des schwer gestörten Patienten als multiple Teilpersönlichkeiten sehen und mit diesen ganz konkret therapeutisch zu interagieren versuchen. Anstatt zu den dissoziativen Inhalten Kontakt aufzunehmen, sollten dissoziative Symptome vor allem als strukturelle Defizite verstanden werden, die es zu stabilisieren und zu bewältigen gilt. Das therapeutische Ziel sollte es sein, dass Patienten nicht mehr dissoziieren müssen. Manche therapeutische Verfahren bieten hierzu Selbstregulierungstechniken an, mit deren Hilfe Patienten in die Lage kommen sollen, dissoziative Tendenzen selbst zu stoppen.

Das therapeutische Angebot, die vermuteten frühen Traumaereignisse aufzuarbeiten und dissoziative Zustände als innere Realität von Teilpersönlichkeiten zu akzeptieren, hat mehrere Risiken. Es fördert eine regressive therapeutische Beziehung, die für die strukturell gestörten Patienten die Gefahr einer Abhängigkeitsbeziehung mit sich bringt und das Risiko birgt, die Patienten in der Identität eines Opfers zu fixieren, das Wiedergutmachung beansprucht und darin unter Umständen vom Therapeuten aktiv unterstützt wird. Eine solche Entwicklung ist weit entfernt von einer therapeutischen Beziehung, die bemüht ist, einer Patientin trotz schwerer Lebensbelastungen in einer verfügbaren Behandlungszeit zu einem lebbaren Leben und zu bewältigten und in die eigene Biographie integrierten Erfahrungen zu verhelfen.

4 Psychodynamische Diagnostik

Diagnostik steht am Anfang jeder klinischen Überlegung und therapeutischen Planung. Wir diskutieren Diagnostik hier erst im vierten Kapitel, nachdem zuvor geklärt wurde, welche pathogenen Muster der Psychodynamik unterschieden werden können, welche differenziellen Ätiologien psychischer Störungen möglich sind und welche therapeutischen Konsequenzen daraus abgeleitet werden. Damit ist umrissen, worauf der diagnostische Blick sich richten und was er abklären sollte.

4.1 Charakteristik der psychodynamischen Diagnostik

Nach anfänglicher psychoanalytischer Skepsis gegenüber diagnostischen Zielsetzungen und Befunden haben sich in der psychodynamischen Diagnostik teilstrukturierte Interviews durchgesetzt, die geeignet sind, aktuelle klinische Aspekte, biographisch prägende Erfahrungen, psychodynamische Dispositionen und symptomauslösende Situationen zu erfassen und daraus psychodynamische Befunde und eine diagnostische Klassifikation abzuleiten.

In einer Zeit, in der Diagnostik in der Medizin mit großem technischen Aufwand und in der Psychologie mit umfangreichen Testinstrumenten durchgeführt wird, betont die psychodynamische Diagnostik den Aspekt der persönlichen Begegnung zwischen dem Patienten und einem Psychotherapeuten, der, falls eine Behandlung zustande kommt, meist auch der künftige Therapeut ist. Diese Konstellation zeigt bereits die große Nähe von psychotherapeutischer Diagnostik und psychotherapeutischer Behandlung. In der traditionellen Psychoanalyse war der Akzent ganz zur therapeutischen Seite hin verschoben, die diagnostischen Fragen wurden in dem anfänglichen Behandlungsabschnitt, der Probetherapie geklärt. Darüber hinaus war man in Abgrenzung zu der psychopathologischen Beschreibung der Psychiatrie bemüht, den Patienten nicht durch frühzeitige diagnostische Zuordnungen zu „pathologisieren"; dieser Vorbehalt blieb auch später gegenüber der Zuordnung zu einem Krankheitsbild im Rahmen der diagnostischen Klassifikation bestehen. Noch heute ist in der Richtlinienpsychotherapie von den **„probatorischen Sitzungen"** die

Rede, in denen die Situation des Patienten diagnostisch und prognostisch geklärt werden soll.
Historisch wurden in den 1950er Jahren im Bereich institutioneller Psychoanalyse und Psychiatrie Bemühungen verstärkt, den Patienten in mehr oder weniger strukturierten Interviews systematisch zu untersuchen. Dies hatte zum Ziel, die aktuelle Situation des Patienten vor dem Hintergrund seiner Entwicklung zu verstehen und die erhobenen Befunde systematisch zu dokumentieren. In Deutschland stellte Schultz-Hencke (1951) sein Konzept der Tiefenpsychologischen Anamnese vor, in den USA entwickelten Sullivan (1954) und Gill et al. (1954) Interviewmodelle. In England beschäftigten sich Balint u. Balint (1962) und Malan (1965) mit diagnostischen Aspekten der Patient-Therapeut-Begegnung; Anna Freuds „Metapsychological assessment" erschien 1965.
Aus einer strikt psychoanalytischen Sicht wurde in den 1970er Jahren das Bemühen systematisiert, den Patienten hinsichtlich seiner unbewussten Beziehungsangebote zu verstehen, indem sich die Aufmerksamkeit des Untersuchers auf die Gestaltung der ersten Begegnungen mit dem Patienten, vor allem auf die Wahrnehmung der Gegenübertragung, zentrierte. Die Äußerungen und Verhaltensweisen des Patienten in der diagnostischen Situation werden vom Therapeuten als unbewusste Inszenierung verstanden, mit der der Patient seine unbewussten Motive und Gefühle zum Ausdruck bringt und dadurch den Therapeuten in einen Handlungsdialog einbindet, so dass dieser einen Einblick in das unbewusste innerpsychische Geschehen des Patienten gewinnen kann (Argelander 1970). Dass sich entsprechend der psychoanalytischen Annahme die entscheidenden Konflikte des Patienten bereits im ersten Kontakt zum Therapeuten abbilden und erfassen lassen, nennt Hoffmann (2008) eine „zurückhaltend ausgedrückt, sehr mutige Annahme" und die Vorstellung, dass die ersten Patientenäußerungen bereits seine Lebensprobleme zusammenfassen, einen „liebenswerten Mythos".
Die Verknüpfung aktueller psychodynamischer Befunde und biographischer Aspekte beschrieben Dührssen (1981, „Die biographische Anamnese unter tiefenpsychologischen Aspekten", neu herausgegeben mit einer Einführung von Rudolf u. Rüger 2011) und Rudolf (1981, „Untersuchung und Befund bei Neurosen und psychosomatischen Erkrankungen"). Im gleichen Jahr veröffentlichte Kernberg seinen Ansatz des Strukturellen Interviews, das darauf abzielte, psychische Funktionsniveaus des Patienten (im Sinne von neurotisch, Borderline, psychotisch) zu differenzieren. Luborsky u. Crits-Christoph (1990) und Dahlbender et al. (1993) beschrieben ein Beziehungsepisodeninterview, das auf die Erfassung des zentralen Beziehungskonflikts ausgerichtet ist. Zunehmend wurde auch die Dynamik von Paaren und Familien zum Gegenstand diagnostischen Interesses (Cierpka 1996). In den 1990er Jahren wurden verschiedene Instrumente zur Erfassung von Bindungserfahrungen und Bindungsstilen entwickelt. In der heutigen psychodynamischen Diagnostik, z. B. nach OPD, sind die erwähnten diagnostischen Ansätze integriert (s. Kap. 4.1.1).
In der Richtlinienpsychotherapie ist Diagnostik derzeit noch ein Stiefkind. Die Richtlinien und der Kommentar fordern zwar die Klärung der aktuellen und biographischen Psychodynamik als Grundlage der Therapieplanung und Antragstellung, es gibt jedoch keine zeitgemäßen Ausführungen über diagnostische Verfahren,

diagnostische Schlussbildung, Befundbeschreibung (z. B. OPD) und diagnostische Klassifikation (z. B. ICD). Ebenso fehlt die Nutzung von Selbsteinschätzungen des Patienten, die geeignet wären, der Therapeutensicht die Patientenperspektive gegenüber zu stellen (z. B. Persönlichkeitsinventare wie SCL-90 oder IIP-D zur Erfassung interpersoneller Probleme), was besonders für die Einschätzung von Verlauf und Ergebnis bedeutsam wäre.

4.1.1 Operationalisierte psychodynamische Diagnostik (OPD)

Die Entwicklung der Operationalisierten psychodynamischen Diagnostik in den 1990er Jahren (Arbeitskreis OPD 1996) erfolgte in dem Bemühen, die bewährten psychoanalytischen Konzepte so zu fassen, dass sie in wissenschaftlichen Fragestellungen reliabel erfasst und untersucht werden können. Bis dahin galten psychoanalytische Befunde wegen der historisch vielfältigen Bedeutungsnuancen der Konzepte und Begriffe, aber auch wegen der subjektiven Handhabung durch die einzelnen Therapeuten, als wissenschaftlich kaum kommunizierbar.

Das Ergebnis der Entwicklung ist ein diagnostisches Instrument, das psychische Störungen hinsichtlich ihrer Psychodynamik auf vier Ebenen abbildet und mit der ICD-10-Klassifikation verknüpft (Achse V). Die vier Ebenen betreffen das Krankheitserleben und die Motivation des Patienten (Achse I), die Beziehungsdynamik (Achse II), die lebensbestimmenden unbewussten Konflikte (Achse III) und die strukturellen Fähigkeiten (Achse IV). Das Wesensmerkmal des Systems OPD ist die sorgfältige Operationalisierung aller verwendeten Merkmale, so dass sich unterschiedliche Untersucher, auch solche mit unterschiedlichem theoretischen Hintergrund, anhand der Begriffsdefinitionen über Qualität und Ausprägungsmerkmale einigen können, was durch zahlreiche Reliabilitätsstudien belegt ist. Mit Hilfe des Instruments konnten zahlreiche Studien zur Charakterisierung von unterschiedlichen Patientenstichproben hinsichtlich psychodynamischer Gegebenheiten und therapeutischer Entwicklungen durchgeführt werden. Einen großen Entwicklungsschritt bedeutete die Einführung des Systems OPD-2 (2006), das die **psychodynamische Behandlungsplanung** von dem diagnostischen Befund ausgehend konzeptualisiert. Die Diagnostik nach OPD stößt auf großes Interesse, was sich an der Zahl der jährlich in Trainingskursen ausgebildeten Therapeuten ablesen lässt, ebenso an der Tatsache, dass viele Ausbildungsinstitute und Kliniken OPD als Standardinstrument psychodynamischer Diagnostik und nicht zuletzt als Instrument der Qualitätssicherung eingeführt haben. Manche psychotherapeutische Kliniken beschreiben alle neu aufgenommenen Patienten mit OPD, manche Einrichtungen haben ihre Behandlungsprogramme OPD-basiert auf konfliktbezogene, strukturbezogene und traumabezogene Therapien ausgerichtet. Es gibt Übersetzungen des OPD-Manuals ins Englische, Spanische, Ungarische, Chinesische, Italienische, Russische, Tschechische, Rumänische und Arbeitsgruppen in den entsprechenden Ländern, die sich mit psychodynamischer Psychotherapieforschung auf OPD-Grundlage beschäftigen. OPD ist eines der wenigen Instrumente, das sich nicht auf Selbsteinschätzungsdaten der Patienten, sondern auf eine Experteneinschätzung stützt. Die Handhabung des

zugrunde liegenden OPD-Interviews ist beschrieben bei Janssen et al. (1996), Schauenburg et al. (1998) und sehr ausführlich in dem Buch OPD-2 (2006). Zweckmäßigerweise werden die Akzente des OPD-Befundes (Abklärung des klinischen Bildes, der Biographie, der psychodynamischen Zusammenhänge) auf unterschiedliche Termine verteilt. Dies geschieht zum einen, weil sie verschiedene Zielsetzungen haben und sich nicht einfach hintereinander schalten lassen, zum anderen weil in einer Abfolge von Terminen deutlich wird, wie der Patient auf die angesprochenen Themen reagiert und sich in dieser Entwicklung ein Indikator für die Möglichkeiten einer künftigen Therapie zeigt.
Die OPD-Diagnostik verknüpft Aspekte psychoanalytischer Beziehungsdiagnostik mit solchen einer wissenschaftlich beschreibenden und einschätzenden Vorgehensweise:

- In der diagnostischen Begegnung nimmt der Therapeut Aussagen und szenische Mitteilungen des Patienten auf, lässt sie auf sich wirken und reflektiert sie in sich, so dass in ihm ein vorläufiges Arbeitsmodell der Situation des Patienten entsteht. Dieser heuristische Ansatz ermöglicht dem künftigen Therapeuten eine Beziehungsaufnahme des einfühlenden Verstehens. Sich allein darauf zu beschränken, würde allerdings das aus der psychoanalytischen Diagnostik bekannte Risiko einer subjektiv-persönlichen und theoriegeleiteten Einschätzung beinhalten. Daher sind die folgenden diagnostischen Schritte unerlässlich.
- Mit Hilfe explorativer Techniken, d.h. mit Fragen zu bestimmten Themen und z.B. mit Hilfe der biographischen Anamnese, wird das Leben und Erleben des Patienten in seiner biographischen und aktuellen Dimension erkennbar. Dieser phänomenologische Zugang beinhaltet das sorgfältige Erfassen und Beschreiben des Erlebten auf der bewussten Oberfläche.
- Anhand der Systematik von OPD erfolgt im nächsten Schritt eine dimensionale Zuordnung z.B. zu den operationalisierten Konflikten und strukturellen Merkmalen des Patienten. Damit wird die sehr große Vielfalt des Intrapsychischen und Interpersonellen auf eine begrenzte Anzahl von Mustern (z.B. sieben Konflikte in jeweils aktivem oder passivem Modus) reduziert. Der Untersucher kann sich dabei auf die Modellsätze der Checklisten stützen. Wie mit diesen, in fünf Achsen beschriebenen, diagnostischen Merkmalen weiter verfahren wird und wie daraus eine Behandlungsplanung abgeleitet werden kann, ist in Kapitel 4.6.2 beschrieben.

4.1.2 Der diagnostische Prozess im Überblick

Wer viel klinische Erfahrung besitzt, beginnt das diagnostische Gespräch an einer beliebigen, vom Patienten angebotenen Stelle und bewegt sich zirkulär von Thema zu Thema bis er nach vielen Schleifen ein schlüssiges Bild gewonnen hat. Diese „Kunst" ist schwer zu beschreiben (etwas davon findet sich in Kap. 4.6.1). Vorläufig beschränken wir uns auf das Handwerkliche des diagnostischen Vorgehens und gliedern den Vorgang in eine Reihe von Schritten, die unterschiedliche Teilziele der diagnostischen Klärung beinhalten. Auch dieser Vorgang muss nicht strikt linear absolviert werden, wichtig ist lediglich, dass am Ende die gesamte beschriebene Sequenz geklärt ist.

Tab. 4-1 Die Teilschritte des diagnostischen Prozesses

	Diagnostischer Teilschritt	Leitfragen
1	Abklärung des klinische Bildes und der aktuellen sozialen Situation	Woran leidet der Patient und wie lebt er aktuell?
2	Die biographische Situation	Wie ist der Patient geworden, welche prägenden Erfahrungen und Belastungserfahrungen hat er erlebt?
3	Hypothesen zur Ätiopathogenese	Welche Belastungen haben welche Störungsdispositionen hinterlassen?
4	Hypothesen zur symptomauslösenden Situation	Was hat die Erkrankung ausgelöst?
5	Psychodynamische Fallformulierung	Welches psychodynamische Verständnis der Persönlichkeit, ihrer Entwicklung und aktuellen Erkrankung lässt sich gewinnen?
6	Therapeutische Zielsetzung und Behandlungsplanung	Welcher Therapieentwurf resultiert aus der Diagnostik?

Die in Tabelle 4-1 beschriebenen Teilschritte werden in den Kapiteln 4.2 bis 4.6 näher ausgeführt.

4.1.3 Die diagnostische Haltung

Einer anderen, bis dahin fremden Person zu begegnen, sich mit ihr auszutauschen, sie mehr und mehr kennen zu lernen, ist eine immer wieder faszinierende Erfahrung. Eine günstige Voraussetzung dafür ist eine Einstellung gegenseitigen Respekts und wechselseitigen wohlwollenden Interesses.

Manche Psychotherapeuten befürchten, ein Kennenlernen mit dem Ziel der Diagnostik trage das Risiko, eine Situation zu schaffen, in der der Patient sich belauscht, bedrängt, überführt und bewertet, d. h. in der Regel entwertet und pathologisiert, fühlt. Eine solche inquisitorische Tendenz liegt nicht im Wesen der Diagnostik begründet. Grundsätzlich kann jede Beziehungssituation zwischen Menschen auch feindselig, misstrauisch, destruktiv gestaltet werden, das liegt in der Verantwortung der Beteiligten. Im Gespräch mit schwer belasteten Patienten, etwa traumatisierten Borderline-Patienten, können durchaus aggressiv-feindselige Themen in der diagnostischen Situation aktualisiert werden, aber auch das ist keine spezifische Auswirkung der Diagnostik, sondern eine Folge der dysfunktionalen Beziehungsbereitschaft des Patienten, die in jeder neuen Beziehungssituation aktiviert werden kann.

Der Diagnostiker ist nicht jemand, der dem Patienten Negatives nachweisen will, sondern er ist jemand, der dem Patienten seine Expertensicht zur Verfügung stellt. Er versucht, die innere und äußere Situation des Patienten zu verstehen und ihm zu einem besseren Selbstverständnis zu verhelfen. Das kann für den Patienten belastend sein durch Hinweise auf den Ernst der Störung oder erleichternd durch die Relativierung einer befürchteten Katastrophe. Affektiv entlastend ist Diagnostik für den Patienten in jedem Fall durch die Klärung der Situation und durch ihre begriffliche Zuordnung, auch in der Formulierung einer Diagnose. Diese wird dem Patienten nicht „an den Kopf geworfen", sondern in ihrer Bedeutung erklärt. Das erfordert, zwischen der Begriffswelt des Untersuchers und dem Erleben des Patienten so lange hin und her zu übersetzen, bis eine Beschreibungsform gefunden ist, die dem Patienten einleuchtet, die ihm sein aktuelles Erleben, seine Beschwerden und seine aktuelle Situation ausreichend verstehbar macht.

So gesehen ist der Diagnostiker sicher nicht jemand, der etwas aus einem widerspenstigen Patienten herauspresst, sondern der sich Mühe gibt, dem **Patienten etwas zur Verfügung zu stellen**, indem er ihm seine Wahrnehmung zurückgibt, seine Einschätzungen und Zuordnungen, seine Erklärungen zur Verfügung stellt. Und er ist jemand, der bemüht ist, seine Mitteilungen auf den Denkstil und das Sprachniveau des Patienten hin auszurichten und ein **gemeinsames Verständnis zu entwickeln**.

Damit ist die zentrale Zielsetzung psychodynamischer Diagnostik benannt: Sie dient der Vorbereitung der Therapie bzw. der Abklärung der Frage, ob aus der Sicht des diagnostischen Experten eine psychotherapeutische Behandlung notwendig und aussichtsreich ist, wobei in der Regel der Diagnostiker seine Funktion allmählich verändert und zum Therapeuten wird. Der Patient soll mit Hilfe des Diagnostikers die Frage beantworten können,

- ob die aktuellen Symptome von alleine vergehen werden,
- ob er die damit verknüpften Probleme selbst oder mit Unterstützung naher Menschen lösen kann oder
- ob er professionelle Hilfe benötigt und wie diese aussehen könnte (bei welchen Therapeuten, in welchem Verfahren, in welchem Setting er am ehesten Hilfe finden kann).

In der gemeinsamen Klärung dieser Fragen ist die Expertise des Diagnostikers besonders wichtig. So ist es, bezogen auf die Therapie, auch nicht ausreichend festzustellen, der Patient wolle eine Behandlung machen, er sei dazu aufgrund seiner Einsichtsfähigkeit und Motivation auch in der Lage und folglich werde ihm ein Behandlungsplatz angeboten. Es liegt in der Verantwortung des Diagnostikers, einzuschätzen, ob aus seiner Expertensicht eine Psychotherapie generell notwendig und aussichtsreich ist und welches Verfahren gegebenenfalls als besonders geeignet und wirtschaftlich vertretbar erscheint.

4.2 Erster Teilschritt: Die Abklärung des klinischen Bildes und der aktuellen Situation

Am Beginn der Diagnostik steht die Abklärung der aktuellen krankheitswertigen Symptomatik des Patienten, seiner aktuellen sozialen Situation und seiner speziellen Art der Beziehungsgestaltung entsprechend OPD-Achse I und II.

Psychoanalytisch orientierte Therapeuten beginnen die Diagnostik gerne mit dem Aspekt der unbewussten Inszenierung, d. h. sie lassen in den ersten Sitzungen die Situation weitgehend offen, folgen den Äußerungen und Einfällen des Patienten und versuchen, sich in sein subjektives Erleben einzufühlen. Dieses Vorgehen betont den vertrauensvollen, empathischen, zwischenmenschlichen Kontakt. Wenn sich Diagnostik aber darauf beschränkt, kommt der klinische Aspekt zu kurz: die Einschätzung der Beschwerden, die der Untersucher als Symptome in ihrer Krankheitswertigkeit einschätzen muss. Psychotherapie im Rahmen des kassenfinanzierten Versorgungssystems dient der Krankenbehandlung, also müssen zunächst einmal der **Krankheitszustand** und die **Behandlungsbedürftigkeit** diagnostiziert werden. Dazu gehört auch die Kenntnis der vorausgegangenen Behandlungsversuche (ambulante und stationäre Psychotherapien, Psychopharmakotherapien, Reha-Maßnahmen, psychiatrische Kriseninterventionen, medizinische Eingriffe usw.).

Bezogen auf die Symptome und Störungsbilder gibt es stärker strukturierte diagnostische Vorgehensweisen, wie z. B. teilstrukturierte Interviews (SKID-I und -II), welche sicherstellen können, dass eine bestimmte Störung (z. B. Persönlichkeitsstörung) objektiv und reliabel erfasst wird. Hingegen treten Aspekte wie empathisches Einfühlen in das Erleben des Patienten bei der Verwendung solcher Instrumente zurück. Umgekehrt birgt eine Diagnostik, die sich weitgehend auf die unbewussten Inszenierungen des Patienten zentriert, das Risiko einer stark subjektiv geprägten Sichtweise; das Gegenübertragungserleben von unterschiedlichen Therapeuten ist zwangsläufig sehr verschieden, d. h. die Reliabilität ihres daraus abgeleiteten diagnostischen Urteils ist gering.

Die Achse I der OPD beschreibt Aspekte des objektiv gegebenen und subjektiven Krankheitserlebens, ferner die subjektiven Erklärungsmodelle des Patienten für seine Störung und seine Erwartung, wie ihm am ehesten geholfen werden könnte. OPD-Achse I ist besonders gut geeignet, das Vorliegen einer krankheitswertigen Störung und ihre Schwere (z. B. in der Differenzialindikation für ambulante oder stationäre Behandlung) zu klären.

Achse II, Beziehung, beschreibt einen weiteren wichtigen Aspekt des Aktuellen: Die Art, wie der Patient sich und andere erlebt, wie er seine Beziehungen gestaltet und was er dadurch in Dritten auslöst. Die Aufforderung an den Patienten lautet, er möge eine oder mehrere Geschichten davon erzählen, was er mit anderen Menschen erlebt hat (Beziehungsepisoden). Diese Erzählungen lassen sich auf vier Gesichtspunkte hin untersuchen:

- **Selbsterleben des Patienten:** Der Patient ist jemand, der in seinem Verständnis anderen gegenüber immer wieder … (sich in bestimmter Weise verhält).

- **Objekterleben des Patienten:** Der Patient ist jemand, der erlebt, dass die anderen ihm gegenüber immer wieder … (sich in bestimmter Weise verhalten).
- **Fremderleben des Patienten:** Andere, z. B. der Untersucher, erleben, dass der Patient immer wieder … (sich in bestimmter Weise verhält).
- **Selbsterleben der anderen:** Andere, z. B. der Untersucher, erleben, dass sie selbst gegenüber dem Patienten immer wieder … (in bestimmter Weise reagieren).

Die vier Positionen lassen sich in einem „psychodynamischen Zirkel" zusammenfügen; dieser zeigt, welche Beziehungsangebote der Patient typischerweise anderen macht und wie er auf deren Verhalten reagiert. Darüber hinaus wird erkennbar, was er selbst an seinem Beziehungsverhalten nicht wahrnimmt und was dieser Widerspruch bei anderen, z. B. beim Untersucher, auslöst (Gegenübertragung).

Befundbeispiel (OPD-Achse Beziehung)

Patient ist jemand, der immer versucht, es anderen recht zu machen, ihnen zur Verfügung zu stehen und zu helfen.
Er erlebt, dass die anderen dies nicht anerkennen, sondern ihn zurückweisen und entwerten.
Andere erleben, dass der Patient in seiner Hilfsbereitschaft sehr drängend und kontrollierend sein kann.
Andere erleben, dass sie auf diese Mischung von freundlicher Hilfsbereitschaft und drängender Forderung zurückweisend reagieren (womit die Befürchtung des Patienten, in seinem zentralen Bedürfnis abgelehnt zu werden, im Alltag bestätigt wird, bzw. in der Therapie bestätigt würde, falls die Gegenübertragung nicht bearbeitbar ist).

Tab. 4-2 Die aktuelle klinische und soziale Situation des Patienten

Klinisches Bild	• aktuelle Beschwerden des Patienten (subjektives Erleben) • subjektives Krankheitsverständnis des Patienten • subjektive Veränderungskonzepte des Patienten • krankheitswertige Symptomatik (Einschätzung des Therapeuten) • bisheriger Krankheitsverlauf, eventuelle Vorbehandlungen • Veränderungskonzepte des Patienten
Aktuelle Lebenssituation	• Alter, Geschlecht, private und berufliche Situation • aktuelle Lebensprobleme, Lebensveränderungen, Belastungen, bewusste Konflikte • subjektive Überzeugungen, Ziele, Hoffnungen, Befürchtungen • Beziehungserleben und Beziehungsgestaltung im Alltag • Beziehungsgestaltung in der therapeutischen Situation
Instrumente	• OPD-Achse I: Krankheitserleben • OPD-Achse II: Beziehung • OPD-Achse V: syndromale Beschreibung nach ICD

Diese vorsichtige Annäherung an das bewusstseinsnahe Beziehungsverhalten des Patienten ist eine wichtige Übung für Psychodynamiker, die leicht in Versuchung geraten, ihr Interesse sofort auf die verborgenen, unbewussten Motive und Gefühle des Patienten auszurichten. In der Beschreibung des Beziehungsverhaltens bleiben sie vorerst bei dem, was der Patient bewusst meint und was der Therapeut an der Oberfläche wahrnimmt.
Tabelle 4-2 gibt einen Überblick über die Aspekte der aktuellen klinischen und sozialen Situation, die in diesem diagnostischen Teilschritt geklärt werden sollten und nennt die Instrumente, die dem Therapeuten im Rahmen der OPD hierzu zur Verfügung stehen.

4.3 Zweiter Teilschritt: Die biographische Situation des Patienten

Im diagnostischen Interview versucht der Therapeut, den Patienten für eine biographische Selbstdarstellung zu gewinnen, aus der ein Bild seiner Geschichte, seiner Lebensumstände, seiner Entwicklung und seiner krankmachenden Belastungen entsteht. Aus der Verflechtung der lebensgeschichtlichen Fakten und der subjektiven Bedeutungen, die der Patient ihnen gibt, entsteht ein erstes psychodynamisches Persönlichkeitsbild. Der Therapeut seinerseits hat einzuschätzen, ob und wie belastende Ereignisse mit der individuellen (störbaren oder resilienten) Patientenpersönlichkeit zusammengewirkt haben. Angesichts einer rückblickenden Betrachtung und Bewertung besteht an dieser Stelle das Risiko, Belastungserfahrungen zu überschätzen, aber auch sie zu übersehen.

Nachdem im ersten Schritt eine Einschätzung der krankheitswertigen Störung, der aktuellen Situation und des Beziehungsverhaltens gewonnen wurde, wendet sich die Diagnostik dem biographischen Verständnis des Patienten zu:

- Wer ist derjenige, der hier krank geworden ist?
- Wie ist er aufgewachsen und wodurch ist er in seiner Persönlichkeitsentwicklung geprägt worden?
- Welche Belastungserfahrungen haben seine psychische Entwicklung nachhaltig beeinflusst?

4.3.1 Das Interesse an der Biographie

Das Interesse für die Biographie von Menschen und speziell von Patienten hat eine weit zurückreichende Geschichte. In der Zeit der Aufklärung erwachte ein „psychologisches" Interesse für den Zusammenhang des menschlichen Lebensschicksals mit der Persönlichkeitsentwicklung und Krankheitsgeschichte. Die ausdrücklich als „psychologischer Roman" gekennzeichnete Biographie „Anton Reiser" von Karl Philipp Moritz (1785) gibt die Beschreibung von Kindheit und Jugend eines unter belasteten familiären Bedingungen aufgewachsenen jungen Mannes und seiner großen Schwierigkeiten, sich in der Welt zurechtzufinden, ausgebreitet über knapp 500 Seiten und dann unvollendet abgebrochen. Über die frühen Erfahrungen Anton Reisers heißt es:

„Unter diesen Umständen wurde Anton geboren und von ihm kann man mit Wahrheit sagen, dass er von der Wiege an unterdrückt wart.
Die ersten Töne, die sein Ohr vernahm und die sein aufdämmernder Verstand begriff, waren wechselseitige Flüche und Verwünschungen des unauflöslich geknüpften Ehebandes.
Ob er gleich Vater und Mutter hatte, so war er doch in seiner frühesten Jugend schon von Vater und Mutter verlassen, denn er wusste nicht, an wen er sich anschließen, an wen er sich halten sollte, da sich beide hassten und ihm doch einer so nahe wie der andere war.
In seiner frühesten Jugend hat er nie die Liebkosungen zärtlicher Eltern geschmeckt, nie nach einer kleinen Mühe ihr belohnendes Lächeln.
Wenn er in das Haus seiner Eltern trat, so trat er in ein Haus der Unzufriedenheit, des Zorns, der Tränen und der Klagen.
Diese ersten Eindrücke sind nie in seinem Leben aus seiner Seele verwischt worden und haben sie oft zu einem Sammelplatze schwarzer Gedanken gemacht, die er durch keine Philosophie verdrängen konnte.
So schwankte seine junge Seele beständig zwischen Hass und Liebe, zwischen Furcht und Zutrauen zu seinen Eltern hin und her." (S. 18 f.)

Die ausführliche Beschreibung der Lebensprobleme des ängstlich-selbstunsicheren, narzisstisch-anmaßenden und stimmungslabilen jungen Mannes ist, bezogen auf die frühen Defizite, schlüssig. Moritz beschreibt eindringlich die psychische Entwicklung eines Kindes und Jugendlichen, der lebenslang an den Folgen der emotionalen Vernachlässigung durch seine sektiererischen und zerstrittenen Eltern leidet: Immerwährende Selbstzweifel und Scham verknüpft mit Größenideen, suizidale Verzweiflung und Selbstverletzungen, sozialer Rückzug und Beziehungsabbrüche, Wechsel zwischen Resignation und maniformer Arbeitswut kennzeichnen die „frühe Störung" Reisers und autobiographisch vielleicht auch die von Moritz, der nach einem sehr arbeitsamen Leben mit 38 Jahren verstarb. Er schrieb eine ganze Reihe von Büchern und gründete zusammen mit zahlreichen Zeitgenossen, u. a. mit Moses Mendelssohn, gewissermaßen als erste psychologische Zeitschrift ein „Magazin zur Erfahrungsseelenkunde als ein Lesebuch für Gelehrte und Ungelehrte", das ab 1783 in zehn Bänden unter Stichworten wie Seelenkrankheitskunde, Seelenheilkunde, Seelennaturkunde, Seelendiätetik usw. denkwürdige psychologische Fallgeschichten und Erklärungshypothesen von Zeitgenossen sammelte. Die Medizin der Romantik und nicht zuletzt die Psychoanalyse haben diese Tradition aufgegriffen.
Anfang des 20. Jahrhunderts führte Viktor von Weizsäcker den biographischen Gedanken in die Organmedizin ein mit der Forderung, den Kranken als Subjekt in seiner biographischen Erfahrung ernst zu nehmen und damit den biographischen Sinn von Erkrankung zu verstehen.
Während manche Psychoanalytiker nur im engeren Sinne – im Blick auf die Triebentwicklung des Patienten – biographisch dachten, unterstrichen andere, wie z. B. Adler

(1909) und Schultz-Hencke (1927), die prägende Bedeutung der sozialen Lebensgeschichte. In ihrem Standardwerk „Die biographische Anamnese unter tiefenpsychologischen Aspekten" gab Dührssen (1981) eine Anleitung für das anamnestische Verstehen des Patienten aus seiner Lebensgeschichte und speziell seiner Familiengeschichte über mehrere Generationen hinweg. Für die Richtlinienpsychotherapie wurde die biographische Anamnese zum wichtigsten diagnostischen Instrument, ebenso für den Bereich der stationären Psychotherapie und Psychosomatik. Die Möglichkeiten und Grenzen des Verfahrens hat Rüger (2009) eingehend diskutiert und bereits früher auf die Schwierigkeiten der Handhabung hingewiesen (Rüger et al. 1997).

4.3.2 Aspekte der biographischen Anamnese

Heute verknüpfen wir bei der diagnostischen Betrachtung der biographischen Dimension viele Aspekte, solche der subjektiven Sinngebung durch den Patienten, solche der von außen erfassbaren pathogenen und protektiven Faktoren seines Lebens und Entwicklungsgesichtspunkte, z. B. im Aufbau von Bewältigungsstrategien im Umgang mit Lebensaufgaben und Lebenserfahrungen. So lassen sich im Ablauf der biographischen Anamnese unterschiedliche Aspekte des diagnostischen Vorgangs unterscheiden.

- **Narrative Selbstdarstellung des Patienten:**
  Der Untersucher oder Therapeut lädt den Patienten ein, seine Person und sein Leben anhand von biographischen Erzählungen zu verdeutlichen („Können Sie mir dafür ein Beispiel aus Ihrem Leben erzählen?").
  Der Patient erzählt Geschichten aus seinem Leben. Dabei werden verschiedene Gestaltungsprinzipien wirksam.
  - **Prinzip Illustration:** Der Patient wählt Geschichten aus, die für seine Person und sein Leben exemplarisch erscheinen („So bin ich, so ist es mir ergangen, dazu kann ich Ihnen eine Geschichte erzählen").
  - **Prinzip Kontingenz:** Geschehnisse des Lebens, auch primär nicht zusammenhängende, werden durch eine Erzählung in einen kontingenten Zusammenhang gestellt.
  - **Prinzip Erklärung:** Der Patient erzählt Geschichten, die geeignet sind, seine Lebensabläufe und persönliche Entwicklung „sinnvoll" zu machen, z. B. durch die Bildung von Kausalketten, die Verläufe erklären sollen.
  - **Prinzip bewusste und unbewusste Selbstdarstellung:** Der Patient wählt Geschichten aus und gestaltet sie so, wie es seinen bewussten oder unbewussten Selbstvorstellungen und Wertüberzeugungen entspricht. Das kann variieren von der zartesten Selbsttäuschung bis zur groben Realitätsverfälschung.
- **Der Therapeut als Zuhörer und Beobachter:**
  Obwohl der Therapeut, bezogen auf das zurückliegende Leben des Patienten, kein teilnehmender Beobachter ist, versucht er, im ethnologischen Sinne der **dichten Beschreibung** möglichst viele geschilderte Lebenserfahrungen und Ereignisse aus unterschiedlichen Perspektiven zu erfassen.

  - Er sucht in dem gewonnenen Bild nach **repetitiven Mustern**: Muster menschlicher Erfahrung, Muster historischer Ereignisse, Muster subjektiver Bedeutungen, die der Patient den Ereignissen gibt, Muster des subjektiven Erlebens und Verhaltens.
  - Er achtet dabei auf bewusste Sinnzuschreibungen und **Erklärungsmodelle**, die der Patient den Ereignissen gibt, und die mit ihnen verknüpften bewussten Wertvorstellungen.
  - Der Therapeut betrachtet die subjektiven Erfahrungen des Patienten vor dem Hintergrund theoriegeleiteter idealtypischer Bedingungen, um so den **Grad von Belastungen** und Normabweichungen einschätzen zu können.
  - Er betrachtet die Entwicklung der Patientenpersönlichkeit über die Zeit hinweg, um zu verstehen, wie der Patient bisher Lebensschwierigkeiten **bewältigen** konnte.
  - Der Therapeut betrachtet diese Entwicklung über die Zeit hinweg, um zu verstehen, an welchen Lebensaufgaben der Patient **gescheitert** ist und die Symptomatik entwickelt hat.
- **Der Therapeut als teilnehmender Beobachter:**
  Der Therapeut verhält sich in der diagnostischen Situation wohlwollend anteilnehmend, empathisch, respektvoll, um dem Patienten die biographische Selbstdarstellung zu erleichtern.
  - Der Therapeut lässt die Berichte auf sich wirken, gibt Rückmeldungen des inhaltlichen und emotionalen Verstehens. Er schildert dem Patienten einzelne Wahrnehmungen und bittet ihn, diese zu überprüfen.
  - Der Therapeut verweist auf Muster und Zusammenhänge, die er bemerkt hat und um deren Prüfung er den Patienten bittet.
  - Der Therapeut achtet auf seine Gegenübertragung, Einfälle und Phantasien, auf die szenische Atmosphäre des Gesprächs und gibt Rückmeldungen im Sinne von Probedeutungen.
- **Der Therapeut als diagnostischer Experte:**
  Der Therapeut fasst seinen diagnostischen und prognostischen Gesamteindruck zusammen und versucht, ihn in die Sprache des Patienten zu übersetzen. Damit erfüllt er gewissermaßen den diagnostischen Auftrag des Patienten, der wissen möchte, was nach Meinung eines Fachmanns mit ihm los ist.

Wir resümieren die wichtigsten Punkte des biographischen Gesprächs:
Der Untersucher wird zum **Zeugen und Chronisten** eines Lebens, aus dem der Patient ihm ausschnitthaft berichtet, er fragt nach und klärt ab, um ein zusammenhängendes Bild zu gewinnen (und registriert dabei zugleich Auslassungen und Widersprüche).
Dabei entstehen **Bilder des Faktischen** (z. B. im 6. Lebensjahr der Patientin haben sich die Eltern nach jahrelangen Auseinandersetzungen getrennt; im 9. Lebensjahr heiratete die Mutter einen ehemaligen Schulfreund, der beruflich nicht Fuß fassen konnte, viel zuhause war, ein Alkoholproblem hatte und die Patientin sexuell belästigte; im 15. Lebensjahr starb der weit entfernt lebende, idealisierte Vater überraschend).

Es entsteht zum Zweiten ein **Eindruck von der subjektiven Bedeutung** der biographischen Fakten für den Patienten und für seine Persönlichkeitsentwicklung (in dem oben genannten Beispiel: die Enttäuschungen, Sehnsüchte und Ängste, bezogen auf männliche, speziell väterliche Bezugspersonen, die Zwiespältigkeit bzgl. mütterlichen Beschütztwerdens). Im Blick auf die später zu diskutierende Dynamik wird aus der Beschreibung der äußeren Objekterfahrungen zugleich in ersten Umrissen ein Bild der heute unbewusst wirksamen „inneren Objekte" erkennbar.
Zum Dritten ist der Einblick in die Biographie eines anderen Menschen, in seine ganz private und häufig sehr leidvolle Erfahrung, für den Diagnostiker weitaus mehr als ein sachlich-distanzierter Blick auf ein Stück fremde Realität; er ist vielmehr im Sinne einer **interpersonellen Begegnung** emotional bewegend und berührend und mobilisiert viele Gefühlsreaktionen wie Erschrecken, Anteilnahme, Sorge, Fürsorge, Loyalität, Rückzug etc. Das geteilte Wissen über die biographischen Grunderfahrungen eines Menschen bedeutet etwas gemeinsames Drittes, auf das sich beide fortan in einem basalen Verständnis beziehen können.
Zum Vierten bleibt es nicht bei dem Berührtwerden durch das fremde Schicksal, sondern der Therapeut vermag aus dem Geschehen einige für die Therapie wichtige Fragen zur **Psychodynamik der Persönlichkeitsentwicklung** zu beantworten. Das tut er auf der Grundlage seiner theoretischen Konzepte: Welche nachhaltige Vulnerabilität bzw. Störung hat der Patient aus den biographischen Belastungserfahrungen in seinen frühen prägbaren Lebensabschnitten davongetragen? Wie hat der Patient sich unter dem Einfluss dieser Belastungen im weiteren Verlauf von Kindheit, Jugend und Erwachsenenalter entwickelt (z. B. zunehmende Außenseiterentwicklung, starke Leistungsorientierung, ängstlich gefärbte Objektabhängigkeit, emotionale Vermeidungshaltung etc.)? Vor allem: Wie hat er die früheren Belastungen bewältigt (Abwehrmuster, Bewältigungsstrategien), welche seiner Ressourcen sind in dieser seiner Bewältigungsleistung erkennbar?
Damit wird ein biographisches Verständnis der Persönlichkeit gewonnen, das psychodynamisch notwendig ist, um die spätere Erkrankung unter dem Einfluss aktueller Ereignisse verstehen zu können (vgl. Kap. 4.5).

Das biographische Verständnis der Patientenpersönlichkeit

- Wie ist der Patient geworden, was er heute ist?
- Was hat ihn in seiner Persönlichkeitsentwicklung geformt, belastet, überfordert, geschädigt?
- Vom Patienten berichtet: ein objektivierbares Bild biographischer Fakten (Beziehungspersonen, Zeitgitter, familiäre Situation, gesellschaftliche Umstände).
- Vom Patienten erlebt: ein subjektives Bild von der Bedeutung der biographischen Fakten (insbesondere bezüglich der wichtigen Beziehungserfahrungen).
- Vom Therapeuten eingeschätzt:
  - Ein Bild der den Patienten prägenden Beziehungserfahrungen (der frühen Kindheit/reifen Kindheit/Adoleszenz) und der familiären Konstellation bzw. den zeitgeschichtlichen Bedingungen der Familie.

- Ein Bild von den (psychischen, körperlichen, sozialen, sexuellen) Entwicklungslinien der Patientenpersönlichkeit (Entwicklung in Kleinkindzeit, Schulzeit, Adoleszenz, Erwachsenenalter).
- Ein Eindruck von den nachhaltig wirksamen Belastungserfahrungen und ihren Auswirkungen auf die Persönlichkeitsentwicklung und davon, wie der Patient in seiner Entwicklung auf die Belastungen reagiert hat; welche Bewältigungsstrategien er entwickeln konnte.
- Ein Eindruck von den protektiven Faktoren (Beziehungserfahrungen, Fähigkeiten, Begabungen, Interessen), mit deren Hilfe der Patient sich stabilisieren konnte.

Instrument: biographische Anamnese

4.3.3 Wirklichkeit und Pathogenität biographischer Erfahrung

Menschen suchen immer wieder den Blick auf ihr Leben als Ganzes, sie versuchen, ihre aktuelle Situation vor dem Hintergrund ihres bisherigen Lebens zu verstehen. Auch psychotherapeutische Diagnostik ermutigt den Patienten, genau das zu tun. Eine Einsicht in die eigene Person („Erkenne Dich selbst") ist nicht möglich ohne ein Verständnis der eigenen Vergangenheit. Freilich kann das um Autobiographie bemühte Selbst kaum objektiv sein, es ist eine parteiliche, adaptive, subjektive Struktur. Das von ihr gefundene Bild des Vergangenen ist aus Gründen der Gegenwart so gestaltet. Es gibt immer aktuelle Gründe, warum wir in bestimmter Weise auf das Vergangene zurückschauen. „Wir müssen gut wegkommen, aber nicht so lügen, dass wir es selbst merken", heißt es bei Martin Walser (1998). Psychotherapeuten wissen, dass es sich bei den autobiographischen Einfällen und Überlegungen des Patienten um eine subjektive Ausgestaltung objektiver Wirklichkeit handelt. Der erinnernde Rückblick ist in der Regel ein Versuch des aktuellen Selbstverständnisses, der aktuellen Rekonstruktion des Eigenen, er ist zudem eingeschränkt durch das begrenzte Erinnerungsvermögen, das umso geringer wird, je weiter das Vergangene zurückliegt. Nochmals Martin Walser: „Die Vergangenheit als solche gibt es nicht. Es gibt sie nur als etwas, das in der Gegenwart enthalten ist, ausschlaggebend oder unterdrückt, dann als Unterdrücktes ausschlaggebend."

Während die autobiographisch gewonnene Vergangenheit subjektiv konstruiert ist, kann man, wie Walser sagt, „in der Vergangenheit, die alle zusammen haben, herumgehen wie in einem Museum". Wenn ich allerdings als Mensch im Museum der Vergangenheit eines anderen Menschen herumgehe, werde ich immer wieder in meinem eigenen subjektiven Erleben berührt und in meiner Wahrnehmung beeinflusst: Das bei anderen Wahrgenommene ist mir vertraut oder fremd, erfreulich oder unerträglich, wertvoll oder gleichgültig und dadurch nicht leicht objektiv einschätzbar. Wir begegnen ähnlichen Methodenproblemen, wie sie die Geschichtswissenschaft im Umgang mit dem Vergangenen hat. Sie versucht, sie dadurch zu bewältigen, dass sie zum einen historische Fakten aus verfügbaren Quellen als objektive Gegebenheiten rekonstruiert und zum anderen nach Quellen sucht, welche das subjektive Erleben der Menschen in der zurückliegenden Zeit vermitteln. Zum Dritten schließlich stellt sie die historischen Ereignisse und subjektiven Erfahrungen in den Kontext größerer, überindividueller, z. B. gesellschaftlicher Abläufe, wie sie von außen durch Dritte beschrieben werden. Das Zusammenführen der Perspektiven erlaubt in den Geschichtswissenschaften wie in der biographischen Anamnese eine einigermaßen adäquate Beurteilung zurückliegender Fakten und ihrer Auswirkungen auf individuelle Menschen bis hinein in die Gegenwart.

4.3.4 Exkurs: Was ist biographisch pathogen?

Wenn wir in der Absicht, die Ätiologie einer psychischen Störung diagnostisch zu klären, eine individuelle Biographie auf ihre pathogenen Belastungsmomente hin untersuchen, also z. B. die Bedeutung von Beziehungskonflikten oder Personenverlusten in der Elternfamilie einschätzen wollen, kommen wir nicht umhin, uns eine Vorstellung des Durchschnittlichen, Normalen, für eine mittlere gesunde Entwicklung Notwendigen zu bilden. Dabei ist es fast unvermeidlich, dass die Normvorstellungen in Richtung von **Idealvorstellungen** verschoben werden. Das Idealbild einer psychischen Entwicklung sieht so aus, dass Kinder von feinfühligen, liebevoll-zugewandten, haltgebenden, entwicklungsfördernden Erwachsenen unter möglichst stabilen familiären und gesellschaftlichen Bedingungen aufgezogen werden. Diese ausreichend positiven Beziehungs- und Bindungserfahrungen werden von den Kindern internalisiert und bilden die Grundlage eines sich stabil entwickelnden Selbstsystems und positiver Objektrepräsentanzen. Die positiven Eltern stützen ihre Kinder auch in den Turbulenzen der Pubertäts- und Adoleszenzentwicklung und ermöglichen ihnen schließlich die Verselbstständigung in ein erwachsenes Leben hinein mit stabiler Autonomieentwicklung und guter Beziehungsfähigkeit. Aus den Abweichungen von diesen Idealvoraussetzungen lassen sich dann pathogene Bedingungen der Persönlichkeitsentwicklung ableiten: Gesellschaftliche Notlagen, problematische Familie, überforderte Eltern, katastrophale Ereignisse hinterlassen beim späteren Patienten unerfüllte Wünsche, unterdrückte Bedürfnisse, verdrängte Affekte, unsichere Bindungen oder strukturelle Defizite. Diese bilden in ihrer psychodynamischen Verflechtung die Disposition für spätere Erkrankungen.

Das ist im Prinzip richtig, aber es kollidiert mit der menschlichen Realität, welche Freud unter dem Stichwort des „gemeinen Elends“ charakterisiert hat. Nehmen wir irgendeine durchschnittliche Familie, am besten die eigene, und schauen auf das Leben der Eltern, der Großeltern, der Onkel, Tanten, Geschwister, Vettern, Cousinen und ihrer angeheirateten Partner und deren Familien, so überblicken wir schätzungsweise 30 bis 60 Personen. Das reicht für eine kleine Studie, um zu prüfen, wie oft die oben beschriebenen idealen Entwicklungsbedingungen vorlagen. Beginnen wir in der Großelterngeneration mit den kriegsbedingten Katastrophen, Personenverlusten, materiellen Einschränkungen, Vertreibungen, vermutlichen Traumatisierungen, unterbrochenen beruflichen Entwicklungen. Schauen wir in den Folgegenerationen auf körperliche Erkrankungen, unerwartete Todesfälle, psychiatrische Störungen, Unfälle, soziale Notlagen bei Erwachsenen, Geburtsschäden bei Kindern, Lernschwierigkeiten, Schulversagen, Abhängigkeitsprobleme, Suchtentwicklungen.

Wie häufig sehen wir Ehekrisen, Trennungen, Suizidversuche, möglicherweise aber auch Gewalterfahrungen? Wie oft haben sich, im Nachhinein gesehen, gerade bei den Angesehensten und Frömmsten schlimme Dinge ereignet? Dennoch funktioniert in der Regel eine Art kollektiver Verleugnung, welche daran festhält, dass dies eine gute, wenn nicht gar ideale Familie sei.
Wenn es eher die Regel als die Ausnahme ist, dass die Lebensbedingungen für viele Menschen schwierig sind und nicht ideal, was folgt daraus für unsere biographisch-ätiologische Diagnostik und für unser Modell der „normalen" versus der „pathologischen" Persönlichkeitsentwicklung?
Wir müssen wohl davon ausgehen, dass viele Menschen im Laufe ihres Lebens vieles erleiden und wohl auch aushalten und verarbeiten können. Wenn in jeder belastenden Erfahrung eine neurotisierende Bedingung gesehen wird und in jeder schweren Belastung ein Trauma, verliert die biographisch-ätiologische Betrachtung ihren erklärenden Wert und wird zu einer beliebigen Zuschreibung. Hier ist also Vorsicht geboten bezüglich biographischer Schlussfolgerungen und gelegentlich auch das Eingeständnis, vorläufig noch keine Aussagen dazu machen zu können.

4.4 Dritter Teilschritt: Hypothesen zur Ätiopathogenese

> Die diagnostische Beurteilung der biographischen Belastungserfahrungen bezüglich ihrer pathogenen Folgen geschieht vor allem im Blick auf die Zeitfenster der belasteten lebensgeschichtlichen Entwicklung.

Der Blick in die Geschichte des Patienten, insbesondere auf seine kindlichen Beziehungserfahrungen in der familiären Situation, hat neben den prägenden Einflüssen (familiäre Vorbilder, Normen, Wertvorstellungen) vor allem einen Eindruck von den Belastungsereignissen und Beziehungskatastrophen vermittelt, welche die Patientenpersönlichkeit nachhaltig belastet haben.
Im nächsten diagnostischen Teilschritt werden psychodynamische Hypothesen gebildet über die „Genese" der späteren Störung (Welche Belastungsereignisse haben den Patienten in welchem Entwicklungsalter getroffen?) und über die pathogenetischen Auswirkungen der angenommenen Belastungserfahrungen (Welche psychischen Fehlentwicklungen wurden dadurch in Gang gesetzt, die später als neurotische Disposition bzw. strukturelle Vulnerabilität die Voraussetzung für eine psychische Krankheit bildeten?). Diese Thematik wurde in Kapitel 2.1 im Hinblick auf unterschiedliche ätiopathologische Muster ausführlich diskutiert.
Als entscheidend wichtig zeigt sich dabei das **Zeitfenster**, in dem die Belastung vorrangig wirksam war. Je später in der Kindheit die Belastungssituation erfahren wurde, desto eher bleiben konkrete Erinnerungsspuren an die Ereignisse. Sie sind – ein gutes Strukturniveau vorausgesetzt – in mentalisierter, d. h. sprachfähiger Form als Narrative gespeichert und können gegebenenfalls therapeutisch aufgerufen und ins volle Bewusstsein gehoben werden (Typus der konfliktbedingten Störung).

Je früher in der Kindheit die familiären Entwicklungsbedingungen eingeschränkt vorhanden oder katastrophal belastet waren, desto eher sind die negativen Erfahrungen implizit, körpernah gespeichert, d. h. nicht als therapeutisch abrufbares Narrativ gegeben, und desto stärker ist damit zu rechnen, dass die in frühen Beziehungen zu entwickelnden strukturellen Funktionen (z. B. Affektdifferenzierung, Affekttoleranz, Empathie etc.) vulnerabel oder defizitär geblieben sind (Typus der strukturbedingten Störung).
Diese beiden Aspekte (zur Psychodynamik von Konflikt und Struktur vgl. Kap. 2.3.3) sollten in der ätiopathogenetischen Hypothese unterschieden und in der später erfolgenden psychodynamischen Abklärung differenziell geprüft werden. Im Augenblick geht es um die Bildung von Hypothesen über den Zusammenhang zwischen biographischen Belastungserfahrungen und eventuell psychodynamisch relevanten Folgen. Ein weiterer wichtiger Teilaspekt auf dieser Ebene ist das Verständnis der **Bewältigung** von Belastungserfahrungen. Die biographische Entwicklung des Patienten, seine Kindheit und Jugend können Muster des Verhaltens und Erlebens deutlich werden lassen, durch die der Patient sich stabilisiert. Diese Bewältigungsmuster werden auch als neurotische Stile (Shapiro 1991) oder als Konfliktverarbeitungsmodi (Mentzos 2009) beschrieben. Wir sprechen hier von **Abwehrmustern** (im Zusammenhang mit unbewussten Konflikten) und von **Bewältigungsmustern** (von strukturellen Defiziten). Die drei wichtigsten ätiopathogenetischen Hypothesen zu Konflikt, Struktur und Trauma sind in Kapitel 2 ausführlich dargestellt, so dass sie an dieser Stelle nicht wiederholt werden müssen.

4.5 Vierter Teilschritt: Das Verständnis der symptomauslösenden Situation

> Das psychodynamische Verständnis der symptomauslösenden aktuellen Situation ist entscheidend für die psychodynamische Logik (Aktualisierung einer biographisch früh erworbenen Störungsdisposition). Alterstypische Entwicklungen und Ereignisse des Lebensalltags sind häufiger symptomauslösend als dramatische Schicksalseinbrüche.

Im Blick auf mögliche symptomauslösende Situationen kommt das bisher gewonnene psychodynamische Verständnis auf den Prüfstand: Die in der Lebensgeschichte bis dahin mitgetragene Disposition, die unbewussten Konfliktspannungen und Abwehrstrategien, die strukturellen Einschränkungen und ihre Bewältigungsmuster, die mitunter jahrzehntelang in einem inneren Gleichgewicht stabilisiert waren (wenn auch zwangsläufig mit starken Ich-Einschränkungen), geraten plötzlich aus der Balance. Hier ist zu klären, welche aktuellen Ereignisse den Schlüssel darstellen, der in das Schloss der bisher stabil gebliebenen psychodynamischen Disposition passt. Zwei Perspektiven sind hilfreich:

- die der aktuellen Ereignisse, die das Leben des Patienten treffen, und
- die seiner aktuellen Lebensphase und seiner alterstypischen Entwicklungsaufgaben.

Leitfragen zum psychodynamischen Verständnis des Krankwerdens (symptomauslösende Situation)

- In welcher aktuellen Lebenskonstellation entwickelte der Patient Symptomatik?
- Welche konkreten Veränderungen sind in der aktuellen Lebenssituation erfolgt (im Bereich von Partnerschaft, familiärer Beziehung, Beruf, Gesundheit, sozialer Situation usw.)?
  - banale Ereignisse mit subjektiver Bedeutung
  - schicksalhafte, belastende Ereignisse
- Welche alterstypischen Entwicklungsaufgaben hat der Patient gegenwärtig zu bewältigen?
- Was bedeuten die alterstypischen Entwicklungsaufgaben und die aktuellen Lebensveränderungen?
  - bezogen auf mögliche unbewusste Konflikte des Patienten (Konfliktaktualisierung, Abwehrlabilisierung)
  - bezogen auf strukturelle Einschränkungen des Patienten (z. B. Zusammenbruch von Bewältigungsmustern, Überforderung von strukturellen Fähigkeiten)
  - bezogen auf traumabedingte Belastungen (Trigger von Traumaerfahrungen, Verstärkung von Notfallabwehr)

Schwere schicksalhafte Ereignisse (z. B. der Tod eines nahen Angehörigen, der Verlust des Arbeitsplatzes, der Gesundheit usw.) können diagnostisch leicht erkannt werden, sind aber vergleichsweise selten wirklich das eigentlich auslösende Moment.
Bedeutsamer sind allgemeine situative Veränderungen und eher banale Ereignisse, die aber für den Patienten eine große subjektive Bedeutung gewinnen, weil sie eine unbewusst schwelende Problematik berühren (z. B. Veränderungen in der beruflichen, familiären und speziell der partnerschaftlichen Situation, in der Beziehung zu den eigenen Kindern, Eltern usw.). Die äußeren Veränderungen berühren eine innere unbewusste Konstellation (vor allem Konfliktsituationen und ihre Abwehr) und labilisieren in dem Sinne, dass sie den Patienten „in Versuchung führen" (eine Befriedigung zu erlangen, die ihm lebenslang versagt geblieben war) oder dass sie für ihn eine „Versagung" bedeuten (d. h. ihn die Hoffnung auf die Befriedigung eines Bedürfnisses endgültig verlieren lassen).
Für viele Patienten, und insbesondere für solche mit strukturellen Defiziten, ist ein anderer Typus von symptomauslösender Situation besonders relevant. Es sind die jeweiligen **Entwicklungsaufgaben**, die sich beim Erreichen einer neuen Altersstufe stellen und mit den eingeschränkt verfügbaren psychischen Werkzeugen nicht bewältigt werden können. Tabelle 4-3 nennt beispielhaft einige Altersstufen und darin anstehende Aufgaben, die geeignet sein können, latente Konflikte aufbrechen zu lassen oder die aufgrund von strukturellen Einschränkungen nicht bewältigt werden können und zu krisenhaften Belastungserfahrungen führen. Für die späteren Lebensabschnitte (mittlere Lebenszeit) gilt insbesondere, dass Bewältigungsbemühungen (vor allem bei strukturellen Defiziten) nicht mehr tragen und krisenhaft einbrechen können (z. B. die Erschöpfung einer bis dahin bestehenden starken Leistungsorientierung bei Verzicht auf persönliche Beziehungen oder das Scheitern einer narzisstischen Bewältigung anlässlich nachlassender Kräfte und geringer werdender körperlicher Attraktivität).

Tab. 4-3 Entwicklungsaufgaben der Lebensalter

Lebensabschnitt	Entwicklungsaufgaben
Adoleszenz: Der Selbst-Entwurf	Verselbstständigung aus der Primärfamilie; Selbstverantwortung und Selbstregulation; Suchen nach Identität und Orientierung; Aufbau von Peergroup-Beziehungen, Freundschaften, Beginn von Paarbeziehungen, Umgang mit Sexualität; Erwerb schulischer und beruflicher Qualifikation
Mitte 20: Der Aufbau	Aufbau von Partnerschaften und sexuellen Beziehungen, beruflichen Zielsetzungen und beruflicher Identität, Integration in berufliche Gemeinschaften
Mitte 30: Das Miteinander	erwachsene Verantwortung bzgl. Partnerschaft, Kinderwunsch, Elternschaft, familiärem Zusammenleben, beruflichen Aufgaben, Existenzsicherung
Mitte 50: Die Bilanz	Ertragen von Älterwerden und Nachlassen der Kräfte; Bilanzierung von Lebenszielen bzgl. Partnerschaft, Beruf, eigenen Kindern, Freundschaften, eigenen Träumen und Hoffnungen; Verpflichtungen nach beiden Seiten (große eigene Kinder und eigene alte Eltern)
Ende 60: Der Rückblick	veränderte Lebensperspektive: mehr Vergangenheit als Zukunft; Akzeptieren und Ertragen von körperlichen Einschränkungen und generellen Begrenzungen, Abschieden, Verlusten, Alleinsein

4.6 Fünfter Teilschritt: Die Erarbeitung des psychodynamischen Verständnisses

Für das zusammenfassende psychodynamische Verständnis des Patienten gilt es, einerseits für Konflikte und strukturelle Aspekte theoriebasierte Hypothesen zu bilden und diese andererseits in der diagnostischen Interaktion mit dem Patienten abzuklären und ihm das Ergebnis zurückzumelden. Die Systematik der OPD erleichtert dem Therapeuten die psychodynamische Fallformulierung.

Während die vorgenannten Schritte ein Bild von der krankheitswertigen Störung und der Lebensrealität entworfen, Biographie und auslösende Situation reflektiert und eine Hypothese über biographische Belastungen und ihre psychodynamischen Folgen gebildet haben, wendet sich die Diagnostik nun ausdrücklich der Persönlichkeit des Patienten im Hier und Jetzt zu. Das OPD-Interview bezieht an dieser Stelle Aspekte des szenischen Verstehens ein, wenngleich es sehr viel mehr mit offenen Karten spielt:
„Wir haben bis jetzt davon gesprochen, welche Beschwerden Sie haben, was Ihr jetziges Leben und Ihre Geschichte ausmacht. Ich würde jetzt, um Sie besser zu verstehen, gerne ein Bild von Ihrer Person gewinnen. Vielleicht können wir das gemeinsam

versuchen. Also erzählen Sie mir einfach, was sind Sie für ein Mensch, was ist für Sie wichtig, was ist für Sie schwierig?"

Die Schilderung von Ereignissen und speziell Beziehungsepisoden kann auch als Ausgangsmaterial genommen werden, um die **Verfügbarkeit über strukturelle Funktionen** (OPD-Achse IV) abzuklären. Hier klärt der Therapeut mit dem Patienten zusammen ganz konkret, wie der Patient in bestimmten Situationen funktioniert, ob es ihm z. B. möglich ist, in sich hineinzuschauen (Selbstreflexion) und dadurch seine auftauchenden Affekte zu sehen (Affektdifferenzierung), ob er andere verstehen kann (Empathie), ob er anderen gefühlsmäßige Bedeutung geben kann (Bindung) usw. Dabei erfährt der Untersucher, was dem Patienten leicht oder schwer fällt, und es ist im Blick auf die therapeutische Planung wichtig, dass er sich mit dem Patienten darüber verständigt. Es geht also nicht um unbewusste Dynamiken, die der Therapeut aufgrund theoretischer Annahmen für sich formuliert, ohne dass der Patient etwas davon weiß. Es geht vielmehr um gemeinsame Versuche, herauszufinden, wie der Patient mit sich und der Welt zurechtkommt, wie intensiv er z. B. auf Kränkungen reagiert (Selbstwertregulation), wie schwer er sich in andere hineinversetzen kann (Empathie) oder wie schwer es ihm fällt, gute Erfahrungen in sich zu bewahren (Internalisierung). Instrumente wie die Struktur-Fokusliste (vgl. Tab. 4-4, S. 107) und die Struktur-Checkliste (OPD-2) können den Therapeuten in seinem Vorgehen unterstützen. Die so erhobenen Befunde lassen in Studien eine gute Reliabilität erkennen (die höchsten Werte im Vergleich der OPD-Achsen) und korrelieren im Sinne guter Validität deutlich mit Befunden von Testinstrumenten (Benecke et al. 2009).

Für diesen Aspekt struktureller Diagnostik gilt, dass sie nur schwer aus der unbewussten Inszenierung des Patienten in der Patient-Therapeut-Begegnung (Szene) abzulesen ist. In ihr entsteht kein Bild von der Verfügbarkeit über strukturelle Funktionen, sondern eher der Eindruck problematischer Beziehungsgestaltung des Patienten: Der Therapeut fühlt sich angegriffen, entwertet, kontrolliert und bildet als Reaktion darauf Annahmen über vermutete unbewusste destruktive Intentionen des Patienten. Die „negative Gegenübertragung" des Therapeuten wird nicht vom Patienten „gemacht", sie ist ein persönliches Erleben aufgrund von theoretischen Vermutungen des Therapeuten, der das dysfunktionale Verhalten eines strukturell gestörten Patienten als gegen ihn gerichtete, unbewusste Absicht interpretiert. Der Therapeut kann auf diese theoretische Konstruktion verzichten, mit der Folge, dass er das ungeschickte Verhalten des Patienten nicht als persönlichen Angriff erleben muss, sondern als Ausdruck einer strukturellen Werkzeugschwäche verstehen kann.

In diesem diagnostischen Abschnitt, in dem Therapeut und Patient gemeinsam versuchen, ein psychodynamisches Bild des Patienten zu gewinnen, werden abschließend auch Hypothesen über unbewusste **lebensbestimmende Konflikte** formuliert. Dabei spielt für den Untersucher die Wahrnehmung der unbewussten Beziehungsangebote in der vom Patienten gestalteten Inszenierung eine wichtige Rolle als Hinweis auf seine unbewusste Problematik. Darüber hinaus gilt es jedoch, das Erleben und Verhalten des Patienten (in seiner Partnerbeziehung, in seiner heutigen und früheren Familie, in seinem Beruf, in seinem Umgang mit Leistung und Besitz, im Umgang mit seiner Erkrankung) auf mögliche Konfliktdynamiken hin zu untersuchen. Hierzu bietet die OPD-2 in ihrem Konfliktkapitel umfangreiche Operationalisierungen.

Während Symptomatik, Beziehungsgestaltung und strukturelle Funktionen eher bewusstseinsnahe Bereiche sind, die beobachtet, fragend abgeklärt und gemeinsam eingeschätzt werden können, beginnt mit der Beurteilung der Konfliktdynamik der theoriegeleitete Teil der Diagnostik. Die unbewussten Konflikte des Patienten können nur auf der Hintergrundsfolie von konzeptuellen Annahmen erschlossen werden. Das Verstehen des Therapeuten, das in den vorausgegangenen Abschnitten eher ein nachvollziehendes und empathisch einfühlendes war, wird an dieser Stelle ein Verstehen von theoretisch formulierten Zusammenhängen, also ein Erklären.

4.6.1 Die diagnostische Wahrnehmung

Die genannten diagnostischen Aspekte des Einfühlens in die unbewusste Konfliktthematik des Patienten, des Wahrnehmens von fehlenden strukturellen Werkzeugen und des Erklärens der Entstehung von konflikthaften und strukturellen Auffälligkeiten ist kein Entweder-oder, sondern etwas Ganzheitliches.

Man kann sich diese Einstellung ähnlich vorstellen wie jene, die bei der Rezeption von Kunstwerken zweckmäßig ist. Die Betrachtung der großformatigen Bilder von Mark Rothko, die im Grunde nur zwei- oder dreifarbige Flächen darstellen, hat eine starke Wirkung auf den unvoreingenommenen Betrachter. Die Sachkundigeren hingegen wissen, dass der Künstler nicht nur einfach farbige Flächen nebeneinander gesetzt hat, sondern in einem langen Produktionsprozess viele Farbflächen übereinanderschichtete, die den Bildern eine eigenartige Tiefe geben und sie teilweise leuchten, teilweise aber auch düster unheimlich wirken lassen (was vielleicht auch an die Depression und den Suizid des Malers denken lässt).

Mahlers unvollendet gebliebene 10. Symphonie wirkt auf Anhieb wie ein romantisches Klanggebirge und damit unzeitgemäß für eine Komposition um 1910. Zugleich klingt sie aber nicht nur romantisch-idyllisch, sondern stellenweise auch bedrohlich. Wenn ein Sachkundiger die Klangschichten der Partitur ähnlich wie die Farbschichten der Bilder von Rothko getrennt betrachtet, findet er darin merkwürdige chromatische Läufe und dissonante Akkorde, die eher an den Zeitgenossen Arnold Schönberg erinnern als an die Romantik. Beides zusammen gehört, gibt den Eindruck eines in sich Gebrochenen, nicht wirklich Geheuren, eine Atmosphäre, die zu der spannungsreichen Zeit vor dem Ersten Weltkrieg durchaus passt, zumindest aus unserer rückblickenden Betrachtung.

Die Beispiele von Rothko und Mahler sollen veranschaulichen, welche diagnostische Haltung wir, bezogen auf die unbewussten Unterströmungen des Patienten, einnehmen können. Es gilt, aus dem Bericht des Patienten und aus seinem Verhalten heraushören zu können, dass da noch mehr ist, Uneindeutiges, Widersprüchliches, Spannungsreiches. Etwas, das sich nicht sogleich offenbart, etwas Atmosphärisches, das der Diagnostiker an seiner eigenen Gefühlsreaktion wahrnehmen kann. Das Gefühlte wird ihm verstehbar, wenn er die Schichten der Persönlichkeit getrennt betrachtet. Das setzt allerdings voraus, dass er weiß, wie eine menschliche Persönlichkeit geschichtet ist, z. B. welche gegensätzlichen Motive gleichzeitig wirksam sein

können, welche heftigen Gefühle nebeneinander Bestand haben, welches Ausmaß von Realitätsverdrehung die Abwehr errichten kann. Bei Patienten mit strukturellen Defiziten sind diese Widersprüche noch stärker, die affektiven Dissonanzen noch schärfer, die nicht integrierbare existenzielle Verzweiflung noch ausgeprägter.
Der Versuch der diagnostischen Annäherung wechselt also zwischen diesen Aspekten des Einfühlens, genauen Hinschauens oder Hinhörens und des theoretisch fundierten Erklärenkönnens und versucht, diese drei Ebenen zu integrieren, ohne dass eine von ihnen das absolute Primat hätte. Die diagnostische Entwicklung lässt sich beschreiben als eine Sequenz von Wahrnehmen (der objektiven Fakten und subjektiven Bedeutungen des Patienten), Einfühlen (in das subjektive Erleben und die verinnerlichte Erfahrung des Patienten) und Erklären (im Rahmen von psychoanalytischen Konzepten).
Das psychodynamisch-diagnostische Geschehen der psychodynamischen Fallformulierung lässt sich wie folgt zusammenfassen.

Die psychodynamische Fallformulierung

Die psychodynamische Fallformulierung versucht, das aktuelle und biographische Geschehen in einem Schlüssel-Schloss-Prinzip zu verstehen:

- Diese individuelle Patientenpersönlichkeit (Alter, Geschlecht, aktuelle soziale Situation)
- mit diesen psychodynamisch relevanten Persönlichkeitszügen (Dispositionen) bestehend aus
  - unbewussten Konflikten
  - Abwehrhaltungen
  - generellem Strukturniveau, speziellen strukturellen Einschränkungen
  - Bewältigungsstrategien
  - Ressourcen
- biographisch verstehbar vor dem Hintergrund
  - belastender Beziehungserfahrungen (Konflikt) und/oder
  - unzureichender Entwicklungsbedingungen (Struktur) und/oder
  - katastrophalen Erlebnissen (Trauma)
- erkrankt in dieser speziellen Lebenssituation, welche
  - bestimmte unbewusste Konflikte aktualisiert und/oder
  - Abwehrhaltungen labilisiert und/oder
  - strukturelle Fähigkeiten überfordert und/oder
  - Bewältigungsstrategien zusammenbrechen lässt und/oder
  - Ressourcennutzung unmöglich macht,
- bildet spezielle akute Symptome aus, die aus dem Bisherigen verstehbar werden können als dysfunktionale Beziehungsregulation (Konflikt), Überforderung der Selbstregulation (Struktur) oder notfallmäßige Reaktion (Trauma),
- entwickelt u. U. eine chronifizierte Symptomatik, in welcher akute Symptome, charakterlich verfestigte Abwehr, dysfunktionale Bewältigung unter Einbeziehung schwieriger sozialer und somatischer Bedingungen ein komplexes Geschehen bilden.

Instrument: biographische Diagnostik, OPD-Diagnostik

Prinzip: Psychodynamik nicht linear erarbeiten (erstens, zweitens, drittens) sondern zirkulär abklären

4.6.2 Die OPD-Diagnostik im Überblick

Mit Hilfe der zuvor besprochenen diagnostischen Schritte sollte es im Rahmen mehrerer diagnostischer Sitzungen möglich sein, einen psychodynamischen Befund zu formulieren, der die folgenden Fragen der OPD beantwortet.

OPD-Achse I: Wie krank ist der Patient?

Diagnostische Fragen zu Krankheitserleben und Behandlungsvoraussetzungen:
- Wie schwer ist die Störung des Patienten in objektivierender Bewertung?
- Wie beeinträchtigt ist der Patient subjektiv in seinem Erleben und seiner Alltagsbewältigung?
- Welche Erklärungsmodelle und darauf bezogene Therapieerwartungen hat der Patient?
- Welche Veränderungsmotivation wird erkennbar?
- Welche inneren/äußeren Ressourcen hat der Patient?
- Welche inneren/äußeren Veränderungshemmnisse werden sichtbar?

OPD-Achse II: Welche Beziehungsgestaltung liegt vor?

Diagnostische Fragen zur Beziehungsdynamik:
- Wie sieht der Patient sich selbst, bezogen auf die anderen?
- Wie sieht der Patient die anderen, bezogen auf sich selbst?
- Was sehen die anderen im Verhalten des Patienten?
- Wie erleben die anderen sich selbst, bezogen auf den Patienten?

Zusammengefasst formuliert:
- Welcher beziehungsdynamische Zirkel ist erkennbar?

Erklärend:
- Welche biographisch prägenden Beziehungserfahrungen liegen dem zugrunde?

OPD-Achse III: Welche unbewussten Konflikte herrschen vor?

Diagnostische Fragen zu unbewussten Konflikten:
- Welche spürbaren Widersprüche, inneren Gegenbewegungen?
- Welche unbewussten Motive, Bedürfnisse, Wünsche, Impulse?
- Welche prägenden kindlichen Beziehungserfahrungen?
- Welche auf konkrete Objekte bezogenen Bindungen, Identifizierungen, Introjekte?
- Welche Objektvorstellungen und Beziehungserwartungen?
- Welche Selbstvorstellungen (Selbstrepräsentanzen)?

Zusammengefasst formuliert:
- Welche unbewussten pathogenen Überzeugungen?
- Welche lebensbestimmenden, internalisierten, unbewussten Konflikte?
- Welche Formen der Abwehr?
- Welche Übertragungsbereitschaft?

Ergänzend:
- Auf welchem Strukturniveau (von Objektvorstellungen, Selbstrepräsentanzen, Konflikten, Abwehr usw.) bestehen die Konflikte?

Mögliche Antworten:
Als unbewusster Konflikt steht im Vordergrund:
- Individuation vs. Abhängigkeit
- Unterwerfung vs. Kontrolle
- Versorgung vs. Autarkie
- Selbstwertkonflikt
- Schuldkonflikt
- ödipaler Konflikt
- Identitätskonflikt

OPD-Achse IV: Welche strukturellen Einschränkungen und welches generelle Strukturniveau sind erkennbar?

Diagnostische Fragen zur Struktur:
- Welche strukturellen Einschränkungen liegen im Einzelnen vor?
  - Selbstreflexion, Affektdifferenzierung, Identität
  - Selbst-Objekt-Differenzierung, ganzheitliche Objektwahrnehmung, realistisches Objekterleben
  - Impulssteuerung, Affekttoleranz, Selbstwertregulierung
  - Beziehung schützen, Interessenausgleich, Antizipation
  - Affekterleben, Phantasie nutzen, Körperselbst
  - emotionaler Kontakt, Affektausdruck, Empathie
  - Internalisierung, Introjekte nutzen, variable Bindungen
  - Bindungsfähigkeit, Hilfe annehmen, Bindungen lösen

Zusammengefasst formuliert:
- Welches generelle Strukturniveau hat der Patient?

Ergänzend:
- Welche spezifischen Bewältigungsstrategien werden zum Ausgleich struktureller Einschränkungen eingesetzt?

OPD-Achse V: Welche diagnostische Zuordnung kann vorgenommen werden? (Klassifikation nach ICD-10)

Es empfiehlt sich, die ICD-Diagnosen zu gruppieren.
- Gruppe der depressiven Störungen (depressive Episoden, rezidivierende depressive Störungen, anhaltende affektive Störungen)
- Gruppe der neurotischen Belastungs- und somatoformen Störungen (Angst-, Zwangs-, Belastungs-, Anpassungs-, dissoziative, somatoforme Störungen)
- Gruppe der Verhaltensauffälligkeiten mit körperlichen Störungen (vor allem Essstörungen)
- Gruppe der Persönlichkeitsstörungen und anhaltenden Persönlichkeitsveränderungen

Es sind die oben genannten Störungen, welche in der Regel die Indikation zu einer ambulanten Psychotherapie begründen. Für die folgenden Gruppen von Störungen gilt, dass sie u. U. wegen ihrer **Folgen und Auswirkungen** psychotherapeutisch behandelt werden. Insbesondere haben sie eine große prognostische Bedeutung (vor allem wenn sie nicht gesehen oder hinsichtlich der Krankheitsschwere nicht richtig eingeschätzt werden).

- Gruppe der Abhängigkeitserkrankungen (Alkohol, Drogen)
- Gruppe der schizophrenen und wahnhaften Störungen
- Gruppe der bipolaren und manischen Störungen

Ergänzung zur OPD: Welches Gewicht haben Traumaaspekte?

Zusätzlich zur OPD, sollten die folgenden **diagnostischen Fragen** geklärt werden:

- Welche traumaspezifische Symptomatik liegt aktuell vor?
- Welche eventuell auf Traumaerfahrungen hinweisenden weiteren Symptome liegen vor (dissoziative Symptome, emotionale Leere, Schlafstörungen, Schreckhaftigkeit, Konzentrationsstörungen, Somatisierungsneigung)?
- Welche eventuell auf Traumatisierungen hinweisenden dysfunktionalen Verhaltensweisen liegen vor (abgespaltenes, aggressives Verhalten, Reviktimisierungsneigung)?
- Welche konkreten Traumaereignisse sind bekannt?
- Welche Traumaereignisse werden vermutet?
- Sind die Kriterien für eine PTSD-Diagnose erfüllt?
- Worin bestand die konkrete kindliche Traumatisierung im Fall einer angenommenen „Komplextraumatisierung/komplexen posttraumatischen Störung“?
- Wie beeinträchtigt war die Persönlichkeitsentwicklung vor der bekannten oder vermuteten Traumatisierung?

4.6.3 Die Rückmeldung an den Patienten

Was macht der Therapeut mit seinem in der Diagnostik gewonnenen Wissen? Er tut dasselbe wie ein Internist oder ein Radiologe, d. h. er stellt es dem Patienten zur Verfügung, indem er aus seiner Expertensicht eine Einschätzung der pathogenen Bedeutung der Befunde vornimmt. Während ein Internist die Bedeutung von Laborbefunden oder ein Radiologe die Bedeutung von Röntgenbildern als Voraussetzung für eventuelle Behandlungsvorschläge erklärt, steht der Psychotherapeut vor der Aufgabe, die biographischen Bilder und psychodynamischen Muster des Patienten so in Sprache zu fassen, dass der Patient einen Nutzen daraus ziehen kann. Speziell in der Strukturbezogenen Psychotherapie haben wir gelernt, spiegelnd ein diagnostisches Bild zurückzugeben, das den Patienten dreierlei sehen lässt:

- ein Bild seiner biographischen Entwicklung („Unter diesen Bedingungen ist Ihr Leben verlaufen.“),
- ein Bild der Resilienzen und Ressourcen („Das gelingt Ihnen am besten.“) und
- ein Bild des dysfunktionalen Geschehens („An diesen Stellen geraten Sie in Schwierigkeiten.“).

Angesichts **struktureller Aspekte** des psychodynamischen Geschehens genügt es, die Überforderung des Patienten durch bestimmte Lebensaufgaben (z. B. in der Beziehungsgestaltung) und seine notfallmäßigen oder selbstschädigenden Reaktionen darauf zu verdeutlichen. Auf die Bedeutungen vermuteter unbewusster Vorgänge sollte dabei verzichtet werden.
Im Blick auf unbewusstes **Konfliktgeschehen** kann es bezüglich der Einschätzung der Behandelbarkeit hilfreich sein, in Probedeutungen auf Abwehrhaltungen und eventuell dahinterliegende Erlebensbereiche hinzuweisen. Die kleinianische Technik, den Patienten sofort durch Deutungen auf unbewusste Aspekte der Patient-Therapeut-Situation hinzuweisen und ihn so in eine Beziehung zu involvieren, hat keinen Raum in der Diagnostik, die dem Patienten die Freiheit lassen soll, sich im besseren Verständnis seiner Situation für oder gegen eine Behandlung zu entscheiden.

4.7 Therapieplanung: Die Fokusformulierung

Das eigentliche Ziel der Diagnostik ist die plausible Planung einer möglichst effektiven Behandlung. OPD schlägt vor, die wichtigsten Punkte des psychodynamischen Befundes als Foki der geplanten Behandlung zu markieren und mit dem Patienten zu verabreden. In der Planung und Durchführung der Therapie gilt es, das relative Gewicht von konflikthaften und strukturellen Anteilen sowie von Traumaaspekten abzuwägen. Verlauf und Ergebnis der Behandlung lassen sich anhand von Umstrukturierungsskalen einschätzen.

Der wesentliche Schritt von OPD-1 nach OPD-2 ist die Nutzung der Diagnostik als Grundlage der Behandlungsplanung (Rudolf u. Grande 2006). Dabei spielt die Fokusformulierung (und spätere fokussierte Behandlung) eine zentrale Rolle.

Definition Fokus
Als Foki kommen diejenigen Merkmale der Befunde in Betracht, welche die Störung mitverursachen und aufrechterhalten und deshalb für die Psychodynamik des Krankheitsbildes und für die geplante Behandlung eine bestimmte Rolle spielen.

Aus den erhobenen OPD-Befunden werden die psychodynamisch wichtigsten Punkte als Foki ausgewählt (Tab. 4-4).

- **Beziehungsfokus:** Die psychodynamische Formulierung der dysfunktionalen Beziehung ist ein obligater Fokus.
- **Konfliktfoki:** Sofern Konflikte deutlich erkennbar sind: Welche ein bis zwei vorherrschenden wichtigen Konflikte sollen bearbeitet werden?
- **Strukturfoki:** Sofern strukturelle Einschränkungen von klinischer Bedeutung sind, sollen ein bis drei Merkmale aus der Liste der strukturellen Foki ausgewählt werden.
- **symptombezogene Foki:** Sofern eine spezifische Symptomatik im Vordergrund steht (z. B. Essstörung oder Traumafolgesymptomatik) sollen ergänzend ein bis zwei Symptomfoki ausgewählt werden.

Tab. 4-4 OPD-Fokusliste (Beziehung, Konflikt, Struktur, spezielle Symptomatik)

Beziehungsfokus (obligat)	psychodynamische Beziehungsformulierung des Zirkels (Patient sieht sich, sieht andere; andere sehen Patient, sehen sich)
1–3 Konfliktfoki aus:	• 1. Individuation versus Abhängigkeit • 2. Unterwerfung versus Kontrolle • 3. Versorgung versus Autarkie • 4. Selbstwertkonflikt • 5. Schuldkonflikt • 6. ödipaler Konflikt • 7. Identitätskonflikt
1–3 Strukturfoki aus:	• Selbstwahrnehmung und Objektwahrnehmung – 1.1 Selbstreflexion – 1.2 Affektdifferenzierung – 1.3 Identität – 1.4 Selbst-Objekt-Differenzierung – 1.5 ganzheitliche Objektwahrnehmung – 1.6 realistisches Objekterleben • Steuerung – 2.1 Impulssteuerung – 2.2 Affekttoleranz – 2.3 Selbstwertregulierung – 2.4 Beziehung schützen – 2.5 Interessenausgleich – 2.6 Antizipation • Kommunikation – 3.1 Affekterleben – 3.2 Phantasie nutzen – 3.3 Körperselbst – 3.4 emotionaler Kontakt – 3.5 Affektausdruck – 3.6 Empathie • Innere Bindung und äußere Beziehung – 4.1 Internalisierung – 4.2 Introjekte nutzen – 4.3 variable Bindungen – 4.4 Bindungsfähigkeit – 4.5 Hilfe annehmen – 4.6 Bindungen lösen
1–2 Symptomfoki aus verhaltensnahen Symptomen	z. B. Essstörung, Traumafolgestörung

4.7.1 Abwägung von Konflikt- und Strukturaspekten

Nachdem die Foki ausgewählt wurden, gilt es abzuwägen, welches relative Gewicht Konfliktfoki und Strukturfoki besitzen, denn die Ausgestaltung (und Behandelbarkeit) der Konflikte hängt wesentlich auch vom Strukturniveau ab. Im Blick auf die Verflechtung von Konflikt und Struktur unter Einbeziehung von Traumaaspekten lassen sich unterschiedliche klinische Typen bilden (Tab. 4-5).
Aus der Einteilung in diese sieben verschiedenen klinischen Typen leitet sich ab, in welcher methodischen Variante psychodynamischer Psychotherapie (und auch in welchem Setting) die Behandlung am ehesten erfolgversprechend ist:

- Durchführung einer **vorwiegend konfliktaufdeckenden** Psychotherapie,
- Durchführung einer **vorwiegend strukturbezogenen** Psychotherapie,
- Durchführung einer Psychotherapie, die **beides** berücksichtigt, oder
- Durchführung einer **traumaadaptierten** Psychotherapie.

Das differenzielle therapeutische Vorgehen ist in Kapitel 3 beschrieben, weitere Details zur Strukturbezogenen Psychotherapie finden sich in Kapitel 6.

4.7.2 Prozessentwicklung und Evaluation des Behandlungsverlaufs

Im Sinne der Heidelberger Umstrukturierungsskala (Rudolf et al. 2000) lässt sich die therapeutische Prozessentwicklung im Behandlungsverlauf daran ablesen, wie weit es gelungen ist, die Foki zu bearbeiten. Für den **Beziehungsfokus und die Konfliktfoki** gilt das Ziel der Bewusstwerdung und Verantwortungsübernahme des Patienten für seine bis dahin unbewussten Verhaltenstendenzen.

Tab. 4-5 Klinische Typen

Typ	pathogene Akzente	Strukturniveau	Häufigkeit*
Typ 1	ganz überwiegend konfliktbedingt	gutes bis mäßiges Strukturniveau	15 %
Typ 2	weitgehend konfliktbedingt, einzelne strukturelle Aspekte	mäßiges Strukturniveau	35 %
Typ 3	Konfliktthemen maskieren erhebliche Strukturaspekte	mäßiges bis geringes Strukturniveau	20 %
Typ 4	überwiegend strukturbedingt	geringes Strukturniveau	15 %
Typ 5	ganz überwiegend strukturbedingt	gering- bis desintegriertes Strukturniveau	5 %
Typ 6	akut traumatische Störung mit deutlichen strukturellen Einschränkungen	auf reduziertem Strukturniveau	5 %
Typ 7	akut traumatische Störung mit wenig strukturellen Auffälligkeiten	auf höherem Strukturniveau	5 %

* Einschätzung auf der Grundlage der Berichte an den Gutachter in der Richtlinienpsychotherapie

Stufen der Umstrukturierung: Konfliktbearbeitung

1. Abwehr, Nicht-Wahrnehmung des Fokus
2. ungewollte Beschäftigung mit dem Fokusbereich
3. vage Fokuswahrnehmung
4. Anerkennung und Erkundung des Fokusbereichs
5. Auflösung alter Strukturen im Fokusbereich
6. Neuordnung des Fokusbereichs
7. Auflösung des Fokus

Auch die Evaluation **struktureller Foki** lässt sich mit Hilfe der Einlösungsskala der Heidelberger Umstrukturierungsskala gut abbilden.

Stufen der Umstrukturierung: Strukturbearbeitung

1. Patient arbeitet weder in der Therapie noch außerhalb am Fokus.
2. Patient nähert sich in der Therapie dem Fokus an.
3. Patient akzeptiert, dass das verstandene Fokusthema äußere Konsequenzen haben muss.
4. Patient macht Ansätze, in seiner Realität mit dem Fokusthema umzugehen.
5. Es zeigen sich einzelne wichtige Veränderungsansätze in der Realität.
6. Es zeigen sich viele wichtige Veränderungen in der Realität.

Während im Konfliktbereich die Einsicht in das eigene Verhalten die zentrale Hürde darstellt und therapeutisch erarbeitet werden muss, sind die strukturellen Defizite nicht im eigentlichen Sinne abgewehrt, sondern liegen relativ offen zutage. Bei ihnen gilt es, dass der Patient Verantwortung für sie übernimmt und sich mit den strukturellen Themen aktiv verändernd auseinandersetzt.

In dem Qualitätssicherungssystem QPP (s. Heuft et al. 2005) findet sich der Vorschlag einer differenzierten Veränderungsbeschreibung auf der Grundlage der beschriebenen Umstrukturierungsskalen.

5 Psychodynamische Psychotherapie im Rahmen der Richtlinienpsychotherapie

5.1 Psychodynamische Psychotherapie im gesundheitlichen Versorgungssystem

Psychodynamische Psychotherapie in Form von analytischer und tiefenpsychologischer Psychotherapie ist eine Leistung der gesetzlichen Krankenversicherung und der Beihilfe. Die Regularien für eine ausreichende, zweckmäßige und wirtschaftliche Psychotherapie der Versicherten, für die behandelbaren Störungsbilder (Anwendungsgebiete), das Antragsverfahren, die verfügbaren Stundenkontingente und das Gutachterverfahren sind in der Richtlinie des Gemeinsamen Bundesausschusses niedergelegt.

5.1.1 Richtlinienpsychotherapie

Bisher wurde beschrieben, welche konzeptuelle Entwicklung und therapeutischen Differenzierungen sich unter dem Oberbegriff der Psychodynamischen Psychotherapie fassen lassen und wie Diagnostik betrieben wird. Nun wenden wir uns der Frage zu, wie dieses Verfahren im Rahmen des gesundheitlichen Versorgungssystems angewandt werden kann.

Die Einführung einer krankenkassenfinanzierten Psychotherapie in Deutschland im Jahre 1967 bedeutete dreierlei: Nachdem bereits Ende des 19. Jahrhunderts ein Versicherungsschutz für körperliche Krankheiten eingeführt worden war, stellte die nun erfolgte gleichwertige Anerkennung psychischen Krankseins als behandlungsbedürftige Störung einen bedeutsamen Schritt in der gesellschaftlichen Entwicklung dar. Zum Zweiten bedeutete es für den einzelnen Patienten, dass er unabhängig von seiner finanziellen Lage das Recht und die Chance erhielt, sich auf Kosten der Versichertengemeinschaft einer qualifizierten psychotherapeutischen Behandlung unterziehen zu können. Es bedeutete zum Dritten für die Psychotherapeuten die Erweiterung und Sicherung eines Berufsstandes, der fortan wachsenden Zulauf erfuhr, so dass im großen Umfang Institute gegründet und psychotherapeutische Weiterbil-

dungen durchgeführt wurden. Die vertragliche Regelung zwischen den Vertretern der Kostenträger (Krankenkassen) und den Leistungserbringern, vertreten durch die kassenärztliche Bundesvereinigung, wurde getroffen und durch die „Psychotherapie-Richtlinie" geregelt (vgl. Dahm 2008; Rüger u. Bell 2004; Rüger 2007). 1987 wurde die Verhaltenstherapie einbezogen.
Als analytisch begründete Verfahren werden die Tiefenpsychologisch fundierte und die Analytische Psychotherapie definiert (§ 14a, 14b der Psychotherapie-Richtlinien).

„(1) Die tiefenpsychologisch fundierte Psychotherapie umfasst ätiologisch orientierte Therapieformen, mit welchen die unbewusste Psychodynamik aktuell wirksamer neurotischer Konflikte und struktureller Störungen unter Beachtung von Übertragung, Gegenübertragung und Widerstand behandelt werden.
(2) Eine Konzentration des therapeutischen Prozesses wird durch Begrenzung des Behandlungszieles durch ein vorwiegend konfliktzentriertes Vorgehen und durch Einschränkung regressiver Prozesse angestrebt. Die tiefenpsychologisch fundierte Psychotherapie gelangt auch in jenen Fällen zu Anwendung, in denen eine längerfristige therapeutische Beziehung erforderlich ist.
Die analytische Psychotherapie umfasst jene Therapieformen, die zusammen mit der neurotischen Symptomatik den neurotischen Konfliktstoff und die zugrundeliegende neurotische Struktur des Patienten behandeln und dabei das therapeutische Geschehen mithilfe der Übertragungs-, Gegenübertragungs- und Widerstandsanalyse unter Nutzung regressiver Prozesse in Gang setzen und fördern."

Als **Anwendungsformen** werden die Einzeltherapie (bei Erwachsenen, bei Kindern und Jugendlichen) und die Behandlung in Gruppen (bei Erwachsenen, bei Kindern und Jugendlichen) genannt.
Die Richtlinien definieren weiterhin den **Behandlungsumfang** (§ 23b Psychotherapie-Richtlinie).

- Analytische Psychotherapie bis 160 Stunden, in besonderen Fällen bis 240 Stunden, bei Gruppenbehandlung bis 80 Doppelstunden, in besonderen Fällen bis 120 Doppelstunden,
- Tiefenpsychologisch fundierte Psychotherapie bis 50 Stunden, in besonderen Fällen bis 80 Stunden, bei Gruppenbehandlung bis 40 Doppelstunden, in besonderen Fällen bis 60 Doppelstunden,
- bei Psychotherapie von Kindern bei Analytischer und Tiefenpsychologisch fundierter Psychotherapie bis 70 Stunden, in besonderen Fällen bis 120 Stunden, bei Gruppenbehandlung bis 40 Doppelstunden, in besonderen Fällen bis 60 Doppelstunden,
- bei Psychotherapie von Jugendlichen bei Analytischer und Tiefenpsychologisch fundierter Psychotherapie bis 90 Stunden, in besonderen Fällen bis 140 Stunden, bei Gruppenbehandlung bis 40 Doppelstunden, in besonderen Fällen bis 60 Doppelstunden.

Darüber hinausgehende Kostenübernahmen sind an spezielle Bedingungen geknüpft (§ 23b Abs. 8) und zwar,

„wenn aus der Darstellung des therapeutischen Prozesses hervorgeht, dass mit der Beendigung der Therapie das Behandlungsziel nicht erreicht werden kann, aber begründete Aussichten auf Erreichung des Behandlungszieles bei Fortführung der Therapie besteht. Dabei sind grundsätzlich folgende Höchstgrenzen einzuhalten
a) analytische Psychotherapie 300 Stunden, in Gruppen 150 Doppelstunden;
b) tiefenpsychologisch fundierte Psychotherapie 100 Stunden, in Gruppen 80 Doppelstunden;
c) bei analytischer und tiefenpsychologisch fundierter Psychotherapie von Kindern 150 Stunden, in Gruppen 90 Doppelstunden;
d) bei analytischer und tiefenpsychologisch fundierter Psychotherapie von Jugendlichen 180 Stunden, in Gruppen 90 Doppelstunden.“

Die Psychotherapie-Richtlinie definiert weiterhin, bei welchen krankheitswertigen Störungen (**Anwendungsgebieten**) Psychotherapie indiziert ist (§ 22):
1. affektive Störungen: depressive Episoden, rezidivierende depressive Störung, Dysthymie
2. Angststörungen und Zwangsstörungen
3. somatoforme Störungen und dissoziative Störungen (Konversionsstörungen)
4. Reaktionen auf schwere Belastungen und Anpassungsstörungen
5. Essstörungen
6. nicht-organische Schlafstörungen
7. sexuelle Funktionsstörungen
8. Persönlichkeitsstörungen und Verhaltensstörungen
9. Verhaltens- und emotionale Störungen mit Beginn in Kindheit und Jugend

Psychotherapie kann ferner bei Krankheiten oder deren Auswirkungen angewandt werden, „wenn psychische Faktoren einen wesentlichen pathogenen Anteil daran haben und sich ein Ansatz für die Anwendung von Psychotherapie bietet“. Als Indikationen sind genannt:
1. Abhängigkeit von Alkohol, Drogen und Medikamenten nach vorangegangener Entgiftungsbehandlung, d. h. im Stadium der Entwöhnung oder Abstinenz
2. seelische Krankheit aufgrund frühkindlicher emotionaler Mangelzustände oder tiefgreifender Entwicklungsstörungen, in Ausnahmefällen auch seelische Krankheiten, die im Zusammenhang mit frühkindlichen körperlichen Schädigungen oder Missbildungen stehen
3. seelische Krankheiten als Folge schwerer chronischer Krankheitsverläufe
4. psychische Begleit-, Folge- oder Residualsymptomatik psychotischer Erkrankungen

In den Psychotherapie-Richtlinien wird ferner dargelegt, dass es sich bei der Richtlinienpsychotherapie um ein „Antragsverfahren“ handelt:

- Der Patient stellt einen Antrag auf Psychotherapie,
- der Therapeut begründet den Antrag in einem Bericht an den Gutachter,
- der Gutachter prüft die Richtlinienkonformität der beantragten Psychotherapie und gibt eine Empfehlung bezüglich der Kostenübernahme an die Krankenkasse ab,
- die Krankenkasse entscheidet auf der Grundlage der gutachterlichen Empfehlung über die Kostenübernahme.

Dieses System hat sich seit seiner Etablierung im Kern wenig verändert, wenngleich natürlich im Laufe der rund 40 Jahre verschiedene Entwicklungsschritte erfolgten: die Einführung der Verhaltenstherapie in die Richtlinienpsychotherapie 1987, die Einführung eines selbstständigen Heilberufes des Psychologischen Psychotherapeuten und des Kinder- und Jugendlichenpsychotherapeuten auf der Grundlage des Psychotherapeuten-Gesetzes 1998, die Neudefinition der Anwendungsgebiete sowie die Definition von Verfahren, Methoden und Techniken 2007 (Rüger 2007).
Von großer Bedeutung für das Verständnis und die Anwendung der Psychotherapie-Richtlinie ist der „Kommentar Psychotherapie-Richtlinien“, ursprünglich verfasst von Faber und Haarstrick, inzwischen in der 9. Auflage herausgegeben von Rüger, Dahm und Kallinke (2012). Dieser Text erläutert das jeweils aktuelle, in den zuständigen Gremien erarbeitete Verständnis der Psychotherapie-Richtlinie und speziell die formale und inhaltliche Gestaltung des Psychotherapieantrages im Gutachterverfahren.
Psychotherapie-Richtlinie und Kommentar beschreiben, was Psychodynamische Psychotherapie ausmacht: Die Nutzung psychoanalytischer Konzepte und Erfahrungen in einer Psychotherapie, die Aspekte der Notwendigkeit (Indikation bei krankheitswertigen Störungen), der Zweckmäßigkeit (Wirksamkeit) und der Wirtschaftlichkeit (Begrenzung auf die wichtigsten Therapieziele) berücksichtigt. Die therapeutische Bandbreite beginnt bei der Kurzzeittherapie (KZT), die in 25 Sitzungen eine umschriebene Problematik oder Krisensituation bearbeitet. Sie führt zur Tiefenpsychologisch fundierten Psychotherapie, die in 50 bis 80, maximal 100 Sitzungen eine aktualisierte Problematik des Patienten fokal bearbeitet, bis zur Analytischen Psychotherapie, die in 160 bis 240 Sitzungen, maximal 300 Sitzungen die dem aktuellen Konfliktstoff zugrunde liegende neurotische Struktur der Patienten bearbeitet.
Ohne Berücksichtigung der KZT (die für die meisten Therapeuten nicht gutachterpflichtig ist) machen die psychodynamischen Verfahren 53 % der beantragten Therapien aus (die anderen 47 % betreffen Verhaltenstherapie). Innerhalb dieser psychodynamischen Hälfte ist wiederum der größte Teil (47 %) tiefenpsychologisch, ein vergleichsweise kleiner Teil (6 %) analytisch (Rüger 2007). Das bedeutet, dass ein für die psychodynamischen Verfahren zugelassener Gutachter im Durchschnitt 80–90 % tiefenpsychologische und 10–20 % analytische Anträge zu beurteilen hat. Der analytische Anteil am Gesamtstundenaufkommen ist freilich höher, da die analytischen Kontingente jeweils etwa das Dreifache der tiefenpsychologischen ausmachen.

5.1.2 Analytische und Tiefenpsychologisch fundierte Psychotherapie

Wie die Richtlinien für tiefenpsychologische und analytische Psychotherapie ausführen, sind diese beiden Ansätze „psychoanalytisch begründet“; das bedeutet, dass sie auf psychoanalytische Grundannahmen von Störung und Behandlung zurückgreifen. Die heute verwendeten psychodynamischen Ansätze haben psychoanalytische Wurzeln, von denen ausgehend sie sich in unterschiedliche Richtungen entwickelt haben. Hier gilt es zu klären: Wie psychoanalytisch sind Analytische und Tiefenpsychologisch fundierte Psychotherapie?

Analytische Psychotherapie ist eine zeitbegrenzte und daher notwendigerweise fokussierende Modifikation der traditionellen Psychoanalyse (Rudolf 2001a; Rudolf u. Rüger 2012a). Bei der Einführung der Analytischen Psychotherapie als Richtlinienpsychotherapie zweifelten viele Psychoanalytiker, ob eine zeitlich begrenzte und nicht vom Patienten selbst bezahlte Behandlung effektiv psychoanalytisch arbeiten könne; manche zweifeln daran noch heute, wenngleich die Effektivitätsfrage für die Analytische Psychotherapie inzwischen zufriedenstellend beantwortet ist (im Gegensatz zur Psychoanalyse, für die es wenige Outcome-Studien gibt).

Ein Problem der Analytischen Psychotherapie als Richtlinienpsychotherapie kann es sein, dass sie im Sinne der Psychoanalyse durchgeführt wird und folglich in 240 bis 300 Sitzungen nicht zu einem befriedigenden Abschluss kommt. Das hat damit zu tun, dass manche analytische Ausbildungsinstitute und Fachgesellschaften ihre Orientierung bei den internationalen psychoanalytischen Gesellschaften suchen, die mit der deutschen Richtlinienpsychotherapie wenig vertraut sind oder diese als Verwässerung des klassischen analytischen Ansatzes sehen.

Auf der Gegenseite der analytischen Überidentifizierung steht die Frage, wie weit das analytische Setting modifiziert werden kann, ohne seinen analytischen Charakter zu verlieren. Eine Wochenstunde im Sitzen mit supportiven Interventionen unterscheidet sich möglicherweise nur durch die längere Dauer von einer Tiefenpsychologisch fundierten Psychotherapie. Andererseits erwies sich in der Begleitforschung von analytischen Langzeitbehandlungen (in der Praxisstudie PAL) gerade die Flexibilität des analytischen Vorgehens, das im Behandlungsverlauf je nach Situation des Patienten zwischen stützend-strukturgebenden und regressionsfördernd-aufdeckenden Zielsetzungen variiert, als besonders effektiv.

Für die Tiefenpsychologisch fundierte Psychotherapie ist die Frage der analytischen Ausrichtung noch schwerer zu beantworten (Rudolf 2001b). Die Begriffsbestimmung (§ 14 der Richtlinie) nennt klassisch psychoanalytische Aspekte: „unbewusste Psychodynamik“, „neurotische Konflikte und strukturelle Störungen“, „Beachtung von Übertragung, Gegenübertragung und Widerstand“, unterstreicht jedoch zugleich den Aspekt der Begrenzung und Fokussierung: „Konzentration des therapeutischen Prozesses“, „Begrenzung des Behandlungsziels“, „konfliktzentriertes Vorgehen“, „Einschränkung regressiver Prozesse“.

In diesen vor rund 40 Jahren formulierten Begriffsbestimmungen stehen Tiefenpsychologisch fundierte und Analytische Psychotherapie grundsätzlich nahe beieinander als jeweils aus der Psychoanalyse abgeleitete Ansätze, die entweder analytisch breiter „zusammen mit der neurotischen Symptomatik den neurotischen Konfliktstoff und

die zugrundeliegende neurotische Struktur des Patienten behandelt“ (AP) oder begrenzter „die unbewusste Psychodynamik aktuell wirksamer Konflikte und struktureller Störungen“ fokussiert (TP).
Diese Formulierung könnte vermuten lassen, dass die Analytische Psychotherapie eine kürzere Psychoanalyse und die Tiefenpsychologisch fundierte Psychotherapie eine wiederum reduzierte Analytische Psychotherapie darstelle. Das ist nicht zutreffend. Die Analytische Psychotherapie ist etwas anderes als Psychoanalyse. Aus der Sicht der Psychodynamischen Psychotherapie ist die Psychoanalyse als hochfrequente, nicht fokussierte, langfristige Therapie, wie Fürstenau (2005) definiert, ein Sonderfall des psychoanalytischen Vorgehens, der nur wenige Variablen des psychoanalytischen Paradigmas einbezieht (im Wesentlichen das der Übertragungsanalyse) und die übrigen ausspart.
Die Tiefenpsychologisch fundierte Psychotherapie war von Anfang an methodisch etwas Eigenes und hat dieses Eigene in den letzten Jahrzehnten weiter ausgebaut. Der hierfür notwendige psychoanalytisch modifizierte Umgang mit dem Unbewussten, dem Widerstand, der Übertragung und der Gegenübertragung wird von S. O. Hoffmann am Beispiel der psychodynamischen Angstbehandlung anschaulich dargestellt (Hoffmann 2008, S. 45–55).
Für die Begutachtung gilt die fundierte Beantwortung folgender Fragen als Qualitätsmerkmal:

- Welche krankheitswertige Störung liegt vor? (valide klinische Diagnostik und diagnostische Klassifikation)
- Welche pathogenetische Psychodynamik ist zu erkennen?
- Welches Verfahren, welche Methode wurden angewandt? (Differenzialindikation)
- Welcher Behandlungsumfang wurde gewählt und begründet?
- Welcher psychodynamische Fokus und welche therapeutische Zielsetzung wurden verabredet?
- Wie erfolgt die Steuerung des therapeutischen Prozesses?
- Welche therapeutischen Entwicklungsschritte und Behandlungsergebnisse werden erkennbar?

5.1.3 Indikation zur Tiefenpsychologisch fundierten und Analytischen Psychotherapie

Die Frage der Therapieindikation ist eine besonders schwierige. Sie wird üblicherweise in Analogie zur medizinischen Therapie diskutiert. In der Pharmakotherapie wird durch Studien untersucht, welches spezielle Medikament bei einer bestimmten Störung kurzfristig und nachhaltig am besten wirkt und am wenigsten schadet; Vergleichbares gilt für invasive und operative Behandlungen. Daraus ergibt sich ein kohärentes System von scheinbar eindeutigen Indikationen und Kontraindikationen; daneben gibt es aber auch viele Heilmittel und Maßnahmen, die ubiquitär eingesetzt werden und bei Patienten und Ärzten beliebt sind, ohne dass sich ihre spezifischen Wirkungen belegen ließen.
Für die Psychotherapie gilt, dass die **Wirksamkeit** bestimmter Verfahren bei unterschiedlichen Störungen unter „Laborbedingungen“ (im Experiment der randomi-

siert-kontrollierten Studien) und teilweise auch unter naturalistischen Versorgungsbedingungen nachgewiesen ist. Es gibt jedoch wenige Untersuchungen, die eine Entscheidung für oder gegen eines der wirksamen Verfahren und erst recht nicht für oder gegen eine methodische Variante oder eine Settingvariante (z. B. Einzel- oder Gruppentherapie) begründen könnten. So herrschen hinsichtlich des jeweils vom einzelnen Therapeuten bevorzugten Vorgehens vor allem persönliche Erfahrungen, Meinungen oder Überzeugungen vor – zumal die meisten nicht in vielen verschiedenen Verfahren, Methoden und Settings arbeiten. So plädieren Analytiker für Analytische Psychotherapie, Gruppentherapeuten für Gruppenpsychotherapie, Tiefenpsychologen für tiefenpsychologische Behandlung.
Meine Erfahrungen gründen sich neben eigenen Behandlungen auf die Eindrücke als Gutachter der Richtlinienpsychotherapie (viele tausend Behandlungen) und als Supervisor (einige hundert Verläufe). Auf dieser empirisch eher bescheidenen Grundlage lassen sich folgende Indikationsstellungen für Tiefenpsychologisch fundierte und Analytische Psychotherapie formulieren (vgl. Rudolf u. Rüger 2001). Dabei zeigt sich, dass Tiefenpsychologisch fundierte Psychotherapie sich auf sehr unterschiedliche Störungen ausrichten lässt, während Analytische Psychotherapie dem Typus der komplexen Störung vorbehalten scheint.

Indikation und therapeutische Zielsetzung der Tiefenpsychologisch fundierten Psychotherapie

1. **Aktualisierte konfliktbedingte Störungen**
   - *Klinische Bilder:* z. B. depressive Episode, generalisierte Angst, Anpassungsstörung, Zwangsstörung
   - *Therapieziel:* aktuelle Konflikte im Hintergrund der Symptomatik aufdecken und durcharbeiten
2. **Aktualisierte persönlichkeitsstrukturelle Störungen**
   - *Klinische Bilder:* z. B. Züge von emotional-instabiler, schizoider, narzisstischer, histrionischer Persönlichkeitsstörung
   - *Therapieziel:* Dysfunktionale strukturelle Muster deutlich machen, strukturelle Fähigkeiten fördern, dysfunktionale Bewältigungsmuster vor allem im Beziehungsbereich korrigieren. Bei diesen Störungen ist auch ein gruppentherapeutisches Vorgehen im Sinne des Heigl-Evers'schen interaktionellen Ansatzes aussichtsreich.
3. **Gemischte strukturelle und konfliktbedingte Störungen**
   - *Klinische Bilder:* z. B. somatoforme Störungen, Essstörungen
   - *Therapieziel:* parallel strukturell fördernd, fokal konfliktaufdeckend und symptombezogen arbeiten
4. **Strukturelle Folgen schwerer Belastungserfahrung/aktueller Traumatisierung**
   - *Klinische Bilder:* z. B. PTSD, dissoziative Störung
   - *Therapieziel:* Belastungsfolgen und insbesondere affektive Dysregulation und Dissoziationsneigung stabilisieren, negative Erfahrungen biographisch integrieren

5. **Folgezustände von psychischen und somatischen Erkrankungen und psychosozialen Belastungen**
   - *Klinische Bilder:* z. B. Zustand nach somatischen oder psychotischen Erkrankungen, nach Abhängigkeitsstörungen oder nach sozialen Katastrophen
   - *Therapieziel:* haltgebend begleiten, Krankheitsbewältigung fördern
6. **Akute Krisenzustände und Belastungsreaktionen**
   - *Klinische Bilder:* z. B. akute Belastungsreaktion
   - *Therapieziel:* Stabilisierung und Neuorientierung im Rahmen von Krisenintervention

Indikation und therapeutische Zielsetzung der Analytischen Psychotherapie

1. **Analytische Psychotherapie unmodifiziert**
   (in der Regel höhere Stundenfrequenz, Couch-Setting, auf Übertragung zentriert, Regression fördernd)
   - *Indikation:* chronifizierte, konfliktbedingte Störungen, tief in der Persönlichkeit verwurzelt, mit ausgeprägten Abwehrhaltungen/Charakterabwehr
   - *Klinisches Bild:* z. B. chronische Depression, double depression, Persönlichkeitsstörungen (ängstlich-vermeidend, abhängig, zwanghaft)
   - *Therapieziel:* Durcharbeiten der aktualisierten Konflikte und Grundkonflikte in der Übertragungsanalyse
2. **Analytische Psychotherapie modifiziert**
   (Setting und Frequenz variabel, z. B. initial niederfrequent, sitzend, begrenzte Nutzung von Regression und Übertragung, stattdessen interaktionelles Arbeiten)
   - *Indikation:* komplexe Störungen, in denen chronifizierte, konfliktbedingte Züge und Abwehrhaltungen verknüpft sind mit persönlichkeitsstrukturellen Einschränkungen und denkbaren weiteren Belastungen durch psychosoziale Belastungsereignisse; somatische Erkrankungen; Symptomchronifizierung usw.
   - *Klinisches Bild:* komplexe Störungen, in denen sich konfliktbedingte Störungen mit Zügen schwerer Persönlichkeitsstörungen (Borderline, narzisstisch, schizoid, paranoid, histrionisch) und Verhaltensstörungen (Impulskontrollstörungen, Essstörungen, Störungen der Geschlechtsidentität und der sexuellen Präferenz) und ggf. mit somatischen und posttraumatischen Störungen verknüpfen
   - *Therapieziel:* Adaptives und sequentielles Bearbeiten der unterschiedlichen Störungsaspekte; anfangs Stabilisierung und Bewältigungsorientierung, Strukturförderung, zunehmend konfliktaufdeckend und Erfahrungen in die Biographie integrierend (vgl. Rudolf 2007a). Bei diesen Störungen sind auch interaktionell modifizierte gruppenanalytische Therapien indiziert.

5.1.4 Das Gutachterverfahren

Geplante Psychotherapien müssen in Deutschland vorab beantragt werden. Die Kostenübernahme durch die Krankenkasse erfolgt in der Regel auf die Empfehlung eines Gutachters hin. Ein Therapeut steht also vor der Notwendigkeit, sein psychodynamisches Verständnis der Störung, seinen Behandlungsplan und seine prognostische Einschätzung vorab auf der Grundlage diagnostischer Sitzungen schriftlich zu formulieren und darauf bezogen in Fortführungsberichten den Behandlungsverlauf zu beschreiben. Das ist oft keine leichte Aufgabe und viele Therapeuten fühlen sich dadurch unter Druck gesetzt (Arbeitsdruck, immer wieder Berichte fertig zu stellen, Erfolgsdruck gegenüber dem Patienten, dem man Behandlung zugesagt hat, Rechtfertigungsdruck gegenüber dem Gutachter angesichts schwieriger Behandlungsverläufe und notwendig werdender weiterer Behandlungsschritte, Druck durch Ärger und Enttäuschung, wenn eine Nicht-Zustimmung des Gutachters als persönliche Kritik erlebt wird usw.). So sähen manche dieses System lieber heute als morgen abgeschafft. Dabei ist freilich zu bedenken, dass die Richtlinienpsychotherapie den im Versorgungssystem seltenen Fall einer Vorabkostenübernahme mit gesicherten Kostensätzen darstellt und damit zur wirtschaftlichen Existenzsicherung der Therapeuten beiträgt. Im Interesse der Kostenträger und damit der Versichertengemeinschaft trägt das Gutachterverfahren dazu bei, dass das „Wirtschaftlichkeitsgebot" eingehalten wird („Die Leistungen müssen ausreichend, zweckmäßig und wirtschaftlich sein; sie dürfen das Maß des Notwendigen nicht überschreiten."). Die Notwendigkeit der Behandlung wiederum ergibt sich aus der krankheitswertigen Störung des Patienten. Im Interesse der Patienten hilft das Gutachterverfahren einzuschätzen, ob ein vorgelegter Behandlungsplan für das beantragte Verfahren, seine Methoden und Techniken bei dieser individuellen Störung zweckmäßig und mit ausreichender Wahrscheinlichkeit effektiv ist. Im Behandlungsverlauf (d. h. nach 25 bzw. 50, 80 Sitzungen Tiefenpsychologisch fundierter Psychotherapie bzw. nach 80, 160, 240 Sitzungen Analytischer Psychotherapie) werden die genannten Themen im Blick auf den therapeutischen Entwicklungsprozess und vor allem auf die notwendige Begrenzung und Behandlungsbeendigung gutachterlich eingeschätzt.
Die Befürwortung oder Nicht-Befürwortung der beantragten Leistungen ist letztlich nicht der maßgebliche Punkt (95 % werden befürwortet), sondern die inhaltliche Begleitung von der Behandlungsplanung über die Durchführung bis zur Beendigung. Inhaltliche Begleitung heißt, dass der Gutachter durch seine Kommentare auf schwierige Fragen aufmerksam machen kann und diese in schriftlichen oder telefonischen Rückfragen diskutiert werden können. Insofern stellt das Gutachterverfahren eine bedeutsame qualitätssichernde Maßnahme für die Psychotherapie dar (Rudolf u. Schmutterer 2003). In wenigen Bereichen der Heilkunde wird in diesem Sinne „trianguliert", dass systematisch eine zweite Meinung zusätzlich zu der des Behandlers eingeholt wird. Die strukturierten Vorgaben des Psychotherapieantrages stellen eine hohen Anspruch an die Psychotherapeuten. Sie müssen gute fachliche Qualifikation mitbringen, um dem zu genügen. Die Quoten der Befürwortung in einer von den der DGPT angehörenden Gutachter durchgeführten Studie (Rudolf u. Jakobsen 2002) weisen auf diese Qualifikation sowie auf die Quote der strittigen Fälle hin:

- Eine uneingeschränkte Befürwortung (Kostenübernahme für beantragte Leistungen ohne Einschränkungen oder kritische Kommentare) erfolgte in TP-Erstanträgen zu 50 % (Fortführung 57 %) und bei AP-Erstanträgen zu 70 % (Fortführung 66 %).
- Eine Befürwortung der beantragten Leistungen „mit Bedenken" (bezogen auf die Plausiblität der Psychodynamik, Diagnostik, Prognose) und eine eventuelle Empfehlung zur Modifikation von Therapiezielen oder Therapietechniken erfolgte bei TP-Erstanträgen zu 28 % (Fortführung 32 %) und AP-Erstanträgen 8 % (Fortführung 16 %).
- Eine eingeschränkte Befürwortung (Reduzierung der beantragten Stundenzahl oder Beschränkung auf Probetherapie, u. U. auch Empfehlung von Verfahrenswechsel) erfolgte in TP und AP zu je 15 %.
- Nicht-Befürwortung der beantragten Leistungen erfolgte in TP und AP (Erst- und Fortführungsberichte) zu je 5 %.
  Bei daraufhin durchgeführten Obergutachten erfolgte auf Grundlage erweiterter und korrigierter Berichte der Therapeuten eine Befürwortung bei 48 %, eingeschränkte Befürwortung bei 27 %, Nicht-Befürwortung bei 25 % der Fälle.

Die Übereinstimmung, mit der die Gutachter urteilen, wird in entsprechenden Seminaren trainiert und wurde ebenfalls in dieser Studie überprüft. Bei vollständigen und gut formulierten Anträgen zeigte sich, dass die Gutachter zu 83 % uneingeschränkt befürworteten, d. h. in hohem Maße übereinstimmten. Bei weniger guten Texten (aus Obergutachterverfahren entnommen) reagierten die Gutachter zu 54 % mit Nicht-Befürwortung, aber auch zu 35 % mit eingeschränkter Befürwortung, meist mit der Empfehlung einer Probetherapie.
Die Studie ließ auch erkennen, dass die Befürwortung/Nicht-Befürwortung in hohem Maße damit korreliert, ob bestimmte Kriterien (zusammengefasst in einer Gutachtenkriterienliste) erfüllt sind. Je mehr dieser Kriterien gut nachvollziehbar beschrieben werden, desto eher wird die Kostenübernahme befürwortet, wenn mehr als drei der zehn Kriterien fraglich sind, wird mit Wahrscheinlichkeit nicht befürwortet.

Themen der Gutachtenkriterienliste (Rudolf et al. 2002)

A Psychodynamische Diagnostik

1. Krankheitswertigkeit der Störung bzw. der beschriebenen Beschwerden
2. Biographie (belastende und fördernde Faktoren)
3. Diagnostische Einschätzung der Persönlichkeitsstruktur (Strukturniveau, Risikofaktoren usw.)
4. Berücksichtigung somatischer Anteile (objektive und subjektive Bedeutung somatischer Befunde für den Patienten und die Behandlungsplanung)
5. Psychodynamik (Zusammenhang zwischen Symptombildung, aktueller neurotischer Problematik und Persönlichkeitsentwicklung)

B Indikation und Prognose

6. Erörterung der Differenzialindikation (bzgl. Verfahren und Setting)
7. Stimmigkeit des Behandlungsverfahrens und der Behandlungsplanung (therapeutische Zielsetzung und therapeutische Vorgehensweisen entsprechen dem beantragten Richtlinienverfahren)

8. Prognostische Einschätzung der Behandlungskonzeption (Behandlungskonzeption und Therapieziele erscheinen der Störung angemessen; prognostische Einschätzung ist plausibel)
9. Prognostische Einschätzung angesichts des Verlaufs (Prognose unter Berücksichtigung des bisherigen Krankheitsverlauf und bisheriger Behandlungsbemühungen)
10. Wirtschaftlichkeit der Behandlungsplanung (das beantragte Verfahren erscheint im Blick auf Art und Schwere der Störung wirtschaftlich und notwendig)

5.2 Entwicklungsaufgaben und -risiken der Psychodynamischen Psychotherapie

Psychodynamische Psychotherapie steht vor der Aufgabe, psychoanalytische Erfahrungen zu nutzen und sie zugleich weiterzuentwickeln. Das Risiko liegt auf der einen Seite in einem idealisierenden Festhalten an tradierten psychoanalytischen Positionen, auf der anderen Seite in einer beliebigen Hereinnahme andersartiger Konzepte, welche die Integrationsfähigkeit des Systems überfordern.

5.2.1 Das Risiko der Überbetonung psychoanalytischer Techniken in der Psychodynamischen Psychotherapie

Es ist keine leichte Aufgabe, im psychodynamischen Sinne die vielfältigen Variablen des psychoanalytischen Paradigmas zu nutzen, ohne in die dogmatische Enge der klassischen Psychoanalyse zurückzufallen. In einer Idealisierung des Psychoanalytischen werden die psychodynamischen Therapieansätze Analytischer und Tiefenpsychologisch fundierter Psychotherapie oft als defizitär bewertet, auch von den Therapeuten selbst, so dass diese manchmal dazu neigen, den psychoanalytischen Anteil ihres Vorgehens gegenüber ihrem tatsächlich sehr viel breiteren Ansatz hervorzuheben. Wenn aber die psychoanalytischen Aspekte, z. B. des Übertragungsverständnisses und der Abwehr gegen unbewusste Motivationen, nicht in den breiteren Behandlungskontext eingebettet werden, sondern therapeutisch in den Vordergrund treten, besteht das Risiko, dass die psychodynamisch notwendige therapeutische Aktivität, die konkrete handlungsorientierte Unterstützung des Patienten und der Respekt für die subjektiven Lebensziele und Potenziale des Patienten aus den Augen verloren werden und in der verfügbaren Behandlungszeit zu wenig erreicht wird.
An einer Reihe von Themen soll das Risiko der Überbewertung psychoanalytischer Prinzipien verdeutlicht werden.

„Unbewusste Tendenzen im Erleben des Patienten aufzeigen."

Unbewusste Vorgänge bewusst zu machen, gilt als wesentliche therapeutische Zielsetzung der analytisch begründeten Verfahren. Dieses psychoanalytische Prinzip der intentionalen Zuschreibungen und entsprechenden Deutungen kann bei konfliktbedingten Störungen mit Vorsicht und Taktgefühl eingesetzt werden, am ehesten als Angebot einer Denkmöglichkeit, nicht als sicheres Wissen über die Innenwelt eines anderen. Manche psychoanalytisch überzeugte Therapeuten sehen jedoch jegliche psychische Störung als Ausdruck von Abwehrvorgängen. Die Unfähigkeit eines Patienten, eigene Affekte introspektiv wahrzunehmen (die wir als strukturelle Einschränkung verstehen), wird in diesem Konzept als affektive Selbstentleerung im Dienst des Selbstschutzes aufgefasst: Der Patient „will" unbewusst seine Affekte nicht wahrnehmen, weil sie ihn über die Maßen belasten würden. Wenn diese Hypothese zuträfe, müsste die Abwehrdeutung den Patienten irgendwann ermutigen, sich mit seinen abgewehrten Affekten auseinanderzusetzen. Wenn das Konzept aber nicht zutrifft und es sich doch um eine strukturelle Entwicklungsstörung handelt, wird es den Patienten zusätzlich zur Verzweiflung treiben (wie z. B. einen legasthenischen Patienten, dem sein Therapeut deutete, er wolle unbewusst nicht lesend erfahren, was in der Welt wirklich los sei und keine erwachsene Verantwortung übernehmen).
Insbesondere bei strukturellen Störungen und Traumafolgestörungen hat das Verhalten nicht durchgehend die Bedeutung einer auf das Gegenüber gerichteten unbewussten Mitteilung, das gilt ebenso für somatoforme Störungen und Suchtstörungen. Es ist daher unzweckmäßig, entsprechende Symptome in diesem Sinne zu deuten, wie beispielsweise der Patient halte an seinem Schmerz fest, um dem Therapeuten nicht die Anerkennung geben zu müssen, dass er ihm geholfen habe. Weitaus hilfreicher ist in diesen Fällen das Erklärungsmodell der zirkulären Verfestigung von dysfunktionalen Erlebensweisen oder das Prinzip der fehlenden strukturellen Fähigkeiten.

„Alles im Hier und Jetzt der therapeutischen Beziehung verstehen."

Im Kommentar zu den Richtlinien heißt es, Analytische Psychotherapie solle Übertragungsaspekte nutzen und Tiefenpsychologisch fundierte Psychotherapie solle sie berücksichtigen. Es gibt aber auch bedeutsame Realitäten des Patienten außerhalb der therapeutischen Beziehung, in seiner aktuellen, meistens schwierigen Lebenssituation und in seiner problematischen Lebensentwicklung. All das muss nicht zwangsläufig im Hier und Jetzt bearbeitet werden, zumal es wenig überzeugende empirische Belege für den therapeutischen Nutzen der Fokussierung auf das Hier und Jetzt gibt.
Übertragung ist ein Konzept des Therapeuten, keine Realität des Patienten. Wenn gesagt wird „der Patient macht eine negative Übertragung auf den Therapeuten", so wird damit zum Ausdruck gebracht, dass der Therapeut das dysfunktionale Verhalten des Patienten als auf sich gerichtet erlebt und dass er es als Ausdruck einer reinszenierten Beziehungserfahrung in der Übertragung interpretiert. Wenn der Therapeut auf diese Interpretation verzichtet, bleibt immer noch das dysfunktionale Beziehungsverhalten des Patienten, das der Therapeut dann aber distanzierter und daher auch wohlwollender als Ausdruck einer Hilflosigkeit, Ungeübtheit, Ungeschicklichkeit oder ängstlich-defensiven Einstellung annehmen kann. In der

aktuellen Diskussion wird das Hier und Jetzt des Übertragungsgeschehens als Hauptzugang zum Verständnis des Patienten und als therapeutische Grundorientierung wahrscheinlich überschätzt; wir dürfen annehmen, dass in einigen Jahren anderes in den Vordergrund treten wird.

„Negative Erfahrung aktualisieren und durcharbeiten."

Es gibt die therapeutische Annahme, das negative Erleben des Patienten müsse als Voraussetzung für eine positive Neuentwicklung möglichst aktualisiert und durchgearbeitet werden, z. B. heißt es nicht selten, Inhalt der Therapie solle es sein, mit der Patientin ihre frühkindlichen Versagungen und Kränkungen zu bearbeiten und ihr zu ermöglichen, ihre verdrängten Gefühle von Vernachlässigung, Überforderung und Wut spüren zu können. In diesem Vorgehen wird die Patientin auf ihre Entbehrungen, Bedürftigkeit, Verzweiflung, Einsamkeit, Abhängigkeit angesprochen, anstatt möglichst bald mit der Erarbeitung neuer, alternativer Erfahrungen oder zumindest mit dem aktiven Versuch der Bewältigung negativer Erfahrungen zu beginnen. Hier besteht (das gilt auch für den traumatherapeutischen Ansatz) das therapeutische Risiko, dass die Patientin in einer regressiven Entwicklung für lange Zeit in sehr negative emotionale Erfahrungen eintaucht und schlimmstenfalls in einem Selbstverständnis als Opfer, als missverstandene und zu kurz gekommene Person fixiert bleibt. Insbesondere bei strukturellen und traumabedingten Einschränkungen sollte es ein vorrangiges Therapieziel sein, möglichst rasch Selbstkompetenzen zurückzugewinnen. Erst aus einer gestärkten Position heraus ist die Konfrontation mit negativen Erfahrungen möglich und nützlich mit dem Ziel, sie sich als Bestandteil der eigenen Geschichte anzueignen und sich, wenn möglich, mit dem eigenen Lebensschicksal zu versöhnen. Häufig wird angenommen, dass mit dem Durchleiden und Abschließen der negativen Erfahrungen spontan eine positive Entwicklung, eine Synthese des Guten im Patienten einsetze. Diese ist in allen Behandlungen fraglich, bei strukturellen und traumabedingten Störungen ist sie eher unwahrscheinlich. Die Hoffnung, dass ein therapeutisch gekräftigtes Ich von selbst neue kreative Alternativen synthetisiert, erfüllt sich nicht oft. Vielmehr muss das neue Gute unter Überwindung vieler Hindernisse aktiv erarbeitet werden. Je kränker der Patient ist, desto größer sind diese Hemmnisse und desto weniger kann auf überraschend positive Entwicklungen gehofft werden. Wenn jedoch die mühevolle Arbeit an den Hindernissen geleistet werden konnte, kann es erfreuliche spontane Entwicklungen geben.

„Auf negative innere Objekte fokussieren."

Das Konstrukt der „inneren Objekte" und speziell der bösen inneren Objekte wird auf negative innere Einstellungen und affektive Verfassungen des Patienten bezogen, die als Abbild negativer Elternimagines verstanden werden. Dieses Konstrukt ist in vielerlei Hinsicht fragwürdig, auch schon in seiner Entstehung. Es übersieht beispielsweise, dass Kinder, die in angstvoller Spannung leben, bereit sind, anschauliche Bilder zur Erklärung ihrer Situation zu generieren („Unter dem Bett liegt ein Krokodil, das mich fressen will"). Es erscheint unzulässig konkretistisch, in solchen Angstphantasien die konkreten Elternfiguren sehen zu wollen. Die Bedrohtheitsgefühle haben zweifellos mit unsicheren Beziehungserfahrungen und fehlendem Schutz zu tun, aber nicht jedes innere Objektbild kann auf eine negative Mutter- oder Vaterfigur bezogen werden. In der Borderline-Therapie generieren psychoanalytische Therapieberichte ganze Arsenale solcher Schreckensfiguren, die den Patienten als negative innere Objekte bevölkern (innere Verfolger, innere Mafia, innere Zerstörer, innere Saboteure, innere Kritiker) und die sich in diesem therapeutischen Konzept nicht nur gegen den Patienten, sondern auch gegen die Therapie und den Therapeuten wenden. Psychodynamische Psychotherapie kann auf diese Art der Metaphorik verzichten; sie ist wenig geeignet, dem Patienten einen verstehenden Zugang zu seiner inneren Situation zu eröffnen und einen bewältigenden Umgang mit ihr nahezubringen. Hier gilt Ähnliches wie bei der Übertragung: Die „bösen inneren Objekte" sind nicht die Realität des Patienten, sondern Metaphern des Therapeuten. Er kann sie einsetzen oder, was zweckmäßiger ist, darauf verzichten.

„Auf projektive Identifikationen achten."

Das beliebte Konzept der projektiven Identifikation erscheint bei näherem Hinsehen als eine wissenschaftlich unüberprüfbare Mystifizierung, die dazu führt, dass Verwirrungen und Verstrickungen, die sich mit unabgegrenzten Patienten ohnehin leicht entwickeln, intensiviert und festgezurrt werden. Auf der anderen Seite verleiht das Konzept dem Therapeuten geradezu eine Allmacht des Wissens, da er ja über den vermeintlichen Kanal der projektiven Identifikation ständig mit der Innenwelt des Patienten gleichsam kurzgeschlossen ist und dessen Gefühle und Impulse deutlicher wahrzunehmen glaubt, als es der Patient je tut. In diesen Zusammenhang gehört auch das Risiko der Überbetonung der Gegenübertragung, wenn der Therapeut alles, was er bei sich spürt, als vom Patienten „in ihm deponiert" erklärt.
Eine Verstrickung von Patient und Therapeut lässt sich eher strukturell durch das Konzept fehlender Selbst-Objekt-Differenzierung erklären, nämlich als ein Versuch des Patienten, in einem dyadischen Miteinander zu verharren, da in seiner Entwicklung eine deutliche Abgrenzung zwischen Objekt und Selbst nicht sicher zugrunde gelegt wurde (s. Kap. 6.3.5).
Wenn als Gegenpol zu den unstrukturierten Innenaspekten die schwierige äußere Lebenssituation des Patienten fokussiert und ihre Bewältigung strukturell unterstützt wird, wird eine produktive therapeutische Zusammenarbeit auch bei schwer gestörten Patienten möglich. Die kritische Bewertung, dieses Vorgehen sei edukativ oder pädagogisch anstatt psychoanalytisch, sollte davon nicht abbringen.

„Dem therapeutischen Prozess folgen."

Für eine im traditionellen Sinne durchgeführte Psychoanalyse mag es zutreffen, dass der therapeutische Prozess mit der Entwicklung der Übertragungsbeziehung seinen Gang geht und dass der Therapeut diesen Prozess zwar fördernd begleiten, nicht aber steuern sollte. Für die Anwendung analytischer und tiefenpsychologischer Psychotherapie ist dieses Prinzip nicht zulässig und dem Patienten nicht zumutbar. Je eingeschränkter der Patient ist, desto mehr Verantwortung muss der Therapeut für die Prozessgestaltung übernehmen, damit in der verfügbaren Behandlungszeit ein konkretes Therapieziel erreicht und eine spürbare und nachhaltige Veränderung beim Patienten erreicht wird. Das Ziel der Krankenbehandlung besteht darin, dass es dem Patienten danach besser geht, seine Symptomatik reduziert und seine innere und äußere Situation entlastet wird. Das Ziel ist nicht, eine kunstgerechte Psychoanalyse in Gang zu setzen, unabhängig davon, ob der Patient davon profitiert. Es liegt in der Verantwortung des Therapeuten, die Bewegung auf das Ziel hin zu steuern und beispielsweise eine Eröffnungsphase, eine Durcharbeitungsphase und eine Beendigungsphase zu strukturieren und mit dem Patienten immer wieder die aktuell erreichte Situation zu bilanzieren.

5.2.2 Integration als Wert – Eklektik als Risiko

Gegenüber der psychoanalytischen Fundiertheit hat sich die Realität der Tiefenpsychologischen Psychotherapie in der 40-jährigen Entwicklung der Richtlinienpsychotherapie und speziell mit dem Entstehen eigenständiger Ausbildungsstätten nach dem Psychotherapeutengesetz deutlich verändert. Wir sehen jetzt im tiefenpsychologischen Bereich eine große Bandbreite: Auf dem einen Pol stehen die von Psychoanalytikern ausgebildeten und strikt analytisch argumentierenden Tiefenpsychologen, auf dem Gegenpol finden sich Therapeuten, die Elemente der Gesprächspsychotherapie, systemischen Therapie, Gestalttherapie, Traumatherapie und vieles andere mehr in ihr tiefenpsychologisches Modell integriert haben. Man kann es begrüßen oder beklagen, es bleibt eine Realität, angesichts derer man sich fragen muss, welche Risiken oder Chancen sie bietet. Die Chance einer in vielfältige Richtungen gehenden therapeutischen Entwicklung liegt auf der Hand: Hier wird nicht mehr therapeutische Tradition verwaltet, es werden neue therapeutische Möglichkeiten eröffnet. Freilich genügt es nicht, Neues zu propagieren, das Neue muss auch empirisch überprüft werden. Hier zeichnen sich die Risiken eines sich ständig verbreiternden tiefenpsychologischen Ansatzes ab: Er erscheint praktisch unüberprüfbar. In einem Prospekt für eine Fortbildungsveranstaltung zur Behandlung von Persönlichkeitsstörungen, dissoziativen Störungen, Zwangsstörungen und Angststörungen heißt es beispielsweise, dass die Referentin

„eine Synthese aus verschiedenen bewährten Ansätzen verwendet und zwar Komponenten aus Traumabehandlung, energetischer Psychologie, Persönlichkeitsanteilen, Ego States, Jungschen Archetypen, Imaginationstechniken, Chakren, Hypnotherapie, kognitiver Verhaltenstherapie, Kinesiologie, Neurophysiologie, systemischer Familientherapie, transpersonaler Psychotherapie, EMDR, Psychoneuroimmunologie, Krebs-Psychotherapie, Meditation, Spiritualität.“

Hier handelt es sich mit einiger Wahrscheinlichkeit nicht um eines der Richtlinienverfahren. Darüber hinaus ließe sich ein solches Vorgehen schwerlich manualisieren oder wissenschaftlich überprüfen; eine kleinere Anzahl der Elemente könnte jedoch in einen tiefenpsychologischen Rahmen eingebunden werden.

In diesem Sinne argumentieren manche z. B. stationär tätige psychotherapeutische Psychiater, dass eine Psychotherapie der Zukunft jeweils die Elemente zusammenfügen werde, die sich in Studien bei einzelnen Störungen als wirksam erwiesen haben. Auf diese Weise würden störungsspezifische Therapieansätze gebildet, die nicht mehr an die Grundüberzeugungen von Therapieschulen (analytisch, verhaltenstherapeutisch) gebunden, sondern wissenschaftlich begründet seien.
Darin steckt ein Stück begründeter Kritik an den Therapieschulen, insofern als diese, z. B. in der Ausbildung, jeweils nur als Ganzes zu haben sind und dass von diesem Ganzen nur manches gut überprüft ist, während vieles Ungeprüfte, Überholte und auch Spekulative mitgetragen und weiter vermittelt wird. Daher lässt sich der Wunsch verstehen, sich auf das jeweils wissenschaftlich gut Begründete und für bestimmte Patienten Geeignete beschränken zu können.
Freilich wird es kaum möglich sein, Psychotherapie zu vermitteln, die nicht auf einem bestimmten Grundverständnis basiert, d. h. die nicht über eine umfassende Theorie der kranken und gesunden Persönlichkeit und des therapeutischen Handelns verfügt. Ohne eine solche theoretische Basis lässt sich keine therapeutische Haltung entwickeln und keine therapeutische Beziehung aufbauen. Ein solches Grundverständnis bietet die Psychodynamische Psychotherapie, und so wäre denn auch zu hoffen, dass dieses Grundmodell stabil genug ist, um die Hereinnahme vielfältiger technischer und methodischer Modifikationen auszuhalten, ohne dass das psychodynamische Verfahren dadurch im Kern ausgehöhlt und bis zur Beliebigkeit variiert wird.

5.3 Die Einschätzung von Therapieprozessen und Behandlungsergebnissen

Das Zustandekommen des therapeutischen Prozesses zu fördern, seinen jeweiligen aktuellen Stand einzuschätzen und den Prozess zu steuern, ist eine der Hauptaufgaben des Psychotherapeuten. Die therapeutische Beziehung spielt dabei eine zentrale Rolle. Der Therapeut versucht, bei seinem Patienten Entwicklungen zu fördern, die schließlich zusammengenommen das Ergebnis der Behandlung ausmachen. Psychotherapieforschung belegt, was dabei in Psychodynamischen Psychotherapien erreicht werden kann.

5.3.1 Der therapeutische Prozess: Woran ist er erkennbar und wie kann er gefördert werden?

Drei schwierige Fragen beschäftigen Therapeuten in jeder Behandlung:
- Welche konkreten therapeutischen Maßnahmen könnten diesem Patienten helfen? (Therapieplanung)
- Wie entwickelt sich der therapeutische Prozess, wo steht die Entwicklung gegenwärtig? (Prozessverlauf)

- Welches Therapieergebnis konnte erreicht werden, was ist offen geblieben? (Ergebniseinschätzung)

Bezüglich der Therapieplanung wurde in Kapitel 4 das OPD-Modell einer fokussierten psychodynamischen Zielformulierung auf der Grundlage der Diagnostik von Beziehungs-, Konflikt- und Strukturaspekten dargestellt.
Zum konkreten therapeutischen Vorgehen gibt es Empfehlungen für zweckmäßige, evidenzbasierte Vorgehensweisen (etwa in Leitlinien) für bestimmte Störungen, z. B. für depressive Störungen (Rudolf 2003; Schauenburg 2007; Schauenburg et al. 2009), es gibt bestimmte Sets von Techniken in einer therapeutischen Methode, es gibt Indikatoren der Prozessentwicklung, es gibt bewährte Verfahren der Outcome-Messung und der globalen Einschätzung der Behandlungszufriedenheit. All dieses funktioniert in Forschungsprojekten sehr gut. Dort werden vorwiegend objektivierende Verfahren eingesetzt: Auf Tonband, Transkripten oder Video festgehaltene Sitzungen werden von Experten „vermessen", ggf. werden Rückmeldungen gegeben, die Symptomschwere vor und nach der Therapie wird rechnerisch verglichen, therapiebegleitende Interviews mit Patienten werden auf Veränderungskriterien hin untersucht. Eine Zukunftshoffnung ist, dass sich im Therapieverlauf künftig auch neurobiologische Veränderungen am Patienten in entsprechenden Untersuchungen registrieren lassen. All das weiß der Therapeut mehr oder weniger genau; in der Klinik gibt es hierzu objektivierende Einschätzungen und die Möglichkeit zum Austausch, in der Praxis steht in der Regel außer Supervision oder Intervision wenig davon zur Verfügung. Der einzelne Therapeut ist auf seine subjektiven Einschätzungen des therapeutischen Geschehens und auf seine Reflexion der intersubjektiven Prozesse angewiesen. Das macht seine Freiheit aus, aber auch seine Ungewissheit, in jedem Fall seine Subjektivität, die, von außen gesehen, auch als Irrtumsanfälligkeit erscheinen kann.
Wenn die Situation durch einen Dritten, etwa einen Supervisor oder Gutachter, trianguliert wird, entstehen unter Umständen Spannungen. Es kann vorkommen, dass Gutachter und Obergutachter übereinstimmend eine therapeutische Entwicklung als problematisch einschätzen und eine Fortführung der Therapie (meist über die Höchstgrenze hinaus) nicht als zweckmäßig und aussichtsreich einschätzen, weil etwa bei einem schwer kranken Patienten in langjähriger Behandlung wenig Veränderungen zu verzeichnen sind: Da ist ein Patient äußerlich immer noch alleinlebend, sozial zurückgezogen, berentet, mit seinen Befürchtungen beschäftigt, während der Therapeut eine erstaunliche innere Entwicklung des Patienten in der Auseinandersetzung mit seiner Geschichte, seinen Abwehrmustern, seinen inneren Objekten beschreibt; hier kollidiert eine an äußeren Erfolgskriterien orientierte Einschätzung des Patienten mit dem subjektiven bzw. intersubjektiven Erleben des Therapeuten, was zuweilen zu Missverständnissen führt. Wenn zwei Subjekte unterschiedlicher Meinung sind und zu unterschiedlichen Einschätzungen gelangen, bliebe ihnen noch die Möglichkeit, sich auf gemeinsame Maßstäbe oder Kriterien zu einigen. Das geschieht im gegenwärtigen System der Richtlinienpsychotherapie noch zu wenig. Es werden keine Patientenselbsteinschätzungen genutzt, die Sicht des Therapeuten ist die einzige verfügbare Informationsquelle, und auch in ihr ist eine abschließende Beschreibung des therapeutischen Geschehens nicht enthalten.

Freilich dürfte es schwer sein, in jedem Fall gemeinsame Maßstäbe zu finden angesichts unterschiedlicher Grundeinstellungen, wenn z. B. von einer Therapeutin die Überzeugung geäußert wird, das jeweilige Stundenkontingent von maximal 100 oder 300 Sitzungen müsse bei schweren Störungen weit überschritten werden, weil eine Behandlung bei derart schweren Störungen „durchaus auch einmal 15 bis 20 Jahre in Anspruch nehmen könne".

Erfreulicherweise sind das Ausnahmen und die gelegentlich von den Kostenträgern kritisierte Tatsache, dass im Schnitt nur 5 % der Gutachtenanträge nicht befürwortet werden, verweist auch darauf, dass ein sehr großer Teil der Erstanträge und Verlaufsberichte psychodynamisch und prognostisch als schlüssig eingeschätzt wird und dass anfängliche Unklarheiten vorab zwischen Therapeut und Gutachter geklärt werden konnten (vgl. Kap. 5.1.4).

Zur Förderung des therapeutischen Prozesses und speziell des analytischen Prozesses gibt es viele Meinungen und schulenbezogene Überzeugungen, hingegen nicht allzu viele empirische Befunde. Eine inzwischen sichtbar gewordene Linie erscheint besonders interessant, so dass sie hier diskutiert werden soll. Für viele Therapeuten gilt die emotionale Qualität und Tragfähigkeit der **therapeutischen Beziehung** als das wichtigste Prozessmerkmal und als der bedeutsamste Outcome-Prädiktor. Das ist sicher nicht falsch, aber doch vereinfacht, so als genüge es, dem Patienten wohlwollend zu begegnen (entsprechend den Rogers-Kriterien), um in einer guten therapeutischen Beziehung gute Behandlungsergebnisse zu erzielen. Das gilt vielleicht für Patienten mit gutem Strukturniveau, die in der Lage sind, sich selbstreflexiv zu verstehen, ihre Affekte zu kommunizieren, ihre Impulse zu steuern und mit ihrem Gegenüber realitätsgerecht umzugehen. Auf dieser Grundlage kann eine gute therapeutische Beziehung entstehen, die dann ihrerseits durch unbewusste Konfliktthemen inhaltlich geprägt wird, so dass dieses unbewusste Übertragungsangebot therapeutisch bearbeitet werden kann.

Beim Vorliegen ausgeprägter struktureller Störungen (oder bei posttraumatischen Störungen oder bei desorganisiertem Bindungsstil) liegen die Verhältnisse jedoch ganz anders. Die therapeutisch angebotene Nähe mobilisiert beim Patienten nicht Bindungsbedürfnisse, sondern Ängste, Unsicherheit, Unvertrautheit, Rückzug oder aggressiv-entwertende Distanzierung. Das bedeutet eine massive emotionale Belastung für den Therapeuten, der in seiner Gegenübertragung so gut wie keine spontane Sympathie für den Patienten erlebt, sondern eher Irritation, Beunruhigung, Desinteresse oder Ablehnung. Seine Idee von einer wohlwollenden therapeutischen Beziehung findet beim Patienten eher eine paradoxe Resonanz und das Beziehungsmuster des Patienten ist dazu angetan, den Aufbau einer Beziehung zu stören oder Entstandenes zu zerstören. Das ist der entscheidende Punkt, auf den der Therapeut bewusst mit Überlegungen, therapeutischen Konzepten und Interventionen reagiert, aber er reagiert auch unbewusst emotional. R. Krauses Untersuchungen betonen die Bedeutung dieser spontanen, unbewussten Antwort des Therapeuten. Parallele Mimikanalysen von Patienten und Therapeuten in der ersten Sitzung lassen erkennen, ob der Patient den Therapeuten mit seinem mimischen Ausdruck von Ärger und Verachtung „ansteckt", so dass auch der Therapeut Ärger oder Verachtung in der Mimik zeigt, oder ob der Therapeut dem standhält und eine zugewandt-interessierte Haltung bewahren kann. Diese unbewusste Reaktion des Therapeuten auf den Patienten korreliert laut Krause (2009) hoch mit dem Behandlungsergebnis; sie sollte daher ein wichtiges Thema in der therapeutischen Selbsterfahrung und Ausbildung sein. Wenn das so ist, stellt sich die Frage, wie ein Therapeut zu Beginn der therapeutischen Begegnung eine Einstellung zum Patienten gewinnen kann, die als tragfähige „therapeutische Haltung" die dysfunktionalen Beziehungsangebote des Patienten auffangen und tragen kann.

Hierher passt ein Befund, den Fonagy (2009) berichtet: Mütter zeigen gesteigerte hormonale Reaktionen (Oxytocin) und neurobiologische Aktivitäten in den Affektzentren des Gehirns beim Anblick von Fotos ihres lachenden Babys, beim Anblick ihres weinenden Babys sind die Befunde deutlich reduziert. Es zeigt sich aber insbesondere ein Unterschied zwischen sicher gebundenen und nicht sicher gebundenen Müttern. Letztere reagieren auf das Bild ihres unglücklichen Babys auch biologisch negativ, d. h. sie werden emotional angesteckt und selbst geflutet und wären folglich auch wenig in der Lage, den negativen Affekten standzuhalten und das Baby zu beruhigen. Dieses Thema des Standhaltens gegenüber heftigen negativen Affekten des anderen ist in allen Therapien bedeutsam.

Hier lägen wichtige Aufgaben für die therapeutische Ausbildung, die zur Zeit noch wenig konkret übend mit dem Beziehungsstil und den affektiven Bereitschaften des werdenden Therapeuten umgeht und am ehesten hofft, eine effektive Selbsterfahrung bzw. Lehranalyse werde den künftigen Therapeuten affektiv gut ausstatten (wofür es bis heute wenig Belege gibt; dazu Kap. 7.3.4).

5.3.2 Die Einschätzung von Verlauf und Therapieergebnissen

Wie bereits ausgeführt, ist der Therapeut in der Praxis weitgehend auf seine subjektive Einschätzung der therapeutischen Entwicklung angewiesen, während der Kliniktherapeut sich auf objektivierende Instrumente stützen kann. Bei beiden geht es um eine Reihe von Entwicklungslinien, die der Therapeut verfolgt:

- Entwicklung der Symptomatik (zunehmendes Verständnis von symptomauslösenden Kontexten; Abklingen von Angst, Depressivität, Zwängen, somatoformen Beschwerden usw.);
- Entwicklung des interpersonellen Verhaltens (Veränderung in dysfunktionalen Beziehungsmustern, die zu emotionaler Spannung, Scheitern von Liebes- oder Arbeitsbeziehungen führen);
- Änderung von dysfunktionalen Verhaltensweisen (z. B. Reduzierung von Selbstverletzungen, Essstörungen, süchtigem, impulsiven, aggressiven Verhalten);
- Veränderung von pathogenen Einstellungen (z. B. von konfliktbedingten negativen Überzeugungen, hohen Ansprüchen, Selbstüberforderungstendenzen, Selbstentwertungen, Selbstbeschuldigungen);
- Entwicklung von strukturellen Fähigkeiten (z. B. zunehmende Fähigkeit der Selbstreflexion, Affektwahrnehmung und Selbststeuerung, der realistischen Objektwahrnehmung, der Empathie und emotionalen Bindung und der Internalisierung von positiven Beziehungserfahrungen);

- zunehmende Bewältigung von Lebenserfahrungen (biographisches Selbstverständnis und Verständnis der eigenen Herkunftsfamilie, Integration von Belastungserfahrungen in die eigene Biographie) und
- Nutzung von Potenzialität (z. B. in der Ausrichtung auf eigene Lebensziele, Entfaltung von produktiven, kreativen, generativ verantwortungsvollen Fähigkeiten).

Der einzelne Patient zeigt mehr oder weniger große Entwicklungsschritte auf den verschiedenen Ebenen. Eine therapeutische Aufgabe liegt darin, das individuell Erreichte zu schätzen und zu nutzen, anstatt das am wenigsten Entwickelte zu beklagen. Entscheidend wichtig ist der Transfer der innerhalb der therapeutischen Situation und therapeutischen Beziehung neu gewonnenen Möglichkeiten in die Alltagsrealität des Patienten. Die therapeutische Situation ist kein Selbstzweck, sondern Mittel zum Zweck einer besseren Lebensbewältigung. Die therapeutische Situation bedeutet eine zeitlich begrenzte Begleitung des Patienten, so dass ein zweiter Transfer von großer Bedeutung ist: aus der therapeutischen Situation in die Zeit nach Therapieende. Belastungen, Krisen und Rückfälle müssen für die Zeit nach Therapieende antizipiert werden ebenso wie die in der Therapie entwickelten Strategien, die der Patient dann alleine einsetzen kann.

Die beschriebenen therapeutischen Veränderungsschritte können im kasuistischen Einzelfall beschreibend dargestellt werden. Therapiestudien, die beweiskräftig sein wollen, fokussieren auf wenige, vor allem symptombezogene Veränderungen. Hier wird die Symptomreduzierung im Vergleich der Zeitpunkte vor Behandlungsbeginn, nach Behandlungsende und zu einem angemessenen Follow-up-Zeitpunkt rechnerisch verglichen und eine Kontrollgruppe gegenübergestellt.

Was leisten psychodynamische Therapien? Das Beispiel der „Praxisstudie Analytische Psychotherapie (PAL)“ (Rudolf et al. 2001) zeigt folgende Ergebnisse (Grande et al. 2006) und wird darin durch zahlreiche andere Studien bestätigt:

- Ein Großteil der Patienten zeigt eine **deutliche Symptomreduzierung** zwischen Anfang und Ende der Behandlung (PAL: bei 70 % der Patienten, Analytische Psychotherapie 75 %, Tiefenpsychologisch fundierte Psychotherapie 63 %).
- Die Symptomreduzierung erfolgt relativ **früh** (bei 80 % der Gebesserten nach einem halben Jahr, bei 88 % nach einem Jahr, bei 90 % nach eineinhalb Jahren).
- Die Symptomreduzierung ist in den **Follow-up-Untersuchungen** (ein Jahr und drei Jahre nach Therapieende) stabil. SCL-90-Werte reduzieren sich von 1,06 bei Behandlungsbeginn auf 0,46 bei Behandlungsende und sinken ein Jahr nach Therapieende auf 0,44 und nach drei Jahren auf 0,36 weiter ab.
- Die Symptomreduzierung erfolgt **vergleichbar bei Analytischer und Tiefenpsychologisch fundierter Psychotherapie**. Zwischen beiden Settings gibt es diesbezüglich keine signifikanten Unterschiede.
- **Keine Symptombesserung** findet sich bei 19 % in beiden Therapieansätzen.
- Auffallend **niedrige Anfangsbefunde** finden sich in der PAL-Studie nur bei 7 %, hier war allerdings eine gewisse Symptomschwere Aufnahmebedingung. Bei vergleichbaren Studien (z. B. Zürich-Studie) sind es 25 %, d. h. es gibt in Psychotherapien einen Teil von Patienten, die keine deutliche klinische Symptomatik zeigen, sondern wegen aktuell unlösbarer Lebensprobleme Behandlung suchen.

- Auch die Besserung der **interpersonellen Problematik**, gemessen am Inventar interpersoneller Probleme (IIP), ist bei Analytischen und Tiefenpsychologisch fundierten Psychotherapien signifikant und zeigt weitere Besserungen im Follow-up-Zeitraum. Daran wird eine langfristige Auswirkung psychodynamischer Psychotherapien erkennbar, diese ist besonders ausgeprägt bei Analytischer Psychotherapie, wo die IIP-Werte anfangs höher liegen als bei Tiefenpsychologisch fundierter Psychotherapie und damit im Vergleich beider Verfahren signifikant stärker absinken.
- Auf der Ebene der **Umstrukturierung der Persönlichkeit** (gemessen an der Heidelberger Umstrukturierungsskala) zeigen sich deutliche Unterschiede zwischen Analytischen und Tiefenpsychologisch fundierten Psychotherapien (Rudolf et al. 2012).
  Bei tiefenpsychologischen Behandlungen lässt sich eine deutliche Einstellungsveränderung in den eingangs formulierten Foki bei 33 % der Patienten in mittlerem Ausmaß und 7 % in hohem Ausmaß erkennen. Hingegen liegen die Quoten bei Analytischen Psychotherapien bei 53 % Umstrukturierung in hohem Ausmaß und bei weiteren 44 % im mittleren Ausmaß. Das Ausmaß der Umstrukturierung korreliert mit vielen anderen Ergebniseinschätzungen aus unterschiedlichen Perspektiven, insbesondere fungiert es als Prädiktor für die langfristige Symptomentwicklung in der Zeit nach Behandlungsende (Grande et al. 2009). Während Dauer und Intensität der Tiefenpsychologischen Psychotherapie offenbar ausreichen, um Symptomatik deutlich zu verringern, erfolgen manche Einstellungsänderungen (Umstrukturierung) sehr viel ausgeprägter in den intensiveren und längeren Analytischen Psychotherapien.

6 Materialien zur Strukturbezogenen Psychotherapie

6.1 Strukturbezogene Psychotherapie: Verbindungslinien und Abgrenzungen

Die Methode der Strukturbezogenen Psychotherapie stützt sich auf die Begrifflichkeit der OPD und die Befunde der Entwicklungspsychologie. Sie hat konzeptuell Berührungen mit den Modellen von Anna Freud, Michael Balint und Heinz Kohut. Sie greift therapeutische Empfehlungen von Heigl-Evers und Heigl auf und hat Ähnlichkeiten mit dem Vorgehen der Mentalization-based Psychotherapy.
Die Abgrenzung zu konfliktbezogenen Störungen erfordert eine getrennte diagnostische Klärung beider Aspekte und ein Verständnis für ihr psychodynamisches Zusammenspiel.

6.1.1 Die Verbindung zu anderen therapeutischen Ansätzen

Die wichtigste Grundlage für die Entwicklung der Strukturbezogenen Psychotherapie ist die in der **Arbeitsgruppe OPD** 1996 definierte und operationalisierte psychodynamische Begrifflichkeit, in der eine klare Unterscheidung von Konflikt- und Strukturaspekten vorgenommen wurde. Die Anwendung des OPD-Systems in Therapieforschungsprojekten belegte die klinische Erfahrung, dass es Störungsbilder mit mehr konfliktbedingter und solche mit mehr strukturbedingter Psychodynamik gibt und dass diese mit unterschiedlichen klinischen Diagnosen belegt werden und unterschiedliche Therapieverläufe erkennen lassen (Grande et al. 1998; 2002; Oberbracht 2002; 2005; Rudolf 2002a; 2002b; Rudolf et al. 2002; 2004). Damit ließ sich an Vorarbeiten anknüpfen, die eine solche klinische Differenzierung auf der Grundlage von Psychotherapieverlaufsberichten vorgenommen und konzeptuelle Alternativen („intentional-kommunikative Störungen") zu dem damals vorherrschenden psychodynamischen Konfliktverständnis vorgeschlagen hatten (Rudolf 1977). Das Manual der Strukturbezogenen Psychotherapie (Rudolf 2004a; 2006a; 2013) gibt eine Antwort auf die in jenem Buch gestellte behandlungstechnische Frage für die Störungen im intentional-kommunikativen Bereich.

Entscheidend wichtig für das ergänzend zur OPD-Konzeptualisierung entwickelte ätiopathogenetische Verständnis struktureller Störungen wurden die **entwicklungspsychologischen Befunde** zur frühen Beziehungsgestaltung in der Baby-Eltern-Interaktion (Fonagy et al. 2002). Daraus ließ sich zugleich die entwicklungsfördernde therapeutische Haltung im Umgang mit strukturell gestörten Patienten ableiten (Hurry 2002). Ferner boten auch die zunehmend differenzierten Befunde zur **frühkindlichen Gehirnentwicklung** eine Basis für das Verständnis früher Entwicklungs- und Störungsvorgänge. Im Gegensatz zu der theoriebasierten älteren psychoanalytischen Konzeption der „frühen Störung" sind die heutigen Vorstellungen wissenschaftlich gut fundiert. Einen wichtigen Beitrag zu dieser Fundierung lieferten auch die im letzten Jahrzehnt vertieften Einblicke in die **affektiven Vorgänge** menschlicher Interaktionen. R. Krause konnte mit seiner Arbeitsgruppe auf der Grundlage mimikanalytischer Untersuchungen zeigen, in welchem Umfang konfliktbedingte Einstellungen und strukturelle Defizite über Mimik und Gestik mitgeteilt und empfangen werden und dass die Qualität dieser Signale in starkem Maße für das Gelingen oder Scheitern einer Beziehungsbemühung verantwortlich ist (Krause 2006). Dabei wurde insbesondere auch deutlich, dass strukturelle Störungen mit einer Entdifferenzierung des mimischen Ausdrucks (gemessen an der Quote mimisch eindeutig bestimmbarer Affekte) verbunden sind und dadurch ein problematisches Beziehungsangebot begründet wird (Schulz 2000).

Eine kontroverse Diskussion über das Wesen der **„frühen Störungen"** hatte es in der Psychoanalyse seit Otto Rank immer wieder gegeben. Auch Anna Freud (1974) hatte die beiden verschiedenartigen Störungsätiologien unterschieden und die **Entwicklungsstörung** von der des unbewussten Konflikts abgegrenzt. Sie zog daraus die therapeutische Konsequenz, dass sich die Therapie „nicht mit den Ursachen der Störung, sondern mit ihren Auswirkungen befassen muss, d. h. sie kann dem Individuum nur zu einer besseren Verarbeitung der störenden Folgen verhelfen". Anna Freud vertritt die Ansicht, „dass zwischen diesen beiden therapeutischen Aufgaben tiefgreifende Unterschiede bestehen, die bei jeder Diskussion über die Technik berücksichtigt werden sollten". Die Strukturbezogene Psychotherapie folgt dieser Empfehlung.

Auch Michael Balint hatte ein explizites Modell der frühen Beziehung und ihrer Störung (**basic fault**) entwickelt und daraus eine Modifikation seines analytischen Vorgehens abgeleitet (Balint 1970). Sein Konzept ähnelt jenem der Kohut'schen Selbst-Objekt-Beziehung bzw. deren früher Störung und ihren therapeutischen Konsequenzen (Kohut 1979). Innerhalb des Konzepts der frühen Störungen legte John Bowlby seinen Schwerpunkt auf den Aspekt der emotionalen Bindung bzw. der Bindungsstörung.

Von besonderer Bedeutung für die Entwicklung der Strukturbezogenen Psychotherapie sind die Ansätze der Arbeitsgruppe von Annelise Heigl-Evers. Sie hat in den 1980er Jahren auf den klinischen Unterschied zwischen konfliktbedingten Pathologien (die sich auf der inneren Bühne der unbewussten Phantasien darstellen) und jener Pathologie hingewiesen, die sie in Anlehnung an Anna Freud als entwicklungsbedingte Störung verstand (Heigl-Evers u. Heigl 1983). Die strukturelle Pathologie beschreibt sie in Anlehnung an Hartmann als eingeschränkte Ich-Funktionen bzw. in Übereinstimmung mit Kernberg als unreife Abwehrmechanismen des Ich. Entscheidend wichtig wurden die therapeutischen Konsequenzen, die als **„psychoanalytisch-interaktionelle Methode"** in der Gruppen- und Einzeltherapie für strukturelle Störungen vorgeschlagen wurden. Hier sollen insbesondere die dysfunktionalen Interaktionsweisen des Patienten deutlich gemacht und bearbeitet werden, was nicht mit Hilfe psychoanalytischer Deutungen geschieht, sondern im „Prinzip Antwort" einer korrigierenden Beziehungserfahrung zugeführt wird. Die Strukturbezogene Psychotherapie hat diese interaktionsbezogenen therapeutischen Techniken und ihre entwicklungsfördernden Zielsetzungen aufgegriffen, nicht aber die dahinterstehenden, eher traditionell analytischen Strukturtheorien mit ihren teils ich-psychologischen, teils kleinianischen Ansätzen. Als Vorbild für die Strukturbezogene Psychotherapie diente auch die in der psychoanalytisch-interaktionellen Methode von Heigl-Evers erkennbare fördernd-beelternde therapeutische Haltung. Unter den gegenwärtig diskutierten Behandlungsmethoden spielt die **Mentalization-based Psychotherapy** von Bateman und Fonagy (2004) eine wichtige Rolle. Sie fokussiert weitgehend auf die Einschränkungen der selbstreflexiven Funktion, die als Ausdruck der beeinträchtigten Mentalisierungsfähigkeit verstanden wird. Im Unterschied zur Strukturbezogenen Psychotherapie knüpft die Mentalization-based Psychotherapy stärker an psychoanalytische Traditionen an, sie nimmt als Ausgangspunkt ihrer Arbeit, was der Patient im Hier und Jetzt der therapeutischen Situation erlebt und mitteilt. Jenseits dieses Unterschiedes zeigen aber beide Verfahren eine Reihe von Übereinstimmungen:

- gemeinsames Beschreiben und Reflektieren psychischer Zustände,
- Betonung des Nicht-Wissens und der Notwendigkeit, gemeinsam etwas herauszufinden,
- zunehmendes Monitoring von Gefühlen, Gedanken und Sprache, mit deren Hilfe psychische Bedeutungen erfasst werden können,
- Akzentuierung von bewussten und bewusstseinsnahen psychischen Vorgängen gegenüber unbewussten Prozessen,
- Verzicht auf die Interpretation tief unbewusster Themen,
- Verzicht auf die Formulierung von komplexen intrapsychischen Vorgängen,
- Verzicht auf Konfliktdeutungen,
- Verzicht auf Übertragungsdeutungen, die aus der lebensgeschichtlichen Vergangenheit abgeleitet sind, und
- Verständnis der Störung als Ausdruck eines wenig entwickelten Selbst, nicht als Ausdruck von internalisierten konflikthaften Beziehungen.

Interessant ist das Verhältnis zu der Kernberg'schen **Übertragungsfokussierten Psychotherapie** (Transference focused Psychotherapy, TFP; Clarkin et al. 2001). Hier wird im Unterschied zur Strukturbezogenen Psychotherapie gerade die Deutung von Übertragungsvorgängen betont, und es werden Interventionen zum Thema der gespaltenen Objektvorstellungen und Selbstrepräsentanzen empfohlen. Auffallend ist in diesem Zusammenhang, dass für die Behandlung von Adoleszenten (für die strukturelle Störungen eine wichtige Rolle spielen) mittlerweile eine Modifikation der Übertragungsfokussierten Psychotherapie vorgeschlagen wird (Foelsch et al. 2008). Darin wird empfohlen, verstärkt auf Beziehungen außerhalb der therapeu-

tischen Übertragung einzugehen und diese zu klären, ehe in späteren Therapieabschnitten auf Übertragungsaspekte eingegangen wird. Außerdem werde der Patient „aufgefordert, sein eigenes Handeln oder Benehmen, seine Gedanken und Gefühle zu beobachten und dann zu erklären", ein Vorgehen, dass auch in der Strukturbezogenen Psychotherapie und in der Mentalisierungsbasierten Therapie empfohlen wird. Schließlich würden in der Therapieabschlussphase „vor allen Dingen die Funktionsverbesserungen des Adoleszenten exploriert", d. h. auch hier geht es nicht mehr in erster Linie um die Bearbeitung intrapsychischer Vorgänge, sondern um die Verbesserung interpersoneller Kompetenzen. Diese Ausführungen könnten darauf hinweisen, dass sich unterschiedliche Therapien im Laufe der Zeit einander annähern und in ihren Zielsetzungen und Vorgehensweisen konvergieren.
Das jetzt vorliegende Konzept der Strukturbezogenen Psychotherapie (Rudolf 2012b; 2013) hat sich in der Klinikroutine, in der ambulanten psychotherapeutischen Praxis und speziell in der Jugendlichenpsychotherapie bewährt und findet im Kreis der psychodynamischen Psychotherapeuten eine große Resonanz, darüber hinaus auch im Bereich der Sozialpädagogik und Jugendhilfe.

6.1.2 Struktur und Konflikt

Die in Seminaren am häufigsten gestellte Frage betrifft das Verhältnis von Konflikt und Struktur: Wie lassen sich beide Aspekte diagnostisch sicher unterscheiden? Wie werden Behandlungen geführt, wenn beide Themen bedeutsam sind?
Diagnostisch ist es erforderlich, Konflikt- und Strukturaspekte gesondert zu untersuchen. Der unbewusste Konflikt kann aus dem speziellen Erleben des Patienten in seiner äußeren Lebenssituation und in der therapeutischen Begegnung abgeleitet werden (vgl. Kap. 2.2 und 4.6.2). OPD-2 beschreibt typische Operationalisierungen für die unterschiedlichen lebensbestimmenden Konflikte.
Es gilt, die strukturelle Dimension unabhängig von diesen Konflikten zu erfassen. Jeder Mensch funktioniert auf einem bestimmten strukturellen Niveau, für jeden Patienten kann eingeschätzt werden, ob seine strukturellen Funktionen auf gutem, mäßigem, geringem oder desintegriertem Niveau verfügbar sind. Die Struktur-Checkliste (Rudolf et al. 1998; auch in Rudolf 2006a; Rudolf 2013 und in OPD-2) erleichtert die Einschätzung. Ein gutes Strukturniveau stellt Ressourcen bereit, ein weniger gutes bedeutet eine Vulnerabilität in der Bewältigung von Lebensaufgaben, aber auch in der therapeutischen Bearbeitung von Konflikten.
Auf höherem **Strukturniveau** treten andere Konflikte in Erscheinung (ödipaler Konflikt, Schuldkonflikt, Kontrolle-Unterwerfungs-Konflikt) als bei reduziertem Strukturniveau (Individuations-Abhängigkeits-Konflikt, Selbstwertkonflikt). Bei geringem Strukturniveau kann es sein, dass sich viele Konflikte andeuten, aber so schemenhaft unklar bleiben, dass es schwerfällt, sich diagnostisch für einen zu entscheiden – ein Hinweis auf das Vorliegen struktureller Einschränkungen.
Ein Konflikt im Sinne der OPD, der mit ausgeprägten strukturellen Problemen einhergeht, ist der **Individuations-Abhängigkeits-Konflikt**. Die Konfliktdynamik von Angst vor nahen Beziehungen und Angst vor Selbstverlust ist von erheblichen struk-

turellen Einschränkungen begleitet (z. B. fehlender Selbst-Objekt-Differenzierung, fehlender Selbstkohärenz und Identität). Daher tut sich hier ein konfliktbezogener therapeutischer Ansatz ohne Berücksichtigung der strukturellen Schwächen schwer. Zuweilen werden **Bewältigungsmuster** struktureller Störungen als Konflikte (miss-) verstanden, etwa ein aggressiv-selbstverletzendes Verhalten als Ausdruck von Kontrolle-Unterwerfungs-Konflikten, ein sexualisierendes Agieren als Hinweis auf ödipale Konflikte, Suchtverhalten als Ausdruck oraler Bedürftigkeit. In diesem Zusammenhang haben Grande und Schauenburg (2007), bezogen auf die dysfunktionalen Beziehungsmuster (OPD-Achse II), darauf hingewiesen, dass strukturelle Vulnerabilität durch Selbstschutzmaßnahmen im Beziehungsbereich überdeckt oder durch konflikthaft anmutende Beziehungsmuster offensiv abgewehrt werden kann. Diese Überlegungen sind besonders wichtig, weil sie die Verflechtung von strukturellen und konflikthaften Aspekten auf der Oberfläche der Beziehung zu sehen und zu verstehen helfen.

Lebensbestimmende **unbewusste Konflikte** bedeuten für den Patienten eine Festlegung auf bestimmte „Rollen", d. h. auf dysfunktionale Muster des Erlebens bei gleichzeitigem Nicht-Wahrnehmenkönnen der darin enthaltenen Bedürfnis- und Gefühlsspannungen. Da dieses innere Drama zwangsläufig immer wieder inszeniert wird, lässt sich diagnostisch klären, in welchem „Stück" der Patient immer wieder auftritt, welche Rolle er spielt und welche Rolle er seinem Gegenüber als Übertragungsangebot zuweist. Meist verweist der Patient erklärend auf das Außen, d. h. auf das Verhalten der anderen Menschen, die das seinige bestimmen. Therapeutische Aufgabe der Konfliktbearbeitung ist es daher, die therapeutische Aufmerksamkeit von dem Außen auf das Innere hin zu lenken.

Strukturelle Störungen folgen einer anderen Logik als unbewusste Konflikte. Die diagnostischen Fragen lauten hier: Verfügt der Patient über einen psychischen Binnenraum, in dem er Konflikte austragen kann? Hat er eine Sprache für sein Drama (Frage der Mentalisierung)? Versteht der Patient, welche Rolle er spielt (Frage der Selbstreflexion)? Versteht der Patient ansatzweise, wie es anderen dabei geht und was sie von ihm wollen (Frage der Empathie)?

Beim Vorliegen struktureller Störungen weiß der Patient alles das nicht, er kann keine Erklärungen anbieten, es fehlen ihm die psychischen Werkzeuge, die er bräuchte, um sich und die Welt zu verstehen und damit umgehen zu können.

Die **Aufgabe des Therapeuten** ist es zunächst, das Außen zu fokussieren und die „Stressoren" zu suchen, mit welchen der Patient sich konfrontiert sieht: Beziehungen, die er nicht versteht, Affekte, die er nicht erträgt, soziale Situationen, die er nicht bewältigen kann. Ziel der Therapie ist es, den Patienten beim Aufbau dieser Funktionen zu unterstützen und allmählich die Aufmerksamkeit von außen nach innen zu wenden zu den Bedürfnissen und Empfindungen, zu einem Selbst, das sich mehr und mehr konturiert, versteht und schließlich verantwortet.

Die Psychotherapie beginnt stets bei dem, was im Vordergrund steht, sei es Konflikt- oder Strukturaspekt. Es kann aber sein, dass die Konfliktbearbeitung nicht gelingt, weil dahinter strukturelle Defizite liegen, so dass die therapeutische Zielsetzung geändert und auf strukturelle Ziele gerichtet werden muss. Ein Beispiel dafür bieten die somatoformen Störungen (vgl. Kap. 6.6).

Umgekehrt kann es geschehen, dass mit zunehmender struktureller Stabilisierung in der Behandlung mehr und mehr konflikthafte Themen auftauchen, so dass auch hier die therapeutische Ausrichtung nun vom Strukturellen zum Konflikthaften hin verändert werden kann.

6.2 Therapeutische Haltung und therapeutisches Handeln in der Strukturbezogenen Psychotherapie

Die therapeutischen Interventionen der Strukturbezogenen Psychotherapie entspringen einer speziellen therapeutischen Haltung, die sich wiederum aus dem psychodynamischen Verständnis der früh erworbenen Entwicklungsstörung ableitet. Eine für konfliktaufdeckende Therapien typische therapeutische Haltung, auf strukturelle Störungen angewendet, führt unter Umständen zu erheblichen therapeutischen Schwierigkeiten.

6.2.1 Grundlagen der therapeutischen Haltung

An verschiedenen Stellen des Buches, zuletzt bezogen auf die diagnostische Situation (Kap. 4.1.3), wurde zwischen dem technischen Handeln und der persönlichen Einstellung des Therapeuten unterschieden. Zum einen kann zweckmäßiges methodenspezifisches Handeln als „Technik" scheinbar eindeutig versachlicht werden, zum anderen werden die Techniken von einer Therapeutenpersönlichkeit mit ihren subjektiven Eigenschaften und ihrer persönlichen Einstellung zum Patienten angewendet. Diese subjektive Seite, die für das therapeutische Geschehen mindestens so wichtig ist wie die objektivierbare Technik, soll im Folgenden unter dem Stichwort **„therapeutische Haltung"** diskutiert werden.
Die therapeutische Haltung, die ein Psychotherapeut zu Beginn einer Behandlung ausbildet, hat verschiedene Quellen, die ihm teils bewusst, teils nicht bewusst sind. Unbewusst und ich-synton sind die **Persönlichkeitsstereotype** des Therapeuten, die unabhängig von seinem individuellen Patienten wirksam werden, z. B. möglicherweise ein gewisser Anspruch, ein guter Mensch und guter Therapeut zu sein, eine Tendenz, zu dominieren und Recht zu behalten, ein Angewiesensein auf die bewundernde Zustimmung anderer und ähnliche Charakterzüge. Partiell unbewusst sind die Reaktionen auf die spezielle Patientenpersönlichkeit, die spontan Sympathie oder Desinteresse auslösen kann, die sozial nah und vertraut oder kulturell fern wirken kann; darüber hinaus kommt zum Tragen, was sich als Gegenübertragungsreaktion im engeren Sinne fassen lässt. Schließlich werden auch anthropologische Grundannahmen wirksam, die Vorstellung, wie Menschen grundsätzlich beschaffen sind (vgl. dazu Kap. 6.10).
Eine bedeutsame Grundlage der therapeutischen Haltung bildet wohl das **theoretische Verständnis** von Störung und Behandlung und der persönliche Umgang mit diesen Konzepten, mit denen sich ein Therapeut stark identifizieren kann oder die

er eher distanziert als Mittel einsetzt. Im zweiten Fall handhabt er das Konzept wie ein Instrument und ist in der Lage, dessen Angemessenheit und Wirksamkeit zu reflektieren. Im ersteren Falle ist er, bewusst oder nicht, Repräsentant eines Konzepts, das ihm berufliche Identität und Gruppenzugehörigkeit garantiert. Das schafft eine schwierige Situation, denn Therapeuten sind – nach empirischen Befunden zu urteilen – darauf angewiesen, ihr jeweils wertgeschätztes Verfahren anzuwenden, um effektiv zu sein. Weichen sie zu sehr davon ab und tun etwas anderes als das, was sie für wichtig und richtig halten, erzielen sie schlechtere Ergebnisse. Der Therapeut muss also an sein Verfahren glauben, das verleiht ihm Zuversicht und Überzeugungskraft – aber das macht ihn möglicherweise auch blind für faktische Grenzen und Risiken seines Vorgehens.

Die therapeutische Haltung, soweit sie aus konzeptuellen Überzeugungen stammt, sollte dem Patienten bzw. seiner Störung angemessen sein. Im Blick auf die vorgenommenen ätiologischen und psychodynamischen Differenzierungen bräuchte ein Therapeut idealerweise die **Verfügbarkeit über unterschiedliche therapeutische Haltungen**, je nachdem, ob es sich um eine konfliktbedingte Störung und konfliktaufdeckende Therapie, eine strukturelle Entwicklungsstörung und strukturfördernde Behandlung oder eine Traumafolgestörung und Traumabehandlung handelt. Das erfordert einiges an Flexibilität des Therapeuten, der seinen unterschiedlichen Patienten nicht nur unterschiedliche Behandlungspläne und Interventionen antragen, sondern ihnen auch unterschiedliche therapeutische Haltungen entgegenbringen muss.

Die therapeutische Haltung der konfliktaufdeckenden Therapie unterscheidet sich von den therapeutischen Haltungen in der strukturbezogenen Therapie. Die Erstere ist eine zurückhaltende, rezeptive Einstellung, die stark durch die Regeln des Verfahrens bestimmt ist und das Ziel hat, die unbewussten Bedeutungen im Erleben des Patienten, speziell in den Abwehraspekten seines Verhaltens und in der Übertragungsbeziehung, aufzudecken und dem Patienten verfügbar zu machen.

Die therapeutische Haltung der strukturbezogenen Behandlung ist gekennzeichnet durch eine aktive, fokussierende, den Patienten unterstützende Einstellung. Zwischen beiden Polen sind viele Übergänge denkbar. So kann die Analytische Psychotherapie in einer „strengen" analytischen Haltung, aber auch als modifizierte Analytische Psychotherapie interaktionszentriert fokussierend durchgeführt werden. In der Anwendung der Tiefenpsychologisch fundierten Psychotherapie ist die Bandbreite womöglich noch größer, variierend von dem analytisch orientierten fokalen Durcharbeiten eines einzelnen Konfliktfokus bis hin zur strukturfördernden Begleitung mit übenden Anteilen. Die Beschreibung lässt deutlich werden, dass es schwer ist, therapeutische Haltung unabhängig von Setting und Technik zu charakterisieren. Es ist offenbar so, dass bestimmte Haltungen auch zu bestimmten Vorgehensweisen führen und ein bestimmtes Setting bevorzugen.

Die therapeutische Haltung und, daraus abgeleitet, das therapeutische Handeln des „analytischen Typus" wurden so oft beschrieben, dass es an dieser Stelle als bekannt vorausgesetzt werden kann (vgl. Kutter u. Müller 2008; Janssen 2010). Wir beschäftigen uns im Folgenden ausführlicher mit der therapeutischen Haltung in der Strukturbezogenen Psychotherapie.

6.2.2 Die therapeutische Haltung in der Strukturbezogenen Psychotherapie

Die Strukturbezogene Psychotherapie als eine methodische Variante psychodynamischen Vorgehens stützt sich ebenso auf die psychodynamischen Grundlagen wie alle übrigen tiefenpsychologischen und analytischen Vorgehensweisen. Im Vordergrund steht die Aufmerksamkeit für die aktuelle Beziehungsgestaltung des Patienten und deren psychodynamische Wurzeln, nun aber nicht unter der Hypothese von Abwehrhaltungen unbewusster Konflikte, sondern von Entwicklungsdefiziten der affektiven Beziehung. Daraus lässt sich folgende **Charakteristik der strukturbezogenen therapeutischen Haltung** ableiten.

- **Abgegrenztheit** gegenüber dem interpersonellen Sog. oder der interaktionellen Leere des Patienten, der als „der andere", u. U. auch als „der Fremde", respektiert werden muss und nicht therapeutisch vereinnahmt und verstrickt werden sollte. Der Patient wird vorwiegend aus der dritten Position „von außen" betrachtet.
- **Rücksicht** auf die eingeschränkten Beziehungskompetenzen des Patienten, der wenig imstande ist, für sich zu werben und spontane Sympathie zu wecken. Sein dysfunktionales Verhalten sollte nicht als Ausdruck aggressiv-destruktiver oder entwertender Intentionen und Übertragungsangebote persönlich genommen, sondern als Aspekt seiner sozialen Ungeschicklichkeit und Ratlosigkeit verstanden werden.
- **Anteilnahme** für die schwierigen biographischen Entwicklungsbedingungen des Patienten, der bereits in seinen frühen Beziehungserfahrungen zu kurz gekommen ist, beeinträchtigt wurde, vom Leben nicht fair behandelt wurde, ohne ihm dadurch den Status eines Opfers zuzuschreiben.
- **Respekt** für seine bis dahin oder zumindest zeitweise wirksamen Bewältigungsstrategien, die ihm ein gewisses Lebensgleichgewicht oder gar das Überleben sichern halfen.
- **Interessierte Aufmerksamkeit** für die früher einmal angedeuteten, bisher aber noch wenig gelebten Fähigkeiten, Begabungen und Sachinteressen des Patienten.
- **Ernstnehmen** des pathogenen Gewichts der Störung und ihrer sozialen Auswirkungen, z. B. hinsichtlich defizitärer Schul- und Berufsqualifikation, katastrophaler Beziehungsarrangements mit Partnern, Kindern und Angehörigen, körperlicher Folgen selbstschädigenden Verhaltens (z. B. durch Sucht).
- **Aufrechterhalten von Hoffnung** für eine grundsätzlich mögliche positive Entwicklung des Patienten in dem Sinne, dass er sich und sein Leben akzeptieren und seine Versehrtheit zu bewältigen vermag.
- **Therapeutisches Beeltern** des Patienten für eine begrenzte Zeit
  - im Stil von Eltern kleiner Kinder durch gemeinsame Affektregulierung und spiegelnde Verlebendigung des Selbst und
  - im Stil von Eltern Jugendlicher durch ermutigende Begleitung in der Realitätserprobung, Grenzensetzung und Schadensbegrenzung, Einübung von Selbstverantwortung und Selbstbeelterung.
- **Bereitschaft zu großer therapeutischer Aktivität** statt abwartender therapeutischer Distanz; anfänglich Übernahme einer Hilfs-Ich-Funktion, später aktive

Strukturierung und Fokussierung strukturdynamisch relevanter Themen; keine Angst vor edukativen, coachenden und persönlich gefärbten Vorgehensweisen.

6.2.3 Beispiele aus Behandlungen

Therapeutische Haltungen sind nicht per se richtig oder falsch, sie sind aber möglicherweise gut oder gar nicht auf die Patientenpersönlichkeit zugeschnitten. Wenn der Typus der strukturbezogenen Haltung gegenüber einem Patienten mit umschriebener unbewusster Konfliktdynamik bei gutem Strukturniveau eingenommen wird, resultiert daraus wahrscheinlich ein therapeutisches Handeln, das vorsichtig und unterdosiert erscheint und die reflexiven Möglichkeiten des Patienten zu wenig nutzt; ein therapeutischer Schaden ist allerdings kaum zu erwarten.
Problematisch ist die umgekehrte Konstellation, dass Patienten mit deutlichen strukturellen Einschränkungen durch eine strikt analytische Einstellung zu wenig gehalten und durch das zugehörige therapeutische Handeln (Abwehrdeutung, Übertragungsdeutung) überfordert werden (Rudolf 2006b). Statt weiterer theoretischer Erklärungen sollen einige therapeutische Beispiele die Situation verdeutlichen.

Strukturbezogene therapeutische Haltung

Im ersten Beispiel geht es um eine 35-jährige Patientin, die wegen einer Persönlichkeitsstörung mit deutlich eingeschränkten strukturellen Funktionen eine Analytische Psychotherapie begonnen hat, die nun strukturbezogen modifiziert wird. Aus dem Text des Fortführungsberichts lässt sich vorrangig das therapeutische Vorgehen, zugleich aber dahinterliegend auch die therapeutische Haltung erkennen:

Fallbeispiel

Es wurde zunehmend deutlich, dass die neurotischen Kompromissbildungen stärker als zunächst angenommen, strukturelle Defizite auszugleichen versuchen.
Dabei verdeutlichte sich die schwere Beziehungs-, Selbstwert- und Gefühlsstörung der Patientin. So ist sie bis heute nicht in der Lage, in der Therapiestunde das Gespräch zu beginnen. Erst mein zugewandtes Nachfragen ermöglicht ihr, verbal mit mir in Kontakt zu treten. Wenn es um eigene Affekte geht, kann sie diese nur schwer beschreiben oder differenzieren. Sie fühlt sich „nur schlecht", ganz gleich, ob eine Versagung, Beschämung oder eine Kritik die Ursache war. Ihre große Abhängigkeit von anderen und ihre innere Leere und Unsicherheit zeigen sich in der Äußerung: „Ich lebe nur, wenn ich mit meinem Mann und meiner Tochter zusammen bin."
In der Gegenübertragung spüre ich großen Druck, für die Patientin aktiv zu werden und mich besonders anstrengen zu müssen, und fühle mich projektiv mit ihrer Hilflosigkeit, Verzweiflung und Wut identifiziert.
Vor dem Hintergrund der strukturellen Defizite arbeite ich anders als im Therapieplan beschrieben, wenig gegenübertragungsdeutend, sondern nutze meine Gegenübertragungsgefühle für therapeutische ich-stabilisierende, haltgebende, strukturfördernde Interventionen.
So war es durch einfühlendes Benennen, Differenzieren und Bestätigen der „Richtigkeit" von Affekten möglich, dass die Patientin sich ihre Wut auf die Tochter eingestehen konnte und bei

mir Hilfe suchte. Es war uns möglich, Strategien zu erarbeiten, die ihr den Umgang mit der körperlichen Erkrankung erleichtern und die Kontrolle lockern. Wir konnten gemeinsam ein Therapieziel formulieren, das die Patientin emotional verstand: „Der Tochter etwas zutrauen und sie loslassen". Stolz berichtete sie in der Folge über kleine Abgrenzungsschritte. Ich stellte mich hierbei neben sie und betonte, dass „uns Müttern das Loslassen schwer zu fallen scheint".

Im Folgenden beschreibt die Therapeutin, wie sie mit der Patientin Familienalben anschaut, woraufhin sich die Patientin mit dem Tod der Mutter beschäftigt und dabei durch Dritte erfährt, dass die Mutter Suizid begangen hatte.

„Ich erarbeite mit ihr das Benennen von Gefühlen, sie wollte mit mir zusammen klären, erklären und akzeptieren, dass die Mutter wohl wegen ihrer Erkrankung keinen anderen Ausweg mehr sah."

Eine ähnlich aktive Haltung nimmt die Therapeutin im Umgang mit allgemeinen Lebensproblemen ein:

„Ein weiterer Fortschritt in ihrer Autonomieentwicklung war möglich beim Bearbeiten ihrer inneren Leere und Verlorenheit. Ich regte immer wieder an, Lebensperspektiven auch ohne Mann und Kind zu entwickeln, Wünsche und Träume zu formulieren. Kurze Zeit später brachte sie eine Stellenanzeige aus der Zeitung mit in die Stunde und antwortete mit meiner Unterstützung darauf. Glücklicherweise bekam sie die Stelle und ist nun zweimal in der Woche berufstätig."

Die Therapeutin fasst zusammen:

„Es existieren kaum Phantasien, wenig Symbole, und dennoch ist es ihr möglich, die Beziehung zu mir zu halten und dadurch von der Therapie zu profitieren und konstruktive Entwicklungsschritte zu wagen. Im Hinblick hierauf wird die Veränderung des Therapieplans nachvollziehbar, nämlich dass überwiegend an den Strukturdefiziten und weniger an den intrapsychischen und interpersonalen Konflikten gearbeitet werden kann."

Konfliktaufdeckende therapeutische Haltung bei strukturellen Defiziten

Das folgende Beispiel beschreibt eine therapeutische Haltung und ein therapeutisches Vorgehen, das meiner Einschätzung nach das Risiko birgt, die strukturell eingeschränkte Patientin zu überfordern. Ähnlich wie im vorigen Fall steht auch hier die Bearbeitung der Mutterproblematik im Vordergrund.

Fallbeispiel

Die Therapeutin beschreibt, dass die Patientin bezogen auf das teils teilnahmslose, teils bedürftige Verhalten ihrer Mutter mit Gefühlen von ohnmächtiger Wut und Ekel reagiere. Es sei der Patientin bewusst gemacht worden, dass sie ihre Mutter für ihre Hilflosigkeit verachtet und selbst um kontrolliertes Verhalten bemüht sei. Gleichwohl reinszeniere sie unbewusst ihr Gefühl, verlassen und nicht liebenswert zu sein.

Vor dem Hintergrund dieser Annahmen entwirft die Therapeutin ihr Verständnis der Patient-Therapeut-Beziehung: Diese sei dadurch gekennzeichnet, dass die Patientin an schwierigen Punkten nicht weiterdenken wolle und mit ihrer Vernebelungstendenz die Therapeutin nötige, drängend zu fragen, dass sie ferner der Therapeutin ihre Gefühle vorenthalte, dadurch verhindere, verstanden zu werden und insgeheim über die Therapeutin triumphiere.
Die Patientin klage, dass sie zu wenig Unterstützung und Zuwendung von der Therapeutin erhalte, die Therapeutin sieht darin den Wunsch der Patientin nach „ungeschehen machen" früher Verletzungen.

Die therapeutische Haltung kann aus dem therapeutischen Handeln nur erschlossen werden. Es geht wohl um die Überzeugung, dass es hilfreich sei, der Patientin ihre unbewusste destruktive Beziehungsinszenierung bewusst zu machen, damit sie sich irgendwann davon lösen kann. Das ist zwar denkbar, aber häufig gelingt es nicht in der verfügbaren Behandlungszeit. So äußert sich eine Therapeutin in einem ähnlich gelagerten Fall nach 300 Sitzungen Analytischer Psychotherapie: Der Patientin sei zwar deutlich geworden, dass sie mehr Zeit als die bewilligten 300 Sitzungen brauche, aber sie wolle dafür keine Verantwortung übernehmen, sondern schiebe es der Therapeutin zu, sich darum zu kümmern. Darin inszeniere sie, von der Therapeutin unzureichend versorgt oder fallen gelassen zu werden.
In beiden Beispielen bestimmt das theoretische Konzept die therapeutische Haltung. Die in der Kindheit erlebte Vernachlässigung wird als Quell unbewusster feindseliger, enttäuschter und vorwurfsvoller Beziehungsgefühle verstanden, die in der Übertragung bewusst gemacht werden sollen, aus der therapeutischen Konfrontation mit der Enttäuschungswut, vom Schicksal ungerecht behandelt zu sein, sollen neue konstruktive Einstellungen entstehen. Damit liegt die Verantwortung für das Gelingen der Therapie weitgehend bei der Patientin. Diese theoretische Position erlaubt keine therapeutische Haltung, die die eingeschränkten Möglichkeiten der Patientin berücksichtigt und sie in fehlenden Selbstkompetenzen fördert.
Vielleicht wird jemand, der sich als Therapeut um eine adäquate analytische Haltung bemüht, die Beispiele als unfair erleben, weil sie die positiven Möglichkeiten strukturbezogenen Vorgehens und die Risiken des strikt analytischen Handelns hervorheben. Es ist aber in der Tat so, dass beim Vorliegen struktureller Störungen das Umgekehrte – Behandlungsschwierigkeiten bei strukturbezogenem Vorgehen und befriedigende Ergebnisse bei strikt analytischer Haltung – selten zu beobachten ist. Es scheint therapeutisch hilfreich, sich auf das eingeschränkte Strukturniveau des Patienten einzustellen und ihn zu unterstützen, und es erscheint problematisch, dem Patienten unabhängig von seinem Strukturniveau ein erneutes Durchleiden seiner biographischen Belastungserfahrungen und die Konfrontation mit seiner inneren Destruktivität abzuverlangen. Der therapeutische Prozess des Bewusstmachens ist kein Wert an sich, den es hochzuhalten gilt. Der Wert der therapeutischen Prozessgestaltung bemisst sich an dem, was der Patient in der real verfügbaren Behandlungszeit von 50 bis 100 oder 160 bis 300 Sitzungen an subjektiver Entlastung und Verbesserung seiner Fähigkeiten zur Alltagsbewältigung erfahren kann.
Für die therapeutische Aus- und Weiterbildung erscheint es wünschenswert, dem Aspekt der therapeutischen Haltung soviel Aufmerksamkeit zu widmen wie den

therapeutischen Techniken. Dabei ist es das vorrangige Lernziel, dass Therapeuten ihre therapeutische Haltung zu reflektieren lernen, sich bewusst werden, in welchem Maße ihre theoretischen Überzeugungen und ihr technisches Handeln mit ihrer Grundeinstellung dem Patienten gegenüber verflochten sind und wie eines das andere prägen kann.

6.2.4 Von der therapeutischen Haltung zur therapeutischen Intervention

„Ich soll über mich reden", sagt die junge Patientin als Antwort auf die Frage, warum sie hier in der Klinik sei. „Sie tut sich schwer damit, sich zu öffnen und sich mit ihren Problemen zu beschäftigen", kommentiert der Therapeut. Hier klingt die Konflikthypothese an: Die Patientin hat ein unbewusstes Problem, dessen Bewusstwerdung sie abwehrt, statt es zuzulassen und mit dem Therapeuten gemeinsam zu bearbeiten. Das Risiko besteht, dass Patientin und Therapeut in ein Kräftemessen oder Tauziehen geraten; Affekte von Gereiztheit hier und Gekränktheit dort klingen an.
Wie ließe sich die Thematik aus einer **strukturellen Perspektive** – angenommen, die Patientin sei erheblich strukturell beeinträchtigt – umformulieren?
Dann könnte man sagen, die Patientin *hat* kein Problem, sie *ist* das Problem. So wie sie funktioniert, misslingt ihr vieles Lebenswichtige in ihren Beziehungen und in ihrem Beruf, psychische Beschwerden und somatoforme Symptome kommen hinzu. Verzweiflungstaten wie Selbstverletzungen verschärfen die Problematik, Rückzugsimpulse und Abbrüche von beruflichen und privaten Lebensplänen sind die Folgen. Worüber soll sie reden, wo liegt hier „das Problem", das gewissermaßen aus einem Punkt heraus alles erklären könnte. „Über sich" soll die Patientin reden, „über ihre innere Situation", aber angesichts des äußeren Chaos, über das sie keinen Überblick gewinnt, und des inneren Chaos, in das sie keine Einsicht hat, ist ihr das kaum möglich.
Damit wendet sich die Situation – nicht die Patientin, sondern der **Therapeut muss beginnen**. Nicht die Patientin kann ihre Situation offenlegen, sondern der Therapeut muss versuchen, der Patientin spiegelnd ein Bild von sich zu vermitteln, zunächst in Umrissen, soweit sie erkennbar sind (durch die Technik des Spiegelns), dann ergänzt um denkbare affektive Seiten und Beziehungsaspekte (die der Therapeut in seiner Hilfs-Ich-Funktion hinzufügt) und gelegentlich auch durch Mitteilung der eigenen Gefühlsreaktionen (Technik des Antwortens, z. B. im Gegenübertragungsaffekt der Sorge).
Der therapeutische Akzent liegt anfangs ganz auf der **Wahrnehmung** und in der Regel führt das dazu, dass auch die Patientin eigene Wahrnehmungen beiträgt, Beispiele dafür, wie sie typischerweise „ist", was ihr immer wieder passiert. Diese Beispiele des Patientenverhaltens, ergänzt durch das Verhalten in der therapeutischen Situation, erlauben es dem Therapeuten allmählich typische Abläufe, „Muster" der Patientin herauszuarbeiten.
Damit ist der **erste Typus von Interventionen** beschrieben. Er enthält das **Spiegeln, Markieren, Antworten, Klären von Mustern** mit dem Ziel, der Patientin die Wahr-

nehmung und das Erleben des Therapeuten zur Verfügung zu stellen, so dass sie, von diesem Gesehenwerden ausgehend, allmählich eine selbstreflexive Wahrnehmung aufbauen kann: „So bin ich, so reagiere ich, so funktioniere ich, so bewältige ich usw." Die vom Therapeuten induzierte Wahrnehmung schließt eine Konfrontation mit dem Dysfunktionalen ein: „So schädige ich mich, so leide ich, auf diese Weise scheitere ich, so quäle ich mich vergeblich." Zum anderen betont sie die Entwicklungsaspekte des Selbst, d. h. die Hoffnung, die Neugier, das Interesse, die Freude bezüglich bereits Gelungenem und zukünftig zu Erwartendem.

Der **zweite Interventionstyp** ist **erklärend und verstehend**. Der Therapeut untersucht zusammen mit der Patientin, wie ihre frühen Entwicklungsbedingungen gewesen sein könnten und welche Auswirkungen die frühen Beziehungsdefizite oder Katastrophen gehabt haben können. Das hat mehrere Aspekte: Zum einen wird die frühe Situation aus der Sicht eines kleinen Kindes ausgemalt, um der Patientin verstehbar zu machen, was kleine Kinder generell für ihre Entwicklung benötigen, was in ihrer Entwicklung womöglich zu kurz gekommen ist und was in ihrem heutigen dysfunktionalen Erleben möglicherweise damit zusammenhängt, welche strukturellen Defizite sie in sich trägt und welche Notfallmaßnahmen sie zum Schutz ihres Selbst aufgebaut hat.

Es wird damit zugleich die **Empathie** der Patientin **für sich selbst** gefördert, eine wohlwollende, verständnisvolle, Rücksicht übende Einstellung für den kindlichen Teil ihrer Persönlichkeit. Zugleich wird damit ein Zusammenhang zwischen dem aktuellen dysfunktionalen Erleben und den biographisch-schicksalhaften Bedingungen gestiftet. Es ist immer wieder überraschend, zu sehen, dass dadurch das Erleben von Schuld, Scham, Hass, Enttäuschung gewissermaßen überflüssig wird, während allerdings Affekte von Schmerz, Verzweiflung und Enttäuschung durchaus heftig anklingen können.

Vor allem aber entsteht ein Narrativ, ein Bild, eine **in Sprache gefasste Erklärung des eigenen Selbst**, der eigenen Geschichte und der eigenen Entwicklung, worauf in den folgenden Therapieabschnitten immer wieder wie auf ein Drittes Bezug genommen werden kann. Hier werden also Schritte der Mentalisierung therapeutisch induziert. Therapeutisch hilfreich ist es, dieses Erklären und Verstehen der dysfunktionalen Muster nicht an oder gar in der therapeutischen Beziehung und Übertragung zu bearbeiten, sondern in einer Dritte-Person-Perspektive, quasi im Außen, z. B. wie in einem Bild, das Patientin und Therapeut gemeinsam betrachten, zu beschreiben und zu erklären versuchen.

Der **dritte Interventionstypus** zielt nach dem Sichtbarmachen und Verstehen auf das Verändern. Er verweist darauf, dass Entwicklungen anstehen, notwendig und möglich sind; dass es nun gilt, unter Nutzung aller bisher aufgebauten Ressourcen **Alternativen zu finden** zu den bislang dysfunktionalen Mustern: Wie kann man negative Affekte anders aushalten, wie lassen sich Impulse besser steuern, wie lässt sich die Beziehungsrealität prüfen, wie können Beziehungen stabilisiert und geschützt werden, wie kann Kontaktaufnahme gelingen; wie wird empathisches Einfühlen in andere möglich, wem kann man trauen, auf wen sich verlassen, wie lassen sich gute Beziehungserfahrungen innerlich bewahren, wie können negative Beziehungserfahrungen bewältigt werden usw.?

An dieser Stelle ist es die Aufgabe des Therapeuten, die wichtigsten Punkte als Foki auszuwählen und die Patientin für eine Zusammenarbeit an diesen Fokusthemen zu gewinnen. Zentraler Aspekt dieser therapeutischen Zusammenarbeit ist die **Verantwortungsübernahme durch die Patientin**, die fortan selbst die Aufgabe hat, sich in ihrem Lebensalltag mit dem Fokusthema zu beschäftigen. Der Therapeut kommt auch seinerseits in den Sitzungen immer wieder auf das Fokusthema zurück und untersucht zusammen mit der Patientin, inwieweit ihr alternative, weniger dysfunktionale Muster möglich werden, wo sie sich dazu Anleitung und Hilfe holen kann und wie sie belastende Erfahrungen des Scheiterns auszuhalten lernt.

In welchem Verhältnis stehen diese Interventionen zur traditionellen psychoanalytischen **Deutung**? Wenn man so will, wird hier etwas Ähnliches wie bei der Deutung unbewusster Konflikte und Abwehrhaltungen in Worte gefasst: die nicht bewusste Bedeutung des eigenen Erlebens und die nicht verstandene Bedeutung von interpersonellen Situationen. Die erklärende Zuschreibung geschieht allerdings mit der Einschränkung, dass die Interventionen auf die begrenzte Mentalisierungsfähigkeit der Patientin zugeschnitten sein müssen bzw. dass die Interventionen letztlich dazu dienen, diese Mentalisierung aufzubauen und funktionsfähig werden zu lassen. Insofern steht nicht wie bei der Deutung das Erklären dessen, was unbewusst vorliegt, im Vordergrund, sondern die Entwicklungsförderung dessen, was nicht genug vorhanden ist, eben das psychische Werkzeug der strukturellen Funktionen, welche die Voraussetzung schaffen für ein psychisches Selbstverständnis und eine befriedigende Beziehungsgestaltung.

Die Ausführungen sollen deutlich machen, dass das eingeschränkte Strukturniveau von Patienten eine zwingende Indikation dafür bedeutet, die **therapeutischen Interventionen** so zu **modifizieren**, dass sie von den Patienten genutzt werden können. Unmodifizierte Deutungen stellen ein Risiko für die therapeutische Situation dar, insofern als sie die therapeutische Beziehung belasten, den Patienten labilisieren, krisenhafte Entwicklungen und Therapieabbrüche begünstigen. Erst wenn die strukturellen Fähigkeiten stabilisiert sind, wird es möglich, therapeutisch effektiv die möglicherweise ebenfalls vorhandenen unbewussten Konfliktthemen ins Auge zu fassen und therapeutisch zu bearbeiten.

Therapeutische Interventionen

Voraussetzung 1:

Diagnostik des Strukturniveaus, der strukturellen Einschränkungen im Einzelnen (Foki) und der vorrangigen Bewältigungsmuster
(Grundlage für die therapeutische Zielsetzung)

Voraussetzung 2:

Therapeutische Haltung mit den Aspekten Abgegrenztheit, Rücksicht, Anteilnahme, Respekt, Interesse, Ernstnehmen des Pathogenen, Hoffnung, Beelterung, Aktivität.

Abfolge der Interventionen:

1. Förderung der Wahrnehmung
   - spiegeln, containen
   - antworten, Hilfs-Ich-Funktionen übernehmen
   - Muster herausarbeiten

2. erklärende, verstehende Interventionen
   - Muster im Beziehungskontext betrachten (Dritte-Person-Perspektive)
   - Erklärungshypothesen für die Muster finden (Ziel: Selbstverständnis, Selbstempathie)
3. Förderung der Verantwortungsübernahme und Selbstkompetenz
   - strukturelle Foki verabreden
   - alternative Muster suchen (Aufbau von Selbstkompetenz)
   - neue Muster in eigener Verantwortung erproben
   - gemeinsames Antizipieren von möglichen künftigen Entwicklungsschritten und Schwierigkeiten

6.2.5 Strukturbezogene Modifikation von Analytischer und Tiefenpsychologisch fundierter Psychotherapie

Aus dem Gesagten ergibt sich, dass die Berücksichtigung struktureller Störungsaspekte eine Modifikation des herkömmlichen (konfliktbezogenen) Vorgehens in Tiefenpsychologisch fundierter und Analytischer Psychotherapie bedeutet. Es wird eine andere therapeutische Haltung und es werden andere Interventionen erforderlich. Für das Setting der Analytischen Psychotherapie beinhaltet das eine erhebliche Veränderung („modifizierte Analytische Psychotherapie" im Sitzen statt in Couchlage, mit niedriger Stundenfrequenz von ein bis zwei Stunden pro Woche und Vermeidung regressiver Entwicklungen, vorgeschalteter struktureller Stabilisierung des Patienten, aktiver Bearbeitung interpersoneller Probleme, ggf. im Sinne der Übertragungsfokussierten Psychotherapie).
In der Tiefenpsychologisch fundierten Psychotherapie bleibt das Vorgehen fokusbezogen, nun aber auf strukturelle Foki ausgerichtet statt auf Konflikt- und Beziehungsfoki. Der Wert und die Wirksamkeit dieses Vorgehens für die Stabilisierung einer strukturell beeinträchtigten Persönlichkeit sollte nicht unterschätzt werden. Therapieziel ist hier, wie auch bei der Analytischen Psychotherapie, die Korrektur tiefsitzender pathogener Überzeugungen, der Erwerb von Beziehungskompetenzen, größerer Selbstkompetenz und vertieftem Selbstverständnis. Von psychoanalytischer Seite wird gelegentlich betont, dass eine wirksame Veränderung nur im Rahmen Analytischer Psychotherapie möglich sei, während sich die Tiefenpsychologisch fundierte Psychotherapie darauf beschränken müsse, den Patienten in seinem strukturellen Defizit „supportiv" beizustehen. Das ist, bezogen auf die Möglichkeiten und Zielsetzungen strukturbezogener tiefenpsychologischer Behandlung ein Missverständnis. Es resultiert wahrscheinlich aus der tradierten Idee, dass eine psychoanalytische Behandlung unterschiedliche Therapieziele von tiefgreifender Persönlichkeitsveränderung bis zu begrenzt haltgebender Begleitung verfolgen kann. Das bedeutet aber nicht, dass sich Tiefenpsychologisch fundierte Psychotherapie auf jene begrenzten Ziele beschränken muss und per se nur supportiv wirken kann. Auch in diesem Setting ist es möglich, vor allem mit Hilfe der oben beschriebenen speziellen therapeutischen Haltung und beelternden Beziehung, zentrale Persönlichkeitsprobleme zu verändern, ein biographisches Selbstverständnis zu fundieren und ein Gefühl des selbstverantworteten Lebens an die Stelle hilflosen Ausgeliefertseins treten zu lassen.

6.3 Strukturelle Funktionen und der therapeutische Umgang mit ihnen

Für die Strukturbezogene Psychotherapie ist der therapeutische Umgang mit dem Selbst im Ganzen und den einzelnen strukturellen Funktionen wesentlich. Beispielhaft wird die therapeutische Arbeit an der Affektdifferenzierung und Affektregulation, an der Selbst-Objekt-Differenzierung, der Empathie und der Internalisierung dargestellt.

6.3.1 Psychologische Begriffsbildung

Die Tatsache, dass Menschen abends müde werden, einschlafen und für einige Stunden in einen besonderen physiologischen Zustand mit verändertem Bewusstsein geraten, kann in dem Substantiv „der Schlaf" zusammengefasst werden. Der Begriff enthält dann eine Bestandsaufnahme aller subjektiven Schlaferfahrungen und allen objektivierbaren Wissens über die zugehörigen Prozesse. In solchen sprachlichen Chiffren ist vieles auf eine versachlichende, objektivierende Weise eingebunden; anderes tritt zurück, so z. B. die emotionalen Aspekte, die Einfühlung in die Subjekte, die Komplexität des Geschehens, das auf einen einzigen Punkt reduziert wird, in diesem Beispiel auf den Begriff „Schlaf".
Dieser Verdichtungsvorgang wird in antiken Sagen und Mythen besonders deutlich, in denen komplexe Vorgänge nicht nur als Substantiv, sondern als Person Gestalt annehmen. Manche von ihnen sind göttlich-himmlisch (wie die Liebe, der Krieg, die Tugend, übrigens auch der Schlaf), andere sind unterweltlich-dämonisch (wie die Sorge, die rasende Zwietracht oder das grämliche Alter). Menschen können von diesen Wesen berührt, überwältigt oder angestoßen werden, dann kommen die entsprechenden Zustände des Liebens, Hassens, Sorgens usw. über sie. Reste dieses Denkens finden wir in unserem Sprachgebrauch in dem Begriff Anfallsleiden. Darin wird ein Mensch wie von einem Dämon „angefallen", z. B. in der Bulimie von dem Dämon der Gefräßigkeit Bulimos. Das sei erwähnt, um einen Bezug herzustellen zu den psychologischen und psychoanalytischen Begriffsbildungen, die wir verwenden. Auch sie sind Substantive, immer nahe daran, personifiziert zu werden: Das Ich, das Unbewusste, die Beziehung, die Erinnerung. Es ist einfacher, vom Ich eines Menschen zu sprechen, als jeweils beschreiben zu müssen, wie ein Subjekt seine Gedanken, Gefühle und Handlungen als ich-haft sich zugehörig erlebt und von sich erzeugt („ich habe den Gedanken gehabt") oder in Abgrenzung zu anderen („schließlich war ich es, der daran gedacht hat"). Man kann ganze Psychologien samt Therapieansätzen auf solchen Begriffen gründen (z. B. Ich-Psychologie), was zwangsläufig dazu führt, dass die Begriffe und Psychologien sich immer weiter entwickeln.
Wir können im Weiteren unser Augenmerk darauf richten, wessen eine Person sich bewusst wird, wenn sie „ich" sagt und als „ich" handelt („ich bin jemand, der immer wieder …"). In diesem reflexiven Vorgang nimmt, substantivisch gesprochen, ein wahrnehmendes Ich sich selbst zum Gegenstand seiner Wahrnehmung und entdeckt

sein „ich selbst“ oder, substantivisch formuliert, sein Selbst. Der Begriff „Selbst“ ist wohl einer der am meisten verwendeten und am häufigsten kombinierten Begriffe (im Stichwortverzeichnis der „Strukturbezogenen Psychotherapie“ [Rudolf 2013] finden sich 45 Eintragungen, wie z. B. Selbstbild, Selbstbewusstsein, Selbstfindung, Selbst-Objekt, Selbstrepräsentanz, Selbstwerdung usw.).

6.3.2 Das Selbst

Was, so wäre in Anlehnung an das Beispiel vom „Schlaf“ zu fragen, ist bei dem Substantiv „das Selbst“ das subjektive Erleben oder das Funktionieren des Subjekts? Ein zugehöriges Verb gibt es nicht. Der psychische Vorgang ist das Bewusstwerden des „ich selbst“ als eine auf die eigene Person bezogene Einsicht: „Das war ja ich selbst, der die Tür offen gelassen hat“. Der Zusatz „selbst“ unterstreicht, dass ich mir meines Erlebens und Handelns als Ich bewusst geworden bin. In der Psychotherapie einer Persönlichkeitsstörung ist eine solche Einsicht keineswegs banal, sondern entscheidend, denn in ihr übernimmt das Subjekt zugleich Verantwortung für sein Tun: „Ich selbst habe die Tür offen gelassen, obwohl ich zuerst andere dafür verantwortlich gemacht habe.“ Mit dieser Einsicht ist eine weitere unumstößliche Feststellung verbunden: „So bin ich, so denke ich, so handle ich, alles das zusammengenommen, das bin ich selbst.“ Dem kann die Einsicht folgen: „So war ich schon immer, von klein auf.“ Hier ist die Rede vom **Selbst als Ganzem der Person**, von ihrer Konstanz über die Zeit hinweg, d. h. auch von ihrer Identität (lat. idem = dasselbe).
Nun stellt sich aber, von außen auf das reflektierende Subjekt gesehen, eine heikle Frage: Besitzt jedermann ein Selbst, ein kohärentes, allzeit gleiches, identisches, das er unter Umständen in einer Psychotherapie erst wiederentdeckt als sein wahres Selbst, das hinter einem falschen Selbst verborgen war? Oder ist es so, dass jemand sich selbst erfinden kann, sich z. B. in der Psychotherapie neu konstruiert, indem er seinem Tun einen Sinn zuschreibt, der möglicherweise heute ein anderer sein kann als vor einigen Jahren?
Zum Begriff des Selbst heißt es bei Safranski (1990):

„Das eigene Selbst ist kein ruhendes, gleichbleibendes Sein, wo man vor Anker gehen könnte, sondern es ist ein diskontinuierliches Ereignisgeschehen, das man zulassen muss. Das Selbst gibt einem nicht Halt, es schickt einen auf die Reise ins Ungewisse.“

In der **Entwicklung** erfahren Menschen von Kind an ihr Selbst, wenn andere ihre Aufmerksamkeit und Gefühle auf sie richten. Sie erfahren, dass sie jemand sind, der in den Augen der anderen existiert, jemand, der dem anderen wichtig ist, zunächst sogar das Allerwichtigste, ehe sie später merken, dass sie doch nicht den Mittelpunkt der Welt bilden, sondern eines von mehreren Mitgliedern ihrer Familie sind. So bildet sich das Selbst immer zusammen mit den Erfahrungen vom anderen und wird durch die anderen inhaltlich gestaltet. Kinder stellen sich vor, wer sie sein werden, wenn sie groß sind; als Jugendliche entwickeln sie darüber konkrete Phantasien, die meist an Idole angelehnt sind. Als Erwachsene fragen sie sich: „Wer bin ich nun wirklich?“, sie schauen auf ihr gelebtes Leben und lesen daran ab, was sie bisher gewollt, getan, gedacht, angestrebt haben: „Ich bin jemand, der immer wieder …“.

Das eigene Selbst als ein in sich kohärentes, über die Zeit konstantes Geschehen ist also nicht gegeben, es muss immer wieder gebildet werden, nicht im Sinne einer willkürlichen Konstruktion, sondern durch die immer neue **Integration** von unterschiedlichen, oft widersprüchlichen Aspekten der eigenen Person. Sie in ein Ganzes zu integrieren, die zahlreichen auseinanderstrebenden, widersprüchlichen Selbstaspekte zusammenzufügen, ist Notwendigkeit und Bedürfnis. Das Ergebnis ist der jeweilige subjektive Entwurf eines Selbst, das bestrebt ist, seine persönlichen Ziele in der Alltagswirklichkeit zu realisieren, und das dabei von eigenen und nicht zuletzt von gesellschaftlichen Idealvorstellungen beeinflusst wird. Nochmals Safranski (1990): „Aus der Perspektive der Freiheit existiert das Selbst nur in der Möglichkeitsform.“ Dieses Mögliche kann angestrebt werden im Bemühen um „Selbstverwirklichung“.

Bekanntlich fällt es manchen Menschen schwer, diese Verantwortung zu übernehmen. „Ich bin doch nicht jemand, der stiehlt“, sagt eine Patientin, die beim Stehlen erwischt wurde. Ihr „Ich“ will es nicht gewesen sein, es gehört aber offenbar doch zu ihrem Selbst. „Es ist passiert“, hört man Patienten in der Forensik dazu sagen. „Da war auch ein Messer im Spiel. Und dann ist Blut geflossen.“ Auch hier war es nicht ihr Ich selbst, sondern ein unbestimmtes Es, das die Dinge geschehen lässt.

Die **Selbstreflexion**, wenn sie bei gutem Strukturniveau gelingt, offenbart ein Bild vom eigenen Selbst, aber auch von seinen schwer integrierbaren Teilaspekten, die dem eigenen Selbst bei weniger gutem Strukturniveau nur mit Mühe oder gar nicht zugeordnet werden können, wie das obige Beispiel zeigt. Die Selbstreflexion erlaubt ferner einen Blick auf die im Selbst ablaufenden psychischen Prozesse, die ich-hafte Qualität haben: meine Affekte, Impulse, Bedürfnisse. Die differenzierte Selbstwahrnehmung der eigenen Gefühlswelt (Affektdifferenzierung) ist als eine Art von Selbstmonitoring besonders wichtig für das emotionale Verständnis der eigenen aktuellen Verfassung. Die eingeschränkte Fähigkeit, diese affektiven Prozesse zu lesen und zu verstehen, bedeutet Fremdheit und Ratlosigkeit.

6.3.3 Der therapeutische Umgang mit dem Selbst

Strukturbezogene Psychotherapie fokussiert therapeutisch auf die Integration von Selbstanteilen, d. h. von erwachsenen und kindlichen Selbstaspekten, von verzweifelten und sehnsüchtigen, von idealisierten und abgelehnten Selbstanteilen.

- Sie sollen aufgefunden werden, d. h. sie müssen als Bild des Patientenselbst zunächst vom Therapeuten **wahrgenommen** und dem Patienten **zurückgespiegelt** werden.
- Sie sollen vom Patienten betrachtet und **differenziert** werden; eine schwierige Aufgabe, in der der Therapeut beispielgebend vorangehen muss.
- Sie sollen vom Patienten **akzeptiert** werden. Dem Annehmen des eigenen So-Seins, der eigenen Geschichte muss ein wohlwollendes therapeutisches Verständnis für das Leben und die Geschichte des Patienten vorausgehen.

- Sie sollen vom Patienten **verantwortet** werden, das bedeutet unter anderem Verzicht auf Opferpositionen und Wiedergutmachungshoffnungen, ferner die realistische und respektvolle Sicht auf die Objektwelt und damit auch einen Abschied von objektbezogenen Illusionen.

Diese therapeutischen Ziele sind nicht allein durch eine wohlwollend supportive Begleitung des Patienten zu erreichen. Sie erfordern ein verdeutlichendes, auch konfrontatives Vorgehen, in dem der Patient aufgefordert wird, mit seiner Lebenssituation immer wieder probierend und übend umzugehen. Dies geschieht nicht in Form eines verhaltenstherapeutischen Umlernens, sondern in einer therapeutischen Beziehung, welche durch die therapeutische Haltung des Beelterns und der Entwicklungsförderung bestimmt ist.

Das Erleben des Patienten

Was erlebt der Patient in der Behandlung anderes als das in vielen Berichten beschworene „bedingungslose Angenommensein durch ein verlässliches Objekt" oder anderes als das für Psychoanalysen behauptete „klare Denken des Psychoanalytikers"?
Der Patient erlebt, dass ihm jemand die eigene Situation, an der er scheitert und die er durchleidet, verständlich macht, ohne auf komplexe psychologische Konstrukte zurückzugreifen. Der Therapeut zeigt dem Patienten in der Intervention des Spiegelns ein Bild von ihm und in der Intervention des Antwortens lässt er ihn spüren, was das Bild im Gegenüber auslöst. Dort, wo der Patient Schwieriges in sich selbst erlebt und in anderen mobilisiert, erfährt er das Hoffnung machende Angebot, diese Schwierigkeiten gemeinsam zu überwinden, indem etwas nachgeholt und nachgetragen wird, was in der Entwicklung des Patienten zu kurz gekommen ist.
In diesem Vorgang ist vieles enthalten, vor allem aber die Versachlichung von Situationen, die der Patient zunächst als hoffnungslos unverständlich und daher verzweifelt erlebt. Diese Versachlichung wird durch eine therapeutische Haltung erreicht, die auch informatorisch, edukativ genannt werden könnte und die geeignet ist, nebelhafte, überwältigende Geschehnisse als verstehbare Abfolgen von Ursachen und Wirkungen einzuordnen, ablaufend im eigenen psychischen Innen und im zwischenmenschlichen Außen. Damit verbunden ist zugleich die therapeutische Aufforderung, sich diesen Vorgängen steuernd, urteilend, Entscheidungen treffend gegenüberzustellen und mit den eigenen Kompetenzen zu experimentieren. Es sind die **Kompetenzen eines Selbst**, dessen schwere Belastung vom Therapeuten grundsätzlich anerkannt wird, das aber vom ersten Augenblick an auch als selbstwirksam und selbstverantwortlich angesehen wird, zumal der Therapeut gute Gründe erlebt, dieses Selbst auf seine interessanten Seiten hin zu beleuchten und kennenzulernen, es am Leben zu halten und zu fördern. Damit werden nicht etwa die unter Umständen sehr problematischen aggressiven Impulse, Selbstschädigungstendenzen, Beziehungsschwierigkeiten aufseiten des Patienten ausgeblendet und verharmlost, sie werden jedoch anders gewichtet und nicht in den Mittelpunkt der therapeutischen Beziehung gestellt, vor allem werden sie nicht als habitueller Versuch des Patienten verstanden, die therapeutische Beziehung zu stören oder unmöglich zu machen. An

dieser Stelle besteht ein besonders großer Gegensatz zu einem konfliktbezogenen, abwehrorientierten Vorgehen, das letztlich immer auf die hochgradig bedürftigen und zugleich destruktiven Innenvorgänge des Patienten fokussiert.

6.3.4 Verständnis und Regulation des Affektsystems

Eine strukturelle Störung ist stets eine Störung der affektiven Regulation. Eine naheliegende Zielsetzung Strukturbezogener Psychotherapie betrifft daher den verbesserten Umgang mit den eigenen Affekten. Als erstes fällt klinisch häufig auf, dass Affektspannungen vom Patienten nicht ausgehalten und mit Notfallmaßnahmen beantwortet werden (Fähigkeit zur Affekttoleranz). Viele dysfunktionale, insbesondere auch selbstschädigende Verhaltensweisen lassen sich daraus erklären, dass Patienten **Unlustaffekte** nicht anders bewältigen können als z. B. durch einen bulimischen Anfall, durch Selbstverletzung, durch die Einnahme von Alkohol oder Drogen, durch aggressives oder sexuelles Agieren usw. So tritt therapeutisch die Frage in den Vordergrund, wie der Patient affektive Anspannungen besser tolerieren und regulieren kann.

Beim Blick darauf wird aber rasch eine weitere strukturelle Schwierigkeit erkennbar: Was genau verbirgt sich in dem Gefühl der affektiven Anspannung, wenn es der Patientin „nur schlecht" geht, ohne dass sie genauer wahrnehmen und benennen könnte, ob es sich um Traurigkeit, Verärgerung, Enttäuschung, Entwertung usw. handelt (Funktion der Affektdifferenzierung)? Es handelt sich dabei nicht um eine Wahrnehmungsstörung, so als läge der Affekt differenziert vor und würde bloß nicht wahrgenommen, sondern um eine Störung des differenzierten affektiven Erlebens. Das Erleben kann folglich auch nicht in differenzierte sprachliche Begriffe gefasst werden. Es handelt sich nicht nur um Affektblindheit, wie es der alte Begriff „Alexithymie" andeutet, sondern auch um eine **affektive Sprachlosigkeit**: Der Patient hat zunächst keine Worte für seine Affektzustände. Der Sachverhalt lässt sich auch in einer anderen Begriffssprache als Ausdruck der Mentalisierungsstörung darstellen – als das Fehlen von mentalen Repräsentanzen psychischer Vorgänge.

Affekte im Kontext von Beziehungen und Bedürfnissen

In den Anfangsstunden von Behandlungen lässt sich oft erkennen, dass der Patient nur wenige unscharfe Affektbegriffe verwendet, während der Therapeut im Gegenzug gewissermaßen im Affektwörterbuch blättert und die vom Patienten angedeutete Situation mit zahlreichen Gefühlsfacetten anreichert.

Das ist die erste therapeutische Botschaft: „Es gibt viele Affekte – welche davon könnten bei Ihnen eine Rolle spielen (obwohl sie Sie zur Zeit noch nicht genau wahrnehmen können)?"

Eine zweite therapeutische Botschaft hängt damit unmittelbar zusammen: „**Affekte** sind an **Beziehungssituationen** geknüpft – welche Beziehungssituationen können bei Ihnen vorliegen (obwohl es Ihnen schwer fällt, solche Beziehungskonstellationen zu erkennen)?" Beziehungskonstellation heißt: Wer steht hier zu wem in welchem

Verhältnis, z. B. die Patientin als Tochter zu ihrer Mutter, der Patient als Freund zu einem Freund, der zugleich Rivale ist usw. In Kapitel 6.4.3 wird ein konkretes therapeutisches Beispiel für die Bearbeitung dieser Thematik beschrieben (s. S. 160).
An dieser Stelle lässt sich bereits die nächste therapeutische Botschaft denken, aber sie braucht möglicherweise Zeit, um dem Patienten zugänglich zu werden. Sie lautet: „Beziehungen werden durch **Interessen, Wünsche und Bedürfnisse** bestimmt – welche Bedürfnisse spielen in der erwähnten Situation möglicherweise für Sie eine Rolle und welche Bedürfnisse vermuten Sie bei Ihrem Gegenüber?"
Wenn dieser therapeutische Punkt erreicht ist, an dem die Affekte in Beziehungen eingebettet sind und mit Bedürfnissen zusammenspielen, eröffnen sich neue Perspektiven auf die bis dahin unbeantwortet gebliebene **Frage der Affekttoleranz und Affektregulation**: Wie können Affekte ertragen, wie können sie reguliert werden? Jemand, der eine unerträglich anwachsende diffuse Affektspannung erleidet, die er selbst nicht erklären und beeinflussen kann, muss möglicherweise auf Notfallregulationen wie Selbstverletzung, Essanfall, Alkohol usw. zurückgreifen. Wenn die Patientin jedoch zu verstehen beginnt, dass ihr Unlustaffekt eine traurig-enttäuschte Reaktion auf ihr Alleinsein und ihr ungestilltes Kontakt- und Beziehungsbedürfnis ist, finden sich Antworten auf die Frage: Was kann jemand selbst tun, der sich allein gelassen fühlt? Sie kann sich z. B. an andere wenden, sie kann Kontakt aufnehmen, Trost suchen, sich raten und helfen lassen, in der Beziehungssituation auf neue Gedanken und in neue Affekte kommen. Die zugehörige strukturelle Fähigkeit, die es dabei therapeutisch zu fördern gilt, ist der Ausdruck eigener Affekte gegenüber anderen, aber auch solcher im Bereich der Beziehungsregulierung, z. B. der Ausgleich von Interessen in Beziehungen.
Hier kann möglicherweise bereits die Bearbeitung einer ebenfalls vorliegenden Konfliktthematik beginnen. Die angestrebten **therapeutischen Ziele** lassen sich vielfältig beschreiben: Zum einen geht es um die Förderung struktureller Funktionen wie Affektdifferenzierung, Affekttoleranz, Affektausdruck, Beziehungsregulierung, Hilfe in Anspruch nehmen, ferner um die zunehmende Differenzierung und Repräsentanz psychischen Erlebens im Sinne der Mentalisierung, damit auch um Klärung und Stabilisierung des eigenen Selbst und nicht zuletzt um ein wohlwollendes Verständnis für die eigene Person im Sinne einer Selbstempathie. Im Blick auf die große therapeutische Bedeutung dieser strukturellen Förderung hat Fritsch (2008) für ihre Patienten ein Übungsinstrument für die Gefühlswahrnehmungen und den Gefühlsumgang im Sinne der Selbstempathie entwickelt, das sie in Gruppen anwendet.

6.3.5 Die Fähigkeit zur Selbst-Objekt-Differenzierung

Die strukturelle Funktion der Selbst-Objekt-Differenzierung kann viele klinische Phänomene plausibel machen und, wenn sie therapeutisch effektiv gefördert wird, das subjektive Erleben der Patienten deutlich verändern.
Die Schwierigkeiten der Selbst-Objekt-Differenzierung sind nicht selten der Grund für **quälende Beziehungsprobleme**, die weder gelöst noch beendet werden können. Sie sind zeitlos existenziell-bedeutsam, d. h. es gibt kein zeitliches „Früher" und kein

„Heute“, sondern es gibt nur ein jederzeit aktualisierbares Leid. Es gibt auch kein „Ich“ auf der einen Seite und ein „Du“ auf der anderen Seite und zwischen beiden etwas Schwieriges, sondern es gibt nur ein „Wir“ in nicht endender Verstrickung, zeitlos überdauernder Qual mit Enttäuschung und Sehnsucht.
In dem Geschehen spürbar wird die Suche nach einem Selbstobjekt: Der gute andere soll ein Gefühl des guten Selbst möglich machen. Die Erfahrung des nicht guten anderen, seine lieblosen Zurückweisungen, die durch ihn zugefügten Kränkungen sind nicht einfach nur schmerzlich oder ärgerliche Erfahrungen im eigenen Selbst, sie werden vielmehr als Vernichtung des Selbst und seines Wertes erlebt, weil sie das eigentliche Ziel, dem Selbst eine Existenzberechtigung verleihen, verfehlt haben. Auch dem Gegenüber wird kein Anrecht auf ein abgegrenztes Selbst gegeben, es wird als Teil eines unveränderlichen Wir definiert. Sein Bemühen, nicht „wir“ sein zu müssen, sondern „ich“ sein zu dürfen, wird als erneuter Beweis seiner destruktiven Lieblosigkeit verstanden. Aus dieser Falle gibt es scheinbar kein Entrinnen: Jede Gefühls- und Denkbewegung des Gegenübers, das um sein Selbstsein-Dürfen kämpft, wird als destruktiver Angriff gegen das bedürftige Selbst des Suchenden verstanden. Beide Teile leiden unter dem Eindruck, nicht selbst denken und fühlen zu können, so bleibt häufig nur die aggressive Gegenwehr, das gewaltsame Entfernen des Eindringenden, der so bedrohlich und verwirrend wirkt.
Während der Strukturfokus der Selbstreflexion den differenzierenden Blick in die eigene innerseelische Welt beschreibt, verweist Selbst-Objekt-Differenzierung auf die Fähigkeit, das **Selbst und das Objekt getrennt wahrzunehmen**. Aufgrund früher Beziehungsdefizite konnten offenbar Ich und Nicht-Ich nicht voneinander unterschieden und nicht als Selbst- und Objektrepräsentanzen gegeneinander abgegrenzt und in eine verlässliche Beziehung zueinander gebracht werden. Es blieb die Grundüberzeugung, das Einssein sei selbstverständlich, so dass das Getrenntsein in der Alterität von Selbst und Objekt als existenziell bedrohlich erlebt wird. Diese Bedrohung ist so heftig und die einsetzenden Verzweiflungsaspekte sind so unerträglich, dass sie bezüglich ihres Inhalts und ihrer affektiven Qualität nur schwer in Worte zu fassen sind. In diesem Thema sehen wir eine Schnittstelle zu dem frühen **Konflikt der Individuation und Abhängigkeit** nach OPD. Für solche Patienten ist die Vorstellung eines abgegrenzten Selbstseins ebenso ängstigend wie die Vorstellung einer nahen Verbundenheit, da beides von der Gefahr des Nicht-Seins bedroht ist. Die zentrale Thematik des Individuations-Abhängigkeits-Konflikts und das strukturelle Defizit der Selbst-Objekt-Differenzierung sind zwei Seiten des gleichen Geschehens. Es fehlt die Gewissheit des „Ich bin ich und nicht der andere“ und es besteht das Risiko, die eigenen Absichten und Vorstellungen im anderen wahrzunehmen bzw. ständig die Affekte und Bedürfnisse mitdenken zu müssen. Diese fehlende Eindeutigkeit birgt das große Risiko der oben beschriebenen interpersonellen Verwicklungen.
Ein weiterer, klinisch hoch bedeutsamer Aspekt der eingeschränkten Selbst-Objekt-Differenzierung ist die außerordentliche **Trennungsempfindlichkeit**, die nicht mit einem depressiven Trennungsschmerz verwechselt werden sollte. Abschied, Trennung, Verlust, Beendigung, Begrenzung bedeuten bei einer neurotisch-depressiven Entwicklung den Verlust eines wichtigen Gegenübers, auf das das bedürftige Selbst angewiesen ist. Im Falle eingeschränkter Selbst-Objekt-Differenzierung aber hat eine

solche Differenzierung nicht stattgefunden, so dass der Verlust des anderen wie der Verlust des Selbst erlebt wird, wie eine Amputation, wie ein Todesurteil, von unerträglichen, unklaren Affekten begleitet (ein Thema, das in der Behandlung strukturell gestörter Patienten häufig durch die notwendige Begrenzung und Beendigung der Therapie aktualisiert wird).

Interventionen, die sich angesichts dieser Situation auf die Bindungswünsche und Beziehungsbedürfnisse des Patienten richten, die es in der Übertragungsbeziehung neu zu wagen und in der Biographie als fehlend zu betrauern gelte (also eine angenommene depressive Dynamik bearbeiten wollen), sind nicht selten **therapeutisch riskant**. Die dadurch beim Patienten geweckte Hoffnung auf ein zeitloses Einssein mit dem Therapeuten führen angesichts von notwendiger Therapiebegrenzung und anstehender Beendigung unter Umständen zu affektiven Krisenzuständen, die durch Deutungen nicht zu beeinflussen sind. Sie erreichen den Patienten in seiner eingeschränkten Mentalisierungsfähigkeit nicht und sind daher wenig geeignet, seine emotionale Ausnahmesituation zu stabilisieren. Die Notlösung für den strukturell gestörten Patienten ist es unter Umständen, dass er die Beziehung einfach verliert, dass sie ihm erlischt oder abstirbt, statt dass er einen Abschied vollziehen kann.

Die entwicklungspsychologischen Konzepte können die Richtung weisen für den **therapeutischen Ansatz** bei fehlender Selbst-Objekt-Differenzierung. Spiegeln, markieren und handelnd antworten sind die wesentlichen Elemente, mit deren Hilfe Eltern die kindliche Selbstentwicklung und Selbst-Objekt-Differenzierung fördern. Das **Spiegeln** der Affekte vermittelt dem Kind ein Bild seines Selbst, speziell seiner inneren Affekte und seiner Bedürfnisse. Das **Markieren** hilft ihm, die Unterscheidung zwischen eigenen und fremden Affekten vorzunehmen. Die **handelnde Antwort** ermutigt zum Selbstsein in der Gewissheit, dass der wichtige andere im Bedarfsfall verfügbar ist. Diese Elemente elterlichen Verhaltens lassen sich auch in der Therapie von strukturell gestörten Erwachsenen nutzen, allerdings nicht als Angebot langjähriger Entwicklungsförderung, sondern eingewoben in eine therapeutische Arbeitsbeziehung zwischen dem erwachsenen Selbstanteil des Patienten und dem Therapeuten, im gemeinsamen Bemühen um einen kindlich-unentwickelten Selbstanteil des Patienten.

Mit zunehmender struktureller Stabilisierung kann ein Patient die Spannung erleben zwischen der Sehnsucht nach dem Aufgehobensein in Ungetrenntheit einerseits und der notwendigen Wirklichkeit der Alterität, bei der das Gegenüber stets der andere bleibt, partiell auch der Fremde. Jetzt sind strukturelle Fähigkeiten gefordert, diese Spannung auszuhalten (Affekttoleranz) und Beziehungen zum anderen herzustellen (durch Ausdruck und Mitteilung eigener Affekte) und durch das Bemühen, die Affekte des anderen zu verstehen und sich in dessen innere Situation hineinzuversetzen (Fähigkeit der Empathie).

6.3.6 Die Fähigkeit zur Empathie

Die Fähigkeit, empathisch zu sein, d. h. sich in die Gefühlslage eines anderen zu versetzen und die Welt aus seiner Perspektive zu sehen, ist eine der wichtigsten strukturellen Funktionen. Sie ist nicht nur unverzichtbar, um andere verstehen zu können, sondern sie bildet auch die Voraussetzung für ein ethisch fundiertes Verhalten anderen gegenüber (vgl. Kap. 6.9).

Eigene Empathiefähigkeit leitet sich aus der Erfahrung ab, von anderen empathisch behandelt worden zu sein, speziell in den **Beziehungserfahrungen der Kindheit**. Die Empathie der Eltern beginnt sehr früh. Vorläufer bestehen wahrscheinlich schon in der Schwangerschaft, wenn die Erwachsenen mit wohlmeinenden Zuschreibungen auf die Präsenz und Signale des Fötus reagieren. Wie sich das konkret auf den Fötus auswirkt, wissen wir noch nicht genau, aber zumindest ist es eine wichtige Einübung für die künftigen Eltern, die sich innerlich auf ihr Kind als eine individuelle psychische Person einzustellen lernen und sie mit wohlwollenden Gefühlen und Phantasien besetzen.

Empathie hat ihre Vorläufer dort, wo die betreuenden Erwachsenen dem Baby und Kleinkind gewissermaßen ein intrapsychisches Erleben unterstellen und ihm situationsadäquate Gefühle und Bedürfnisse zuschreiben. Sie setzt sich fort, wenn die Eltern in der Lage sind, sich in die vom Kind signalisierten Zustände hineinzuversetzen, sie ernst zu nehmen und adäquat handelnd auf sie zu reagieren.

Therapeutische Aspekte der Empathie

Die Empathie des Therapeuten, von Rogers in den Vordergrund seiner therapeutischen Haltungen gestellt, ist ein professionelles Bemühen, diese menschliche Fähigkeit bezogen auf den jeweiligen Patienten zu aktivieren. In der Strukturbezogenen Psychotherapie wird Therapeuten empfohlen,

- sich in die frühkindliche Seite des Patienten einzufühlen,
- sich in die erwachsene Seite des Patienten einzufühlen,
- die beiden Aspekte so zueinander in Beziehung zu setzen, dass ein gleichsam elterliches Verhältnis zwischen beiden entsteht.

Einfühlung in die **kindliche Seite** bedeutet, zu akzeptieren, dass der Patient eine Strukturierung durch die Objekte benötigt, da er seine Affekte ohne andere nicht regulieren kann und seinen Selbstwert ganz von den anderen abhängig macht. Diese defizitäre Verfassung gilt es, therapeutisch zu akzeptieren (A. Heigl-Evers sprach von der Haltung des „Sich-Erbarmens").

Bezüglich der **erwachsenen Seite** des Patienten macht der Therapeut einen Entwurf für das strukturell Fehlende (was andere haben und können, während es der Patient nicht verfügbar hat). Bezogen auf dieses Ziel, bietet der Therapeut seine konkrete Unterstützung an, um das kindlich Fehlende in Richtung auf eine erwachsene Kompetenz weiterzuentwickeln.

Der therapeutisch wichtigste Aspekt der empathischen Einstellung des Therapeuten ist nicht nur das Verstehenkönnen, sondern vor allem das wohlwollende Geltenlassen und Akzeptieren, so dass der Patient dieses Vorbild internalisieren und auf sich selbst anwenden kann.

Ohne die Erfahrung mitfühlender anderer wird es dem Kind und späteren Erwachsenen schwer fallen, sich selbst in andere einzufühlen. Darüber hinaus muss Empathie nicht nur früh erworben, sondern auch **lebenslang angewendet** und

„trainiert“ werden. In Interviews mit forensischen Patienten, die wegen aggressiv-sexueller Straftaten behandelt werden, berichten diese davon, wie sie in zahllosen Wiederholungen (oft in Form von Endlosschleifen) Videos mit Szenen sexueller Gewalt anschauten. Dabei erlebten sie zunehmend, dass ihre eigene Phantasie von den im Video Handelnden bestätigt wurde, bis sie schließlich selbst entsprechende Handlungen als quasi normal, ich-synton planten und ausführten. Das Gewaltvideo allein macht wahrscheinlich niemanden zum Straftäter. Aber hier geschieht etwas, das wie eine Rückversicherung des eigenen Erlebens imponiert und es dadurch zum Möglichen, Machbaren, geradezu Normalen werden lässt. Das bedeutet, dass Menschen als soziale Wesen das, was sie bezogen auf andere erleben, in solchen Rückkopplungen überprüfen und daraus ihre Normen ableiten. Das gilt im Negativen bei der Bestätigung der Richtigkeit des eigenen aggressiven Erlebens ebenso wie in der umgekehrten positiven Richtung.
Lessing hat in seiner Hamburger Dramaturgie auf das **Miterleben des Zuschauers** beim Trauerspiel als wichtige Förderung seiner Empathiefähigkeit hingewiesen. In seiner Schrift „Lessing in Hamburg“ (2006) macht Reemstma darauf aufmerksam: Die Idee des Theaters als einer Stätte, wo die Fähigkeit des Mitleidens exemplarisch trainiert werden kann. Beim Mitleiden geht es „generell um Anteilnahme, Sympathie oder Empathie – um die Fähigkeit also, sich auf emotionale Weise in einen Anderen hineinzuversetzen und dessen Schicksal so zu erleben und empfinden zu können, als wäre es das eigene“. Dieses Mitleiden beschreibt Lessing als die Eigenschaft, die jemand haben muss, der moralisch kompetent urteilen kann. Nur indem wir Empathie übten, seien wir von moralischer Ignoranz ebenso entfernt wie von moralischem Übereifer. Was hier historisch auf das Theater bezogen wurde, dürfte heute erst recht für die ubiquitären Medien gelten.

6.3.7 Die Fähigkeit zur Internalisierung

Es ist eine therapeutische Erfahrung, dass zumindest bei einem Teil der Psychotherapiepatienten nach langer und für beide Seiten befriedigender Behandlung der Patient zunehmend fähig wird, gleichsam als sein eigener Therapeut zu fungieren, indem er dessen wohlwollende Einstellung und dessen Stil der Konfliktbearbeitung verinnerlicht. Das beginnt als bloße Imitation oder Identifikation, es ist im günstigen Fall eine nach innen genommene Beziehung, so wie bei relativ gut strukturierten Menschen alle positiven Beziehungserfahrungen eine innere Spur hinterlassen, welche zusammengenommen die Überzeugung vom bewahrenswerten, grundsätzlich Guten verankern.
Bei strukturell gestörten Patienten ist es wichtig, diese Funktion bereits **von Therapiebeginn an aktiv zu fördern**. Andernfalls besteht das Risiko, dass alle positiven therapeutischen Erfahrungen immer wieder verloren gehen, eben weil der Patient sie nicht bewahren kann, und sie immer wieder neu erarbeitet werden müssen, was auf die Dauer die Kräfte von Patient und Therapeut übersteigt.
Internalisierung als die Fähigkeit, gute Beziehungserfahrungen im psychischen Innen zu bewahren und zu pflegen, steht in Analogie zu der Fähigkeit, wichtige Beziehun-

gen im sozialen Außen herzustellen, zu nutzen und zu schützen. Ohne das innere Bewahrenkönnen lassen sich auch äußere Beziehungen nicht auf Dauer halten.
Die fehlende Fähigkeit, gute Beziehungserfahrungen in sich zu erhalten, sehen wir als ein entwicklungsbedingtes strukturelles Defizit aufgrund unzureichender früher Beziehungserfahrungen. Die **Notwendigkeit, gute innere Erfahrungen zu bewahren**, um sie bei Bedarf nutzen zu können, lässt sich dem Patienten leicht verständlich machen. Die Begründung dafür ist eine eher pragmatisch entwicklungsbezogene: Kleine Kinder brauchen die nachhaltige Erfahrung von guten Objekten, die im Bedarfsfall real für sie verfügbar sind. Erwachsene Menschen brauchen das ebenso, aber weniger im realen sozialen Außen als vielmehr in ihrem psychischen Innen, wo im Bedarfsfall eine Instanz aufgerufen werden kann, die beruhigen, Rat geben, trösten, Hoffnung machen kann.
Es ist möglich und hilfreich, mit dem Patienten zusammen eine solche innere Instanz zu entwickeln, an die er sich wenden kann, wenn Verzweiflung, Panik, Selbstverletzungsimpulse, Essattacken usw. herannahen und ihn zu überrollen drohen. Es wird daher therapeutisch nicht die Überzeugung des Patienten unterstützt: „Das hatte ich nie, ich vermisse es schmerzlich und ich wünsche es mir von dem Therapeuten", sondern: „Da ich es nicht ausreichend hatte, muss ich es mir jetzt (mit Unterstützung des Therapeuten) herstellen und sicherstellen, damit ich auch in belastenden Situationen selbstkompetent bleibe".
Auf diese Weise lässt sich ein psychisches Werkzeug therapeutisch aktivieren, das für die Selbstregulierung des Patienten ebenso wichtig ist wie als innere Grundlage für jede äußere Beziehung und Bindung und nicht zuletzt auch dafür, die therapeutische Situation nutzen zu können.

6.4 Strukturell beeinträchtigtes Denken

Strukturelle Störung ist durch das Fehlen von basalem Beziehungswissen gekennzeichnet. Dieses Nicht-Wissen bedeutet zugleich eine Störung des Denkenkönnens. Anhand eines Stundenausschnitts werden die darauf bezogenen therapeutischen Interventionen und die dadurch angeregten kognitiven und emotionalen Entwicklungsschritte des Patienten beschrieben.

6.4.1 Ausfall des Denkens bei strukturellen Störungen

Wie ist es mit dem Denken bestellt bei jemandem, der strukturelle Defizite aufweist? Wie gelingt es ihm, die äußere Welt in sein Inneres hineinzunehmen, sie sich dort vorzustellen, sie kritisch zu untersuchen und vor allem die Situation der eigenen Person in der Welt zu bestimmen? Struktur ist definiert als die Fähigkeit, einen eigenen psychischen Binnenraum verfügbar zu haben, in dem Affekte erlebt, Erinnerungen geordnet, Impulse bewertet, Handlungen vorbereitet und die damit verbundenen Widersprüche und Konflikte ausgetragen, also Gedanken gemacht werden können.

Je weniger verfügbar die strukturellen Funktionen vorliegen, desto eingeschränkter ist das Denken.
Denken ist gebunden an **Mentalisierung**. Damit ist die strukturelle Fähigkeit gemeint, psychisches Erleben im eigenen Inneren wahrzunehmen, in sprachliche Begriffe zu fassen und Repräsentanzen zu bilden. Das ist zugleich die Voraussetzung für Selbstreflexion, für die differenzierte Wahrnehmung von Innenvorgängen, z. B. von eigenen Affekten. Ein strukturell beeinträchtigter Patient kann **nicht über sich denken**, er bleibt sich von innen her fremd, versteht sich nicht. Er kann gleichwohl beschreiben, was er tut oder sagt, aber er kann nur schwer plausibel erklären, warum er es tut. Das Gleiche gilt für die differenzierte Wahrnehmung der anderen, der Objektwelt. Auch sie kann er aufgrund seiner emotionalen Beziehungsstörung nicht verstehen, nicht realistisch einschätzen, sich insbesondere aber nicht empathisch einfühlen. Sein Denken über die anderen ist von Vermutungen, Befürchtungen, Verdachtsmomenten getragen und das führt zu massiven Fehleinschätzungen (die wir, von außen gesehen, mit projektiven Mechanismen erklären und als paranoide Einstellungen registrieren: Der Patient verwechselt den anderen mit sich selbst).
Strukturelle Verfügbarkeit im Sinne von Mentalisierung bedeutet vor allem auch, dass im Gespräch mit dem anderen „über etwas" gesprochen werden kann, d. h. über ein mentales Objekt, das sprachlich symbolisiert ist. Unter dieser Voraussetzung wird der mimische Ausdruck auf diesen inneren Gegenstand bezogen (z. B. wütendes Gesicht bei ärgerlichen Themen). R. Krause (2006) hat mimikanalytisch nachgewiesen, dass Patienten mit strukturellen Störungen die vom Gegenüber ausgedrückten Affekte nicht auf das von ihm angesprochene Thema beziehen, sondern auf seine Person und sein Beziehungsangebot. Damit sind Missverständnisse, Verstrickungen und Beziehungsabrisse vorprogrammiert, so wie sie Therapeuten im Umgang mit strukturell gestörten Patienten regelmäßig erleben. Ein gemeinsames Nachdenken über etwas, vor allem über etwas Schwieriges, gelingt also nur bei ausreichend gutem Strukturniveau.
Im Umgang mit strukturell gestörten Patienten wird deutlich, wie sehr das Fehlen einer sicheren emotionalen Brücke zwischen dem Objekt und seinem Gegenüber ein realistisches **Denken über das Tun der anderen**, bezogen auf das eigene Selbst (und umgekehrt über das eigene Tun und seine Wirkung auf die anderen), erschwert. Dennoch entsteht nicht der Eindruck, der Patient denke nicht richtig. Sein Denken ist nicht formal verändert, d. h. verlangsamt oder unlogisch, es finden sich auch keine auffälligen Denkinhalte, z. B. Wahnideen. Man registriert vielmehr den Ausfall des Denkens in bestimmten Bereichen. Wenn man den Patienten fragt, sagt er „ich weiß nicht" oder, wie es die Jugendlichen ausdrücken, „keine Ahnung" oder er schweigt von vornherein. Es ist daher zwecklos, ihn nach Einfällen, Assoziationen und Erinnerungen zu fragen, weil ihm alle diese Arten des Denkens kaum zur Verfügung stehen. Völlig vergeblich ist es, die Abwehr des Patienten anzusprechen, in der Annahme, der Patient könne es denken, aber seine Abwehr hindere ihn vorläufig daran, es zu sagen. Gleichwohl ist es evident, dass der Patient, der an dieser Stelle nicht denkt, in Wahrheit nicht fühlen kann, sich nicht einfühlen kann, weder in andere noch in sich selbst. Wenn das verstehende **Denken in Beziehungssituationen** ausfällt, heißt das nicht, dass der Patient in jeglichem Denken blockiert wäre. Gerade schizoide oder

paranoide Patienten können sehr genaue und scharfsichtige Gedanken formulieren, vor allem über Sachprobleme auf technischem, wissenschaftlichem oder philosophischem Gebiet. Es ist für Therapeuten besonders anregend, sich von diesem sachbezogenen Gedankenfeuerwerk erleuchten zu lassen, während auf der anderen, personenbezogenen Seite des Denkens und Fühlens eher ein tristes Dunkel herrscht.

6.4.2 Therapeutisches Vorgehen

Wie kann man als Therapeut mit einem Patienten zusammenarbeiten, der in bestimmten Bereichen nicht fühlen und daher auch nicht denken kann, wie kann sich das therapeutisch angestrebte gemeinsame Nachdenken gestalten? Das ist weniger schwierig, als es scheint. Man darf nur nicht an rigiden therapeutischen Prinzipien festhalten, sondern muss flexibel den Patienten – wie so häufig, aber deswegen doch zutreffend gesagt wird – dort abholen, wo er steht. Wenn der Patient über keine reflexive Binnenwahrnehmung (als Grundlage des selbstreflexiven Denkens) verfügt, wenden wir uns der **Außenwahrnehmung** zu, zunächst der des Therapeuten, der in einer Hilfs-Ich-Funktion dem Patienten von außen spiegelnd mitteilt, was er bei ihm wahrnimmt. Diese Aktivität beschränkt sich auf Wahrnehmung ohne Erklärung und Interpretation; darüber hinaus wird sie möglichst nicht auf das Hier und Jetzt bezogen, weil das für die meisten strukturell gestörten Patienten zu nah ist, sondern an Beispielen von draußen verdeutlicht. Der Patient beschreibt z. B. eine, wie er sagt, „blöde Situation", in die er wieder einmal geraten ist, in der er nicht weiß, was er tun soll, sich zurückzieht und seinen suizidalen Gedanken nachhängt. Der **Therapeut beschreibt**, was er von ihm sehen kann, was er, da der Patient schon andere ähnliche Situationen beschrieben hat, allmählich als Muster erkennen kann: „Immer wenn Sie in eine solche Situation kommen, geraten Sie durcheinander, so als wären Sie völlig überfordert, ziehen sich zurück und denken daran, nicht mehr leben zu müssen."
Wenn das dysfunktionale Muster mehr und mehr Kontur gewonnen hat, kann der Therapeut den Patienten einladen, mit ihm gemeinsam **die Situation gleichsam von außen anzuschauen**. Was könnte es sein, das den Patienten so völlig überfordert, was erschreckt ihn dabei möglicherweise so sehr, was könnten andere an seiner Stelle vielleicht tun (der Blick auf das Selbst)? Aber auch: Was könnten andere meinen oder wollen, die sich dem Patienten annähern, wie könnte es dem Gegenüber ergehen, wenn der Patient sich so unübersehbar zurückzieht und abwendet (der Blick auf die Objekte)? Letzten Endes kommt das Gespräch immer wieder auf den Beziehungskontext: Was für eine Situation ist das eigentlich, in der der Patient einem anderen begegnet ist, was wäre hier möglich oder angebracht?
Allmählich kommt der Punkt, an dem es dem Therapeuten möglich wird, Hypothesen einzufügen, z. B. dass die Situation der Begegnung den Patienten überfordert, weil er kein instinktiv sicheres Wissen hat, wie man sich darin verhält, insbesondere erlebt er offenbar keinen Affekt, der ihm die Situation zu klären hilft (z. B. Interesse: Das ist eine erfreuliche Situation; Angst: Das ist eine bedrohliche Situation; Ärger: Das ist eine missliche Situation). Es geht um Affektwahrnehmung, und es geht vor allem um die Differenzierung der Affekte. Wenn man Transkripte solcher Sitzungen

liest, sieht man, wie der Therapeut auf alle möglichen Affekte in vielfältigen Beziehungskontexten zu sprechen kommt.

6.4.3 Gestörtes Denken und fehlendes Beziehungswissen: Ein therapeutisches Beispiel

Strukturelle Störung beinhaltet eine spezifische Form der Denkstörung, die auf einem Nicht-Wissen beruht, es fehlt dem Patienten ein basales Beziehungswissen. Was das genauer heißt, soll an einem Stundenausschnitt einer Strukturbezogenen Psychotherapie (35. Sitzung) illustriert werden:

Fallbeispiel

Der Patient ist ein junger Mann, der sich selbst als Außenseiter und Störenfried erlebt, dem die anderen weitgehend fremd sind und der sich zunehmend depressiv-resigniert und suizidal zurückgezogen hat. Die Therapeutin fokussiert immer wieder auf die von ihr als Fokus gewählten Aspekte der affektiven Selbstwahrnehmung und der Objektwahrnehmung.

Der Patient schildert sein Befremden bei der freundlichen Begrüßung durch seine Eltern, die sich während seiner Abwesenheit nach seinem Wohlbefinden erkundigt hatten.

Th: „Was hatten Sie gedacht, was das bedeutet, dass sich die Eltern erkundigt haben?"

P: „Na irgendeine Überwachungsmaßnahme."

Th: „Und wie haben Sie die Begrüßung erlebt?"

P: „Irgendwie komisch."

Th: „Sie haben sich nicht vorstellen können, dass die ein Interesse an Ihnen haben, vielleicht sogar Sorge, ob es Ihnen gut geht?"

P: „Nein, hab' ja geschrieben, dass es mir gut geht."

Th: „Es ist, glaube ich, schwierig, dass Sie sich nicht gut vorstellen können, was Sie in anderen Menschen auslösen können, ob Ihr Vater Sie vielleicht sogar vermisst, wenn Sie nicht da sind."

P: „Das hab ich mir überhaupt noch nicht gedacht; ich vermisse ihn nicht."

Th: „Es könnte ja sein, dass Sie für die anderen eine andere Bedeutung haben als Sie spüren."

P: „Kann ich mir nicht vorstellen, dass ich für jemanden eine Bedeutung habe."

Th: „Bei Ihnen fehlt ein Grundgefühl, dass Sie z. B. der Sohn Ihres Vaters sind und was es für ihn bedeutet, wie es Ihnen geht."

P: „Ich weiß nicht, was das für ein Gefühl sein soll."

Dem Patienten fehlt ein basales Beziehungswissen. Es fehlen ihm die eigenen deutlich erlebten Affekte, die ihn spüren lassen, welche Beziehung hier vorliegt, und wahrscheinlich haben ihn auch die anderen (ein schizoid-zurückgezogener Vater und eine borderlinehaft erregte Mutter) dies nicht erleben lassen. Der Patient kann

Beziehungen nicht verstehen, er weiß davon nichts. Er kann über die affektive Bedeutung von Beziehungen nicht denken, diese erscheinen ihm befremdlich-komisch, bedrohlich gefärbt; an andere, speziell positive Gefühlsvarianten hat der Patient, wie er sagt „überhaupt noch nicht gedacht“.

Der Prozess der therapeutischen Entwicklung beim Patienten

Ein erster wichtiger therapeutischer Schritt ist es, dass der Patient sich von der Therapeutin spiegeln lässt. Dadurch kann er erfahren, was ihm fehlt, etwa wenn ihm die Therapeutin versichert, dass es so etwas wie quasi naturwüchsige, instinktnahe affektive Einstellungen zu anderen, ganz besonders zu nahestehenden anderen gebe und dass die meisten Menschen diese zur Verfügung hätten. Umgekehrt kann die Therapeutin ihm durch das Spiegeln auch die zu erwartenden Gefühlseinstellungen der anderen ihm gegenüber nahebringen, so dass sich in dieser Verflechtung ein Muster von affektiver Bezogenheit bildet, das der Patient im eigenen Inneren wahrnehmen kann.

Die Reaktion des Patienten in der Behandlung ist, dass er beginnt „sich Gedanken zu machen“, weniger über sich selbst, sondern über die anderen. Eigentlich aber *denkt* er noch nicht, sondern er *beobachtet*. Als erstes richtet er seine Aufmerksamkeit verstärkt auf die wichtigen anderen (Vater, Mutter, Großmutter, Schwester) und beginnt zu beobachten, wie sie sich verhalten, wie sie reden und wie sie aufeinander reagieren. Auch darin tut er etwas, was die Therapeutin zuvor bei ihm getan hatte: Aufmerksam hinschauen und beschreiben. Immer häufiger taucht die Formulierung auf „mir ist aufgefallen“. Wie die Therapeutin findet er Muster im Verhalten der anderen, so dass sich **Vorhersageregeln aufstellen** lassen („immer wenn …, dann …“). Muster erkennen ist wahrscheinlich eine evolutionär wichtige Entwicklung, um Gefahrensignale oder Annäherungsmöglichkeiten richtig einzuschätzen. Die Fähigkeit gibt dem, der Muster zu lesen weiß, ein Gefühl von Sicherheit und Selbstkompetenz.

Auch im nächsten Schritt imitiert der Patient die Therapeutin: Er macht sich Gedanken darüber, aus welchen Gründen sich andere so und so verhalten, und entdeckt die Grundfunktionen Kausalität (jemand tut etwas, weil) und Finalität (jemand tut etwas, damit). Die kausalen Gründe und die finalen Ziele lassen sich besonders gut aus Gefühlen ableiten: Die Mutter schreit herum, *weil* sie sich gekränkt fühlt. Der Vater schweigt und zieht sich zurück, *damit* niemand merkt, wie sehr ihn etwas bewegt.

Damit macht der Patient einen großen **therapeutischen Schritt**. Er beginnt, sich psychische Abläufe im Inneren anderer Menschen vorzustellen und folglich auch in seinem eigenen Innern. Er entwickelt die Funktion der Mentalisierung, er findet Worte für Psychisches, sammelt ein Beziehungswissen, auf dessen Grundlage er jetzt auch denken kann. Selbst wenn er etwas nicht weiß, kann er Möglichkeiten abwägen und deren Wahrscheinlichkeit an der Realität prüfen.

Der **therapeutische Entwicklungsvorgang** in dem Fallbeispiel hat etwa 70 Sitzungen in zwei Jahren erfordert. In diesem Verlauf ist die soziophobische Symptomatik abgeklungen, ebenso die depressiv-suizidale Verstimmung. Der Patient studiert mit gutem Erfolg, nimmt zunehmend Kontakt zu männlichen und schließlich auch zu weiblichen Studenten auf und überlegt gemeinsam mit der Therapeutin, ob er zu einem Praktikum in einer großen Firma lieber jugendlich-sportlich oder seriös in Anzug und Krawatte erscheinen soll, d. h. er kann Beziehungssituationen antizipieren und nach eigenen Überlegungen gestalten. Sein Denken, das zuvor nur in emotionsfernen Sachinteressen (z. B. Computer, Schachspiel) funktioniert hatte, steht jetzt auch in Beziehungen zur Verfügung. Da ihm ein basales Beziehungswissen nicht „in die Wiege gelegt wurde" und er lange Zeit gewissermaßen als emotionaler Analphabet gelebt hatte, hat er Kenntnislücken, d. h. er ist nicht instinktsicher, aber er lernt schnell damit umzugehen. Er hat gewissermaßen seine emotionale Versehrtheit (die sich aus seiner Familienerfahrung gut erklären lässt) akzeptiert und geht sehr bewusst und reflektiert mit seiner zentralen Thematik um. Am Ende der Behandlung erscheint er in einer Familiengruppe von emotional eingeschränkten Personen geradezu als der Einfühlsamste.

Die Aktivitäten der Therapeutin

Das ist ein positiver Behandlungsverlauf, wofür vermutlich verschiedene Gründe maßgeblich sind: Die Therapeutin hat die anfängliche Denk- und Redestörung des Patienten („weiß nicht, keine Ahnung") nicht als konfliktbedingte Abwehr gedeutet, sondern als Ausdruck seiner Hilflosigkeit, seines affektiven Nicht-Wissens, seiner mangelnden Beziehungserfahrung verstanden. Sie hat ihn aktiv darauf **aufmerksam gemacht**, ihm das Nicht-Wissen und Nicht-denken-Können gespiegelt, darüber hinaus betont, wie überlebenswichtig es für jeden Menschen ist, einen Zugang zu diesem Bereich zu haben.

Sie hat ihn fürs Erste darin **substituiert**, indem sie immer wieder die Bandbreite möglicher Affekte an seiner Stelle durchdachte und die denkbaren Beziehungslinien zwischen dem Patienten und den anderen skizzierte und ihm diese Überlegungen mitteilte. Sie hat ihn immer wieder auf „die anderen" aufmerksam gemacht, die weniger beeinträchtigt sind: Welche Gefühle könnten sie erleben, was würden sie tun, um sich zu behelfen?

Sie hat den Patienten nicht überfordert und nicht mehr von ihm erwartet, als er zu tun vermochte. Ohne es bewusst zu registrieren, hat sich der **Patient mit der aktiv interessierten Haltung identifiziert** und begonnen, seine wichtigen **Mitmenschen kennenzulernen**, und hat dabei erfahren, welche unterschiedlichen Gefühlsangebote sie ihm machen, vielleicht auch bereits schon gemacht haben, ohne dass er sie wahrnehmen und nutzen konnte. Bezogen auf seinen Vater entdeckte er Gefühle von wechselseitiger Sorge und Wohlwollen („Das ist genauso ein Weltmeister im Umgang mit Gefühlen wie ich"). Für seine Mutter entwickelte er eine empathische Einfühlung für deren Entwicklung, in der sie von ihren Eltern wenig gefördert und viel zu früh in eine Pseudo-Selbstständigkeit geworfen wurde. Zur kleinen Schwester erfolgte eine liebevoll getönte Annäherung, da diese noch stärker als er zu kurz gekommen war und sich in eine anorektische Essstörung zurückgezogen hatte. Und schließlich, gegen Ende der Behandlung, gab es auch Aspekte einer Mutterübertragung auf die Therapeutin mit Ansätzen von freundlicher Idealisierung einerseits und jugendlich-trotziger Abgrenzung andererseits.

Innerhalb jeder Psychotherapie sollte man sich gewärtig sein, dass ein Patient nur therapeutische Fortschritte machen kann, wenn seine gedanklichen Bemühungen eine basale affektive Einbettung besitzen. Hier liegt ein großes Risiko der Überschätzung von intellektualisierenden Patienten, die sprachgewandt und einsichtig scheinen, aber aufgrund ihrer affektiven Defizite wenig verstehen und nicht von Therapien profitieren. Auch genügt es nicht, dass der Therapeut dem Patienten sein Denken zur Verfügung stellt, damit der Patient es einsichtig nutzen kann. Der Therapeut muss dem Patienten sein Beziehungswissen und seine Beziehungsfähigkeit zur Verfügung stellen, d. h. zum einen, so aktiv wie die **Eltern von Babys** deren Mentalisierung in zahllosen Interaktionen einüben und zum anderen so unbeirrbar wie die **Eltern von Jugendlichen** deren chaotisches Fühlen und wildwüchsiges Denken in sozialverträgliche Bahnen lenken, damit es dort in der sozialen Realität erprobt und eingeübt werden kann.
Die therapeutische Aktivität betrifft zugleich einen Vorgang, der in der frühen Entwicklung des Kindes eine große und entwicklungsfördernde Rolle spielt, die Einübung gemeinsamer Aufmerksamkeit auf ein Drittes, wodurch aus der dyadischen Begegnung heraus triadische Aktivitäten als Voraussetzung für jede lernende Weltbewältigung gefördert werden.

6.5 Spezielle therapeutische Aufgaben: Die Behandlung von Persönlichkeitsstörungen

Persönlichkeitsstörungen werden in Kliniken häufig diagnostiziert und behandelt, in der Praxis wird die Diagnose eher vermieden, nicht zuletzt weil die therapeutischen Konsequenzen umstritten sind. Eine psychodynamische Betrachtung der Persönlichkeitsstörungen lässt solche erkennen, die einen konfliktneurotischen Kern und ausgeprägte Abwehrhaltungen haben, und andere, in denen strukturelle Einschränkungen und vorherrschende Bewältigungsstrategien erkennbar sind. Aus dieser Zweiteilung leiten sich unterschiedliche therapeutische Zielsetzungen für die Behandlung von Persönlichkeitsstörungen ab.

6.5.1 Der Umgang mit der Diagnose Persönlichkeitsstörung

Die Behandlung der Persönlichkeitsstörung und bereits ihre Diagnostik stellt Therapeuten vor eine schwierige Aufgabe. Im stationär-psychotherapeutischen Bereich wird die Störung häufig diagnostiziert (bei etwa 50 % der Patienten, im psychiatrischen Sektor häufiger). Eine umfangreiche Literatur diskutiert diagnostische Verfahren und therapeutische Ansätze, speziell auch bezogen auf störungstypische Komplikationen wie Selbstverletzung, Suizidalität, Dissozialität, Substanzmissbrauch, Delinquenz und bezogen auf Traumaaspekte in der Ätiologie. Psychodynamisch wird die Borderline-Persönlichkeitsstörung am häufigsten erörtert, wobei die Situation dadurch kompliziert wird, dass die entsprechenden ICD-10- oder DSM-IV-Diagnosen

nicht identisch sind mit dem Kernberg'schen Begriff der Borderline-Persönlichkeitsorganisation.
Psychodynamische Psychotherapeuten zeigen wenig Affinität zu ICD-Diagnosen, daher sind ihre diagnostischen Beschreibungen von Persönlichkeitsproblemen nur schwer aus der Gesamtheit „neurotischer" Störungen herauszuheben. Das hat erhebliche Auswirkungen auf die Behandlungsplanung, die häufig nicht auf persönlichkeitsstörungsspezifische Zielsetzungen ausgerichtet ist.
In der Richtlinienpsychotherapie wird die Diagnose Persönlichkeitsstörung selten gestellt. Zu erwarten wäre die Diagnose bei schätzungsweise 30 bis 40 % der Patienten (in der psychoanalytischen Langzeitstudie PAL wurde die Diagnose bei 44 % der Patienten registriert, allerdings nicht durch die Therapeuten, sondern durch externe Beurteiler). In einer Stichprobe von 500 Anträgen (Rudolf 2009) findet sich der Begriff Persönlichkeitsstörung, sei es nach ICD-Diagnosen oder im Bericht als Klartextformulierung bei nur 4,8 % der Patienten. Der GEK-Report, basierend auf 82 000 Anträgen, fand die Diagnose ebenfalls nur bei 3,5 % der Patienten (ISEG 2007).
Die inhaltliche Auswertung der 500 Anträge (Rudolf 2009) lässt den problematischen Umgang mit der Diagnose aus verschiedenen Gründen erkennen:

- Persönlichkeitsdiagnosen werden häufig nicht in den Formulierungen von ICD oder DSM verwendet; ein Teil der Diagnosen bewegt sich sprachlich in deren Nähe, 16 % in ganz eigenen Formulierungen, bei weiteren 20 % der Anträge erscheint und verschwindet die Diagnose im Behandlungsverlauf. Insgesamt gibt es Zweifel an der Validität der Diagnose.
- Zuvor in Kliniken gestellte Persönlichkeitsstörungsdiagnosen werden im Antrag häufig zugunsten allgemeiner psychodynamischer Formulierungen zurückgenommen (z. B. aus „emotional-instabile Persönlichkeitsstörung" wird „depressiv-abhängige Struktur"; aus „narzisstische Persönlichkeitsstörung" wird „narzisstische Neurose mit prä-ödipalen Konfliktkonstellationen" usw.).
- Zwei Begründungen werden für dieses diagnostische Verhalten angeführt: Zum einen gelte es, den Patienten vor der Pathologisierung durch eine schwere Diagnose zu bewahren; zum anderen sei angesichts der Diagnose Persönlichkeitsstörung die Nicht-Befürwortung durch den Gutachter zu befürchten.

Darüber hinaus hat es den Anschein, dass ein Teil der Therapeuten mit der Diagnostik der ICD- oder DSM-Kriterien für Persönlichkeitsstörungen nicht sehr vertraut ist; ferner ist es offenbar schwierig, zwischen diesen und den traditionellen „psychodynamischen" Diagnosen zu übersetzen. Letztere nehmen ihren Ausgang von „der Neurose", beschrieben als neurotische Entwicklung, neurotische Konflikte, neurotische Züge (depressive, zwanghafte, hysterische, schizoide), führt von dort zu den Persönlichkeitsmerkmalen, -zügen, -anteilen (häufig genannt narzisstische, aber auch dependente, selbstunsichere, traumabedingte usw.). Die psychodynamische Beschreibung der Persönlichkeit geschieht dimensional, während die ICD-Diagnosen kategoriale Zuordnungen erfordern. Freilich existiert in der Psychodynamik auch kein verbindlicher Konsensus über die psychodynamisch zu beschreibenden Dimensionen, hier gleicht kaum eine Diagnose der anderen (vgl. Rudolf 2001c).

6.5.2 Psychodynamisches Verständnis und Behandlung von Persönlichkeitsstörungen

Es sei nochmals an den Ordnungsvorschlag der OPD erinnert, deren mehrdimensionale Logik es nahelegt, ICD-Diagnosen durch die psychodynamischen Ebenen der dysfunktionalen Beziehung, der unbewussten Konflikte und der strukturellen Einschränkungen zu kennzeichnen (Rudolf et al. 2002). Vor allem die Abwägung von Konflikt- und Strukturaspekten erlaubt eine Charakterisierung der Persönlichkeitsstörung als entweder eher konfliktbedingte oder eher strukturbedingte Beeinträchtigung. Daraus lässt sich die im Folgenden beschriebene Unterteilung ableiten, die auch entsprechende Therapieindikationen begründet (Rudolf 2007a; Schneider W. 2007). Die **Cluster C-Störungen** (vermeidende, selbstunsichere, zwanghafte, dependente Persönlichkeitsstörung) können wir als typisch **neurotische Persönlichkeitsentwicklungen** auf meist mäßigem Strukturniveau verstehen (Tab. 6-1).

Therapeutisch steht dann die Bearbeitung der **charakterlich verfestigten Abwehr** und der dahinterliegenden aktualisierten Konflikte und Grundkonflikte im Vordergrund (z. B. bei der dependenten Persönlichkeit die Bewältigung eines depressiven Grundkonflikts durch stark dependente und altruistische Züge mit mehr oder we-

Tab. 6-1 Neurotische und strukturelle Persönlichkeitsstörungen

Neurotische Persönlichkeitsstörungen		
Cluster	**Psychodynamik**	**therapeutisches Vorgehen**
C (vermeidend, selbstunsicher, dependent, zwanghaft)	neurotische Persönlichkeitsentwicklungen mit sehr ausgeprägten Abwehrhaltungen (Charakterabwehr) auf mäßigem Strukturniveau	• Mobilisierung der Abwehrhaltungen • Bewusstmachung der neurotischen Stile • Durcharbeiten der unbewussten Grundkonflikte (AP) • Durcharbeiten der aktualisierten Konflikte (TP)
Strukturelle Persönlichkeitsstörungen		
Cluster	**Psychodynamik**	**therapeutisches Vorgehen**
A (schizoid, paranoid) **B** (Borderline, histrionisch, narzisstisch)	strukturelle Störung auf mäßigem oder geringem Strukturniveau mit unterschiedlichen, sehr ausgeprägten Bewältigungsstilen	• Akzeptieren und Positivieren der Bewältigung • Wahrnehmen lernen und Verantworten der Beziehungsmuster und der dahinterliegenden strukturellen Einschränkungen • aktive Förderung struktureller Fähigkeiten in Alltagsbelastungen • entwicklungsfördernde Haltung

niger starker Betonung der eigenen Bedürftigkeit). Therapeutisch geht es um das Bewusstwerden und Verstehenlernen der internalisierten Beziehungserfahrungen und deren Auswirkungen auf das heutige Erleben im Alltag und in der Übertragung. Hier kommen also vorwiegend konfliktaufdeckende Psychotherapien zur Anwendung, wobei das Aufweichen der charakterlich verfestigten Abwehrhaltungen im regressionsfördernden Setting der analytischen Psychotherapie eher möglich ist als in der konfliktfokussierenden und kürzeren tiefenpsychologischen Psychotherapie.
Die Persönlichkeitsstörungen des **Clusters B** (Borderline, histrionisch, narzisstisch) und **Clusters A** (schizoid, paranoid) entsprechen dem Bild ausgeprägter **struktureller Störungen,** wie es in den vorigen Abschnitten beschrieben wurde (Rudolf 2007d). Dabei sind die **unterschiedlichen Bewältigungsmuster** maßgeblich für die Gestaltung des klinischen Bildes. Die Borderline-Persönlichkeitsstörung zeigt das Vollbild einer strukturellen Störung mit vielen Einschränkungen im Bereich der Selbstreflexion, Affektdifferenzierung, Affekttoleranz, Empathie, Beziehungsgestaltung usw. Bei der narzisstischen Persönlichkeitsstörung steht die narzisstische Bewältigung eines frühen Defizits im Vordergrund. In der histrionischen Persönlichkeitsstörung ist das strukturelle Defizit durch Emotionalisierung und möglicherweise Sexualisierung übertönt, während dahinter Identitätsdiffusion und Orientierungslosigkeit vorherrschen.
Jenseits dieser Zweiteilung lassen sich die Persönlichkeitsstörungen z. B. auch hinsichtlich ihrer interpersonellen Stile sehr viel differenzierter beschreiben (Benjamin 1996) und, darauf bezogen, spezifisch behandeln (Tress et al. 2003).
Der dann empfohlene **therapeutische Ansatz** folgt den Prinzipien des strukturbezogenen Vorgehens (s. Kap. 3.3). Dabei gilt es zunächst einmal, die charakterlich verfestigten dysfunktionalen Beziehungsmodi (z. B. die narzisstischen, histrionischen, antisozialen, borderlinehaften Züge) als bisher stabilisierende, schützende Bewältigungsmuster, als möglicherweise wirksame Überlebensstrategien zu sehen und zu positivieren. Wenn das nicht gelingt, ist der Therapeut den scheinbar auf ihn gerichteten destruktiven Aktionen des Patienten und seiner eigenen schwierigen Gegenübertragung ausgeliefert. Er muss es z. B. ertragen, dass ein Patient mit einer narzisstischen Persönlichkeitsstörung alles an seiner Person, seinen Interventionen und therapeutischen Zielsetzungen reflektorisch infrage stellt und entwertet und seine eigenen, von außen gesehen unmöglichen Verhaltensweisen rechtfertigt oder idealisiert (Rudolf 2012c). Wenn dieses Muster jedoch aus der Position eines Dritten heraus als für den Patienten notwendige und zweckmäßige Verhaltensweise (vor allem im Kontext seiner frühen Lebensgeschichte) akzeptiert werden kann, verliert das problematische Beziehungsverhalten seine zerstörerische interpersonelle Wirkung. Die spezifischen Möglichkeiten analytisch-interaktionellen Vorgehens, insbesondere im Gruppensetting wurden bereits in den 1980er Jahren dargestellt und bis heute weiterentwickelt (Heigl-Evers u. Henneberg-Mönch 1985; Streeck 2002; 2007).
Die Therapie der Persönlichkeitsstörung ist – ob mit den Methoden der analytischen oder der tiefenpsychologischen Therapie – eine **Kunst der Beschränkung**; das ist Psychotherapie eigentlich immer, aber bei den hochkomplexen, scheinbar uferlosen Lebensproblemen der Patienten mit Persönlichkeitsstörungen ist sie es ganz besonders. Es ist schwer möglich, in 100 Sitzungen, auch nicht in 300, eine solche

chronifizierte Thematik von Grund auf zu verändern. Es ist aber sehr gut möglich, in 100 oder 300 Sitzungen die wichtigsten strukturellen Problemfoki des Patienten diagnostisch zu markieren und mit ihm gemeinsam in diesen fokalen Bereichen neue und weniger dysfunktionale Formen des Erlebens und Handelns zu entwickeln. Es ist zu erwarten, dass Psychodynamische Psychotherapie, wenn sie ihre Bedenken gegenüber dem Störungsbezogenen ablegt, noch sehr viel effizienter sein kann als bisher, wo sie mit einem allgemeinen Störungsverständnis und allgemeinen Behandlungsansatz Persönlichkeitsstörungen zu behandeln versucht, ohne sie als solche zu bezeichnen (Habermeyer et al. 2008). Die guten Behandlungsergebnisse analytischer und tiefenpsychologischer Therapien in unserer Langzeitstudie (PAL) bei einer Klientel mit über 50 % Persönlichkeitsstörungen geben Anlass zur Hoffnung (Grande et al. 2006), ebenso die Literaturübersicht über Wirksamkeitsnachweise psychodynamischer Psychotherapien bei Persönlichkeitsstörungen (Leichsenring u. Leibing 2003).

Fallbeispiel

Beispiel aus einem Therapieverlauf (Tiefenpsychologisch fundierte Psychotherapie) bei einer Patientin mit Persönlichkeitsstörung:

Bei Behandlungsbeginn führt die Therapeutin aus, dass die Orientierungslosigkeit der Patientin und ihre dysfunktionale Beziehungsgestaltung ganz im Vordergrund stehen. Deshalb sei sie als Therapeutin insbesondere bemüht, ihr ein Verständnisses dieser dysfunktionalen Beziehungen zu eröffnen. Insbesondere sei die ganzheitliche Wahrnehmung der Objekte und die Selbst-Objekt-Differenzierung ein fokales Thema.

Im Fortführungsbericht schildert die Therapeutin als Ergebnis des strukturbezogenen Vorgehens bei der Patientin insbesondere eine Differenzierung ihres Affekterlebens. So sei es ihr jetzt möglich, ihre eingeschränkte soziale Verbundenheit mit anderen und ihre Kränkbarkeit deutlich wahrzunehmen. Bezogen auf andere Menschen könne sie deren Interessen, Bedürfnisse und Stimmungen und im Gegensatz dazu ihre eigenen Bedürfnisse klarer erkennen. Sie neige weniger dazu, auf andere Menschen zu projizieren und könne sich partiell sogar empathisch in andere hineinversetzen.

Die Therapeutin führt anhand von Beziehungsepisoden konkrete Beispiele dafür an und schildert, dass die Patientin selbst sich insgesamt als lebendiger, aufgeschlossener, zugehöriger und „normaler" erlebe.

6.6 Spezielle therapeutische Aufgaben: Die Behandlung somatoformer Störungen

Bei somatoformen Störungen wird häufig eine Verflechtung von konfliktbedingten und strukturellen Störungen vor dem Hintergrund ausgeprägter biographischer Belastungserfahrungen beobachtet. Das Verständnis dieser Zusammenhänge erlaubt es therapeutisch, die schwierige therapeutische Beziehung zu handhaben und angemessene Therapieziele zu realisieren.

6.6.1 Konfliktdynamische Aspekte

Patienten, bei denen somatoforme Beschwerden im Vordergrund stehen (z. B. bei anhaltender somatoformer Schmerzstörung), tun sich schwer damit, dass bei medizinischen Untersuchungen kein organpathologisches Korrelat der Schmerzen gefunden wird. Die Erklärungsalternative, dass dann wohl psychische Ursachen vorliegen müssten, bestimmte noch die alte Definition des ICD-9. Diese Definition wurde in der ICD-10 verlassen, nachdem es nicht gelungen war, typische Konfliktkonstellationen für spezifische Körperbeschwerden zu finden, so wie es Franz Alexander und Flanders Dunbar in ihren psychosomatischen Typologien der 1940er Jahre angenommen hatten. Inzwischen wurde die diagnostisch-therapeutische Forderung aufgegeben, der Patient müsse gewissermaßen zugeben, dass er nicht körperlich, sondern psychisch krank sei. Da dies den wenigsten somatoformen Patienten möglich ist, wurden sie früher psychotherapeutisch als „unergiebige Patienten" eingeordnet. Die Situation hat sich insofern geändert, als inzwischen definitorisch einfach die Tatsachen **unerklärter Körperbeschwerden** und eines ängstlich getönten, arztaffinen Patientenverhaltens im Vordergrund stehen. Die Versicherung, dass keine lebensbedrohliche körperliche Erkrankung vorliege, hat in der Regel keine oder eine nur sehr kurzfristig entlastende Wirkung auf den Patienten, der fortfährt, Ärzte, Ambulanzen und Kliniken aufzusuchen und auf invasive Diagnostik oder einschneidende Therapien zu drängen (vgl. Henningsen 2007; Henningsen u. Martin 2008; Rudolf u. Henningsen 2006).

Psychotherapeuten kommen nur bedingt ins Blickfeld somatoformer Patienten, da von ihnen die erhoffte medizinisch-körperliche Lösung der Problematik kaum zu erwarten ist. Sie werden bestenfalls aufgrund der durch die Körperbeschwerden ausgelösten depressiven Verzweiflung und zunehmenden Angst konsultiert. Angesichts solcher **Krankheitsüberzeugungen und Therapieerwartungen** müssen Psychotherapeuten, wenn sie etwas erreichen wollen, ihre Überlegungen und Strategien modifizieren. Es ist zwecklos, daran festzuhalten, dass der somatoform Kranke „eigentlich" ein psychisch Gestörter sei. Zu der notwendigen Einstellungsänderung verhelfen vielleicht auch Ergebnisse moderner neurobiologischer Untersuchungen, die zeigen, wie nahe die Repräsentanzen somatischer Schmerzen im Gehirn bei denen psychischer Schmerzen liegen. Es handelt sich also um ein Wahrnehmungsproblem. Der somatoforme Patient erlebt eine schwierige Situation (z. B. ein schmerzliches Ausgeschlossenwerden in interpersonellen Situationen) nicht vorrangig psychisch-affektiv, sondern körperlich. Auf die Tatsache, dass Psyche und Körper einander vertreten können, hatte Victor von Weizsäcker schon vor 80 Jahren hingewiesen.

Unter dieser Voraussetzung lassen sich vier Fragen angehen:

- Aufgrund welcher Voraussetzungen kann ein somatoformer Patient etwas Belastendes nicht psychisch-affektiv wahrnehmen?
- Um welche Belastungssituationen handelt es sich dabei?
- Welche ätiologischen Bedingungen spielen eine Rolle?
- Welche therapeutischen Konsequenzen können daraus gezogen werden?

Die erste Frage nach Wahrnehmung und Affekt zielt auf strukturelle Einschränkungen; die zweite Frage gilt eventuellen internalisierten Konfliktkonstellationen. Wir nehmen also ein **Zusammenwirken von konflikthaften und strukturellen Einflüssen** an (Rudolf 2007c; 2008).

Beginnen wir bei der **Konfliktthematik**; bei OPD-Untersuchungen an Schmerzpatienten finden sich zwei Konfliktschwerpunkte: Einmal geht es um Versorgungsthemen (um unbewusste Defizite des Versorgt-, Beruhigt- und Getröstetwerdens bei gleichzeitig bewusster Verpflichtung, für andere verantwortlich zu sein, sich um sie zu kümmern). Das zweite vorrangige Konfliktthema betrifft die Selbstwertthematik (der Anspruch, die Dinge besonders gut zu machen, jedoch ohne eigenen Ansprüchen zu genügen bei gleichzeitig kränkenden Zweifeln, die in der Regel den anderen zugeschrieben werden).

Die Frage nach der **ätiologischen Bedingung** hilft, die Konstellation und die strukturellen Voraussetzungen zu verstehen. Es finden sich in der frühen Lebensgeschichte somatoformer Patienten immer wieder Hinweise auf familiäre Katastrophen und Einbrüche (z. B. gesellschaftlich oder ökonomisch bedingte Krisen, Notlagen, Delinquenz, Sucht), welche den Patienten als Kleinkind und Kind massiv zu kurz kommen ließen und ihn Belastungen aussetzten, die von vielen als traumatisch charakterisiert werden. Es handelt sich dabei häufig um Notlagen der Familie, aus denen heraus sowohl emotionale und physische Vernachlässigung resultierten (und darin fehlende strukturelle Förderung), als auch familiäre Beziehungskonflikte bis hin zu Misshandlung und Missbrauch, die zur Internalisierung schwieriger Beziehungserfahrungen im Sinne der Neurotisierung führten (Egle et al. 2002; Rudolf 2004b; Steinhausen 2003).

Hier ist also der gesamte Komplex der „frühen Störung“ angesprochen, der sowohl Aspekte struktureller Einschränkungen oder Vulnerabilität einschließt wie auch die Internalisierung von konflikthaften Aspekten im Sinne von Versorgungsmängeln und fehlendem Selbstwertaufbau, insbesondere aber auch Störungen des „embodiment“, d. h. der Verschränkung von leiblichem und psychischem Erleben (Thompson 2007).

Entscheidend wichtig ist aber zusätzlich ein für somatoforme Patienten kennzeichnender **Bewältigungsmodus**. Es ist der von Kindheit an erkennbare Versuch der Wiedergutmachung des familiären Elends durch eigene Anstrengung, durch hohes Engagement in aufopferungsvoller Pflichterfüllung, durch besondere Leistungsfähigkeit. Diese Form der Verantwortungsübernahme, Parentifizierung und Pseudoautonomie findet sich vorwiegend bei männlichen Patienten, während bei weiblichen die Verfügbarkeit für andere vorherrscht, eine altruistische Einstellung bis hin zu einer Opferhaltung. Diese Grundeinstellungen der Patienten zu sehen und zu verstehen ist entscheidend für die Herstellung einer positiven therapeutischen Beziehung, denn sie stellt für die Patienten einen hohen Wert dar, ein Ziel, für das sie sich lebenslang eingesetzt haben, allerdings ohne dass es ihnen jemals jemand gedankt hätte. Es versteht sich, dass darin auch das größte Risiko der krankmachenden Selbstüberforderung liegt, denn angesichts eines im Grunde aussichtslosen Bemühens mit ständiger körperlicher und emotionaler Überforderung besteht eine hohe Wahrscheinlichkeit, dass das innere Gleichgewicht irgendwann in einem Burnout-Erleben zusammenbricht. Die zugrundeliegende physiologische Situation lässt sich angesichts der emotionalen

Daueranspannung und anhaltenden sympathikotonen Erregung als irgendwann einsetzende Erschöpfung der Cortisolspeicher verstehen (vgl. Rudolf 2007c).

Somatoforme Störungen: konfliktneurotische Aspekte
Frühe Beziehungsstörung:
Als Subjekt
- wenig wahrgenommen werden
- wenig versorgt werden
- wenig wertgeschätzt werden
- wenig sichere Bindung

Bewältigungsstrategien (zur Sicherung von Beziehungen und zur Depressionsabwehr):
- Beziehungsangebot
  - leistungswillig („schaffe alles, bin unverwüstlich")
  - (pseudo-)autonom („brauche niemand")
  - selbstlos („stehe zur Verfügung")
  - sich ausliefern („lasse mit mir machen").

Unbewusste Psychodynamik:
- Versorgungswünsche (stark abgewehrt)
- Bestätigungswünsche (abgewehrt)
- Affekte: Schmerz, Enttäuschung, Bitterkeit, Neid, Ungerechtigkeit

Risiko:
- Selbstmissverständnis
- Selbstüberforderung
- Selbstschädigung/Selbstzerstörung (u.a. Suchtaspekte)

6.6.2 Strukturelle Aspekte

Damit kehren wir zu der ersten Frage nach den **strukturellen Anteilen** der somatoformen Störung, die durch frühe Beziehungsstörungen bewirkt wurden, zurück. Wenn die familiäre Katastrophe bereits im früh im Leben des Patienten wirksam war, kann mit den üblichen Einschränkungen struktureller Entwicklung gerechnet werden:

- eingeschränkte Erfahrung des Wahrgenommenwerdens in der eigenen Affektivität,
- ungenügendes Beruhigtwerden in Unlusterfahrungen (die affektiv und körperlich zugleich sind),
- ungenügende Erfahrung spielerisch-emotionalen Austauschs und körperlicher Imitation und
- selten Gelegenheit, gemeinsam mit anderen in positive Affekte einzutauchen und das Interesse auf dritte Objekte zu richten.

Im Vordergrund der daraus resultierenden beeinträchtigten Fähigkeit zur Affektdifferenzierung steht die Unfähigkeit, **körperliche und psychische Selbstwahrnehmung**

zu unterscheiden. Wahrscheinlich bleibt aufgrund mangelnder Affektspiegelung durch wohlwollend zugewandte Erwachsene undeutlich, was ein primär körperliches und was ein primär affektives Erleben ist. Vielleicht ist es auch so, dass die überlasteten Erwachsenen zu wenig auf affektive Signale reagieren oder sie, wenn überhaupt, ausschließlich somatisch verstehen oder überhaupt nur auf körperliche Notsignale des Kindes antworten. Jedenfalls hat es den Anschein, dass somatoforme Patienten mit ihrer eigenen **Körperlichkeit** von Grund auf **wenig vertraut** sind und zwischen ihren körperlichen und psychischen Selbstanteilen keinen Dialog eröffnen können (eine spezielle Variante gestörter Selbstwahrnehmung und Affektdifferenzierung). Die Folge ist das Erleben, zum eigenen Körper kein Verhältnis zu haben, so dass dieser, solange er funktioniert, mit Gleichgültigkeit und Härte gefordert (und überfordert) wird. Sobald er hingegen Beschwerden entwickelt, wird er mit zunehmender ängstlicher Sorge betrachtet. In dieser Verfassung erscheint der Körper weniger als Teil des subjekthaften Selbst und mehr als ein Objekt, das bedroht ist oder selbst bedrohlich wird.
Die Überzeugung „Ich bin wahrscheinlich körperlich sehr krank“, wird auch zu einem vorherrschenden Beziehungsangebot, in dem der zuvor so unverwüstliche Patient nun ungewöhnlich ängstlich fordert und drängend appelliert.

Somatoforme Störungen: strukturelle Aspekte
Fehlende Förderung struktureller Entwicklung:
- Affektdifferenzierung
- Differenzierung von psychischen Affekten und körperlichen Sensationen
- Affektausdruck, Affektkommunikation

Bewältigungsstrategien (zur Sicherung von Beziehungen):
- Beziehungsangebot: körperlich krank sein

Unbewusste Psychodynamik:
- gestörte Beziehung zwischen psychischem und körperlichem Selbst: sich selbst nicht verstehen
- gestörte Beziehung zwischen Selbst und anderen: nicht verstanden werden, keine Hilfe suchen und annehmen können

Risiko:
- Hilflosigkeit
- Außenseiterposition
- Ablehnung, Verbitterung

Die erlebte Hilflosigkeit gegenüber eigenen Körpervorgängen macht den Patienten wiederum sehr abhängig von wichtigen anderen, die den Körper verstehen und heilen sollen (z. B. Ärzte). An dieser Stelle machen sich aber die weiteren Beziehungsstörungen im psychischen Bereich bemerkbar, die Schwierigkeiten, sich anderen affektiv verständlich zu machen, und die eingeschränkte Fähigkeit, Hilfe anderer anzunehmen. So kommt es, dass die **Arzt-Patienten-Beziehung** mit somatoformen Patienten sehr störanfällig ist. Vonseiten des Patienten wird nach anfänglicher unrealistischer Idealisierung des Arztes bei vergeblichen Behandlungsbemühungen und

fehlender Symptomentlastung ein quälendes Drängen eingesetzt (das oft auch zu qualvollen Behandlungen führt), das schließlich in enttäuschten Rückzug und in die Suche nach neuen idealisierten Helfern mündet.
Ein strukturelles Verständnis der Situation des somatoformen Patienten kann therapeutisch manches bewirken und in Gang setzen (vgl. Henningsen 2009; Stauss u. Fritzsche 2008). Der Patient profitiert angesichts seines eingeschränkten Affektverständnisses von einer therapeutischen Beelterung (als therapeutische Haltung) für seine psychische Person und für seinen Körper nochmals im Besonderen. So wie bei strukturellen Störungen generell ein Verständnis interpersoneller Abläufe nachgelernt werden kann (wer wendet sich hier an wen, mit welchen Affekten und welchen dahinterliegenden Bedürfnissen?), kann auch ein Verstehen psychosomatischer Abläufe nachgeholt werden. Dabei wird zu Anfang, so merkwürdig das scheinen mag, gerade die vom Patienten erlebte Trennung von körperlichem und psychischem Selbst therapeutisch nutzbar gemacht, um längerfristig eine Integration zu erreichen (wie stehe ich zu meinem Körper, was braucht mein Körper von mir, wie können wir uns verständigen, wie kann ich Signale meines Körpers verstehen lernen, wie komme ich dahin, zu akzeptieren, dass mein psychisches Selbst und – mein körperliches Selbst letztlich ein und dasselbe sind?).

Therapeutische Zielsetzungen bei somatoformen Störungen

Die therapeutische Zielsetzung in der Behandlung somatoformer Störungen lässt sich in Anlehnung an die entsprechenden Behandlungsleitlinien so charakterisieren (vgl. Henningsen et al. 2002):

- körperliche Missempfindungen von Krankheitszeichen unterscheiden lernen
- das somatische Krankheitsverständnis in psychosomatischer Richtung erweitern
- psychische Begriffe wie Belastung, Überforderung, Stress im Krankheitsverständnis einführen
- mit körperlichen und psychischen Belastungsgrenzen umgehen lernen
- Reduktion der Aufmerksamkeit für Körpervorgänge; Förderung des Interesses an der umgebenden Welt
- sich im eigenen Körper wohlfühlen können und genussfähig werden
- Erreichen bestmöglicher Lebensqualität, auch bei Fortbestehen der Symptomatik
- Verhindern von Chronifizierung und Selbstschädigung durch repetitive Diagnostik und riskante Therapien
- Verhinderung negativer psychosozialer Folgen wie Langzeitarbeitslosigkeit und Berentung

Die therapeutische Aktivität richtet sich somit auf die Verflechtung konflikthafter und struktureller Aspekte, bezogen auf unterschiedliche Selbstbereiche, wobei letztlich nicht nur der psychische und der körperliche, sondern auch der **soziale Selbstaspekt** berücksichtigt werden muss. Die Behandlung somatoformer Patienten kann sich selten auf rein „psycho“-therapeutische Maßnahmen beschränken. Der körperliche Selbstaspekt profitiert von begleitenden körpertherapeutischen oder generell körperlich fördernden Maßnahmen; der soziale Selbstaspekt erfordert gewissermaßen hausärztliche Maßnahmen und die Vernetzung aller Beteiligten (Psychotherapeut, Arzt, Ämter) im Interesse des Patienten, wodurch auch das Modell einer konstruktiv zusammenarbeitenden Familie angeboten und die diesbezüglich fehlenden Erfahrungen des Patienten ausgeglichen werden (Rudolf u. Henningsen 2003).

Therapeutische Verknüpfung von konfliktneurotischen und strukturellen Aspekten

- Sorge um psychisches Selbst:
  - wahrnehmen, spiegeln, antworten
  - Affektmuster klären
  - strukturelle Funktionen fördern
  - unbewusste Bedürfnisse und Emotionen berücksichtigen
  - späte Konflikte fokal bearbeiten
  - biographische Belastungen bearbeiten
- Sorge um körperliches Selbst:
  - Körperselbst fördern (Rhythmik Belastung/Entlastung, Entspannung)
  - Medikation klären (Risiko Abhängigkeit/Selbstschädigung beachten)
- Sorge um soziales Selbst:
  - dysfunktionale Beziehungsmuster klären (Verantwortung des Patienten)
  - Unterstützung in sozialen Konflikten (Verfahren)
  - Einbeziehung von Angehörigen, Ärzten, Behörden
  - ergänzende Gruppenaktivitäten

6.7 Spezielle therapeutische Aufgaben: Mobbing-Erleben

Begriffe und Erklärungsmodelle verändern sich im gesellschaftlichen Diskurs, derzeit findet der Begriff „Mobbing" zunehmend Verwendung. Ähnlich wie bei den somatoformen Störungen verknüpfen sich in diesem Geschehen spezielle Konfliktthemen und strukturelle Einschränkungen und schaffen eine schwierige therapeutische Aufgabe, bei der strukturelle Therapieansätze hilfreich sein können.

6.7.1 Psychodynamik des Mobbing-Erlebens

Häufig wird im Zusammenhang mit somatoformen Störungen das Thema Mobbing als Ausdruck sozialer Belastungen in der Arbeitswelt verwendet. Mobbing ist in erster Linie Ausdruck eines subjektiven Erlebens („Ich werde gemobbt!"), es ähnelt darin dem paranoiden Erleben. Wenn sich jemand verfolgt fühlt, kann es sein, dass er tatsächlich durch Nachrichtendienste oder kriminelle Vereinigungen verfolgt wird, die Wahrscheinlichkeit ist aber eher gering. Im Mobbing-Erleben liegen die Dinge insofern komplizierter, als die Mitarbeiterin in der Firma oder die Jugendliche in der Schule, die sich über Mobbing beklagen, in der Tat zunehmend schlecht behandelt werden und die Beziehungssituation sich krisenhaft zuspitzt. Umstritten sind jedoch die Hintergründe. Die Patientin ist überzeugt, man habe sie von Anfang an loswerden wollen oder man lehne sie seit einem bestimmten Vorfall ab. Auch gibt es möglicherweise den Fall, dass Firmen Mitarbeiter hinausdrängen wollen, um z. B. Kosten zu sparen. Das ist eine bittere Realität, die auf eine wenig verantwortungsvolle Einstellung bei den entsprechenden Einrichtungen hinweist. In einem solchen Fall wäre es therapeutisch angemessen, die Patientin in ihren autonomen Interessen und in ihrer Konfliktfähigkeit zu stützen. Ähnlich wie in manchen Traumathemen bliebe allerdings das therapeutische Risiko, sich einseitig mit der Opferposition der Patientin zu identifizieren und mit ihr gemeinsam gegen die böse Welt anzukämpfen, insbesondere dann, wenn die strukturellen Beziehungsstörungen der Patientin und ihr Anteil an den interpersonellen Verwicklungen übersehen werden. Damit wären beide, Patient und Therapeut, in der paranoiden Logik des Mobbing-Erlebens gefangen: „Alle sind gegen mich und wollen mir Böses."

Fallbeispiel

Eine Patientin, Mitte 50, klagt über zunehmendes Mobbing am Arbeitsplatz. Sie sei in einer belasteten Situation, da sie sich seit Jahren verpflichtet fühle, sich um ihre kranke Mutter zu kümmern und auf einen anspruchsvollen älteren Bruder Rücksicht zu nehmen. Auf sie hingegen nehme niemand Rücksicht, selbst ihr Körper versage ihr immer wieder den Dienst (aktuell Tinnitus und Schwindel). Sie ist wegen vielfältiger chronifizierter Beschwerden 50 % schwerbehindert.

Trotzdem geht sie, in ihrem Erleben, „tapfer" zur Arbeit. Dort respektiere man aber ihre Leistung nicht, sondern man verweise auf ihre „vielen Fehlzeiten", die immer wieder wegen Krankheiten und Arztbesuchen erforderlich gewesen seien. Im Grunde seien alle Arbeitskollegen „gegen sie" und wollten sie loswerden. Das, was der Chef Freundliches zu ihr sage, erscheine ihr ganz und gar unglaubwürdig. Jetzt wolle man ihr sogar Kosten aufbürden, nachdem die Schlüsselanlage ausgetauscht werden musste, weil sie den Büroschlüssel verloren hat. Sogar die Urlaubsreise sei ein Reinfall gewesen, stinkige Leute im Zugabteil, lautes Hotel, eine missmutige Freundin. Mit Männern wolle sie ohnehin gar nichts zu tun haben, die wollten nur, dass jemand die Arbeit für sie mache und sie versorge.

Das Beispiel beschreibt eine ältere Patientin mit einer langen Geschichte dysfunktionaler Beziehungserfahrungen und körperlicher Beschwerden. Es begegnen uns hier die im Zusammenhang mit somatoformen Störungen gesehenen bedeutsamen Fakten.

- Die Patientin ist im eigenen Erleben überengagiert (mit dem Risiko, sich zu überfordern und in einen Burnout-Zustand zu geraten).
- Sie sieht ihr Bemühen nicht gewürdigt und reagiert entsprechend enttäuscht (im Hintergrund werden kindliche Beziehungswünsche, auf liebevoll-gerechte elterliche Instanzen gerichtet, erkennbar, eine Sehnsucht, die in der erwachsenen Arbeitswelt so wenig erfüllt wird, wie sie in der Primärfamilie der Patient erfüllt wurde).
- Aufgrund ihrer rigiden zwanghaften Seite kann die Patientin Veränderungen und Umstrukturierungen in der Firma schwer ertragen und erlebt, dass sich ständig alles zum Schlechteren hin entwickelt.

- Die Patientin neigt ohnehin dazu, in Beziehungen „Stress“ zu erleben: Ihr Beziehungsangebot, von ihr als engagiert und sachlich wohlbegründet erlebt, wird von den anderen nicht positiv aufgenommen und mobilisiert eher Skepsis oder gar Ablehnung.
- Ihre strukturellen Fähigkeiten, solche emotionalen Belastungen zu verkraften (Affekttoleranz) und zu bewältigen (Fähigkeit zur Selbstberuhigung) und ihre Fähigkeit, sich von anderen helfen zu lassen, sind eingeschränkt, sie gerät zunehmend unter Druck. Es liegt nahe, dass sie sich aus einer solchen, als ablehnend und ungerecht erlebten Arbeitswelt zurückzieht.
- Dem Hausarzt sagt sie: „Ich habe immer für zwei gearbeitet, lieber heute als morgen würde ich meine Tätigkeit wieder aufnehmen, aber dorthin bringen mich keine zehn Pferde zurück. Das hat mich krank gemacht und jetzt habe ich diese nicht enden wollenden Schmerzen.“

Konfliktdynamisch handelt es sich bei der Patientin um eine Versorgungsthematik: sie sorgt für alle, wird aber selbst von niemandem angemessen wahrgenommen, unterstützt und versorgt. Ihre Enttäuschung und Vorwurfshaltung sind unüberhörbar: „Niemand ist für mich da, alle sind gegen mich“, an der beruflichen Situation festgemacht: „Ich werde gemobbt“.
Das ist eine schwierige **therapeutische Aufgabe**. Die Enttäuschung über eine nicht verfügbare, kränkelnde Mutter und einen wenig präsenten, grundsätzlich ablehnenden Vater haben kindliche Sehnsüchte hinterlassen, die, auf die Firma gerichtet, den Wunsch nach Angenommenwerden durch einen väterlich gerechten Chef, Respektiertwerden durch wohlwollende Kollegen und nicht zuletzt Bewundertwerden für den eigenen beispielhaft hohen Einsatz beinhalten. Auf der anderen Seite verstärkt die Identifikation mit der klagsamen Mutter und dem entwertenden Vater das problematische Beziehungsverhalten der Patientin. Das alles gilt es, bewusst zu machen. Das ist alles andere als einfach, da jeder Versuch, etwas davon anzusprechen, von der Patientin als Vorwurf, Angriff und Kritik zurückgewiesen wird. Bliebe der therapeutische Umweg, die Patientin eine alternative Beziehung erleben zu lassen, ihr als gutes Objekt zur Verfügung zu stehen, ihre Bedürftigkeit zu akzeptieren usw. Das kann lange dauern, zumal die wahrscheinlich zunehmende regressive Entwicklung mit verstärkten Klagen und Vorwürfen die Tragfähigkeit der therapeutischen Gegenübertragung an ihre Grenzen bringen kann.
Im Prinzip Ähnliches findet sich auch schon bei Jugendlichen, die sich z. B. durch ihre Mitschüler oder Lehrer gemobbt fühlen. Auch hier wird der Begriff zunehmend häufig dann verwendet, wenn soziale Beziehungen sich schwierig gestalten. Trotz der unterschiedlichen Lebensumstände sind die pathogenetischen Prinzipien ähnlich wie in dem vorgenannten klinischen Beispiel: Die Patientin merkt aufgrund ausgeprägter Beziehungsstörungen nicht, wie sehr ihr Verhalten andere provoziert (die sie als anmaßend, besserwisserisch, als Außenseiterin erleben) und wie wenig sie mit den anfangs distanzierten, später unfreundlichen oder aggressiven Reaktionen der anderen umgehen kann.
Als begünstigend für die Entwicklung des Mobbing-Erlebens ist in beiden Fällen, in der Firma wie in der Schule, eine in der Gesellschaft wahrnehmbare erhöhte Be-

reitschaft zur Entwertung und zu aggressivem Handeln, offenbar auf der Grundlage zunehmend fehlender Empathie und Rücksichtnahme und fehlender Solidarität innerhalb von Gemeinschaften (dazu vgl. Kap. 6.8).

6.7.2 Strukturbezogene therapeutische Ansätze

Was kann Strukturbezogene Psychotherapie in einem solchen Fall beitragen? Sie wird zunächst einmal prüfen, welche strukturellen Fähigkeiten eingeschränkt vorliegen. Von großem Gewicht erscheint in diesem Fall die Unabgegrenztheit der Patientin, die es ihr unmöglich macht, andere Menschen als Gegenüber in ihren Aktivitäten wahrzunehmen. Das ist eine Frage **fehlender Selbst-Objekt-Differenzierung**, wahrscheinlich verstärkt durch den regressiven Sog symbiotischer Beziehungshoffnungen: Alle sollen sich einig sein, sollen gleich empfinden, sollen die unausgesprochenen Wünsche des anderen erkennen und berücksichtigen. Solche paradiesischen Erwartungen, angewendet auf die Berufssituation, können nur enttäuscht werden. Der Chef ist kein Ideal-Vater, die Firma keine große Mutter, die Mitarbeiter sind keine liebevollen Angehörigen, die der Patientin Respekt zollen und sie unterstützen. Aus der Enttäuschung heraus stürzt alles ins Negative: Die anderen erscheinen feindselig, missgünstig, falsch, ausstoßend; die Patientin fühlt sich zurückgewiesen, verkannt, enttäuscht, verbittert.
Das **strukturbezogene Vorgehen** legt zwei therapeutische Schritte nahe: Der erste Schritt erfolgt unter der **Perspektive der Zweiten Person** (Ich – Du). Der Therapeut beschreibt spiegelnd, was er bei der Patientin wahrnimmt, wie sie sich bemüht und anstrengt, wie sie sich zurückgewiesen sieht und enttäuscht zurückzieht, wie sie unter der Last der Anstrengungen körperlich und seelisch leidet. Das ist wichtig, weil die Patientin angesichts fehlender Selbst-Objekt-Differenzierung über keine adäquate Selbstwahrnehmung, keine Selbstreflexion verfügt. Daher muss der Therapeut ihr ein Bild von sich zurückgeben. Dieses Bild ist in keinem Aspekt bewertend: Dies sind die Wahrnehmungen, die der Therapeut von der Patientin gewinnt. Er ist aber gleichwohl anteilnehmend: In der Intervention des Antwortens kann der Therapeut seine Anteilnahme und Sorge gegenüber dieser sich selbst überfordernden Person zum Ausdruck bringen. Damit stellt er den Affekten der Patientin markierend die eigenen Affekte gegenüber. So beginnt der zweite therapeutische Schritt in der **Perspektive der Dritten Person** (Ich – Du – sie). Der Therapeut lädt die Patientin ein, mit ihm gemeinsam auf die Situation ihrer eigenen Person zu schauen: Was sie tut und wie andere darauf reagieren, was andere tun und wie sie darauf reagiert, wie es ihr wohl dabei ergeht und was andere dabei möglicherweise empfinden, was die Beobachter (Therapeut und Patientin) wahrnehmen und empfinden, wie sie darauf reagieren.
Die Beobachtung und Erörterung dieser Realität erlaubt die **vorsichtige Korrektur** der symbiotisch-paradiesischen Erwartungen. Die Patientin und die anderen sind getrennte Wesen mit ganz unterschiedlichen Einstellungen, Erwartungen und Empfindungen. Sie sind durch den Graben der Alterität getrennt, aber sie können versuchen, diesen kommunikativ zu überbrücken: durch Mitteilen des eigenen Erlebens, durch Rückfragen an den anderen, durch an den anderen gerichtete Forderungen;

sie können etwas aushandeln, sie können dafür Spielregeln schaffen, sie können Beziehungen etablieren, sie können diese Beziehungen vor Schaden bewahren. Um all das leisten zu können, müssen sie die Affekte der anderen richtig lesen lernen, und sie müssen vor allem eigene negative Affekte der Anspannung, des Zurückgewiesenwerdens, der Kränkung aushalten lernen. In alledem können sie sich Unterstützung holen und sich helfen lassen. Was sie dabei aufgeben müssen, ist die Illusion, die Welt sei gut, gerecht, im Grunde paradiesisch. Das wird sie künftig nicht sein, und das war sie auch früher nicht, z. B. in der Kindheit der Patientin. Die dort erfahrenen Enttäuschungen, Verluste und Beschädigungen müssen akzeptiert werden; das geschieht womöglich nach heftig erlebter Trauer, Verzweiflung und Wut, aber letztlich doch in der Einsicht, dass die Tragik des Schicksals angenommen werden muss, damit ein versöhnliches zukunftsgerichtetes Lebensgefühl wachsen kann.
Im Vordergrund dieses therapeutischen Ansatzes steht also das Bemühen, Bewältigungsmöglichkeiten für die schwierige Situation zu finden, diese immer wieder in der Realität auszuprobieren und in der Behandlung kritisch zu erörtern, solange bis eine Veränderung der Situation selbst geleistet werden kann.

6.8 Gesellschaftliche Aspekte struktureller Störungen

In der Fortführung des Themas Mobbing werden die sich verändernden Lebensbedingungen im Blick auf das Strukturniveau der Gesellschaft und die durch Erziehung weitergegebenen Wertvorstellungen angesprochen. Aus dieser Perspektive wird strukturelle Entwicklung auch als kulturelle Leistung erkennbar.

Strukturelle Störungen sind Spätfolgen lebensgeschichtlich früher Beziehungsstörungen. Sind frühe Beziehungsstörungen heute häufiger als zu anderen Zeiten? Das ist vermutlich nicht der Fall. Der Anteil psychisch schwer beeinträchtiger Eltern oder von Familien in sozialen Überforderungssituationen dürfte ähnlich geblieben sein. Das strukturelle Funktionsniveau eines Menschen resultiert aber nicht nur aus den frühen Einflüssen, sondern auch aus den lebenslangen Entwicklungsbedingungen. Die früh angelegten strukturellen Fähigkeiten (z. B. sich empathisch in andere hineinzuversetzen) müssen im sozialen Miteinander im Lauf von Kindheit und Jugend gefördert, gepflegt und geübt werden. Konkret für die Fähigkeit der Empathie bedeutet das z. B., dass sie erst mit Ende der Adoleszenz wirklich verfügbar ist. Ähnlich wie die genetisch mitgebrachten Anlagen erst im Zusammenspiel mit den Umweltbedingungen ihre Wirkung entfalten, so werden auch die strukturellen Werkzeuge des Psychischen erst unter den jeweiligen Gegebenheiten der Familie, der Gesellschaft, der Soziokultur in Gang oder auch außer Kraft gesetzt.
Es lohnt sich also, zu fragen, welchen Einfluss aktuelle **zeittypische Bedingungen für strukturelle Entwicklungen** haben. Sehr vereinfacht ließe sich fragen, auf welchem strukturellen Niveau die gegenwärtige Gesellschaft funktioniert.

Folgen wir den Empfehlungen der Phänomenologen und stützen uns auf unsere Wahrnehmungen: Was reden die Leute untereinander oder wie äußern sie sich in den Medien? Mit Sicherheit redet kein Mensch von irgendwelchen **Tugenden**, von Pünktlichkeit, Fleiß, Arbeitsfreude, Rücksichtnahme. Wer das täte, würde sich der Lächerlichkeit preisgeben. Hingegen findet der Slogan „Geiz ist geil" allgemeine Anerkennung, indem er gleich zwei Untugenden als erstrebenswert markiert. Auch Arbeit gilt ganz und gar nicht als „geil", obwohl Arbeitsplätze knapp sind. Die Radiomoderatoren der Popsender beginnen Montag Morgen ihr Lamento über die anstehende stressige Arbeitswoche und sie zählen ab Mittwoch rückwärts, bis endlich Freitag Mittag das Wochenende beginnt, das endlosen Spaß, Erholung und „Feiern, bis der Arzt kommt" mit sich bringt.
Das Thema ist klinisch relevant, wenn z. B. Jugendlichenpsychotherapeuten regelhaft zu hören bekommen, dass Kinder und Jugendliche es für eine kaum zumutbare Belastung halten, jeden Morgen zur Schule zu gehen. Es mache einfach keinen Spaß und bedeute für sie „nur Stress". Die Hälfte aller Schulkinder und ebenso die Hälfte der Erwachsenen fühlen sich ständig **„im Stress"**, so als sei das ganze Leben eine Zumutung. „Jeden Morgen um acht dort auf der Matte zu stehen, das bringe ich nicht", sagt der 17-Jährige, den seine beunruhigten Eltern zur Therapie geschickt haben, weil er zuhause nur noch am Computer spielt und abwechselnd trinkt oder kifft. Er ist in der Tat psychisch in einer schlechten Verfassung. Im Vordergrund steht die strukturelle Auffälligkeit, dass er keine Affekttoleranz besitzt. Er will nur machen, was er selbst will, und nicht, was er muss, weiß aber nicht genau, was er will, da er für sich keine Ziele erkennen kann und keine Orientierung besitzt (von Arbeitstechniken und Problemlösungsstrategien ganz zu schweigen). Man hat den Eindruck, dass so etwas wie **Erziehung** bei ihm nicht stattgefunden hat; Erziehung, die u. a. ein Training beinhaltet, wie man Aufgaben mit Anstrengung und mit der Geduld des häufigen Wiederholens meistert, anstatt darauf zu warten, dass der Spaß sich einstellt und die Langeweile verfliegt. Generell hat es den Anschein, dass der durchschnittliche Erziehungsstil gegenwärtig weitgehend darauf verzichtet, Kindern und Jugendlichen etwas abzuverlangen, vor allem einen Anspruch an die Gestaltung ihres Selbst zu richten („Du sollst Dich bemühen, in Deinen Einstellungen, in Deinem Verhalten jemand zu sein, der ... [auf bestimmte Wertideen ausgerichtet ist]"). Das wären dann die erwähnten, lächerlich gemachten Tugenden, wie z. B. Fleiß, Verantwortlichkeit, Nächstenliebe, Solidarität, Selbstbeherrschung, Höflichkeit, vorausschauendes Denken, Dankbarkeit usw. Diese Fähigkeiten gelten vielen als nicht mehr zeitgemäß und werden in der Erziehung nicht gefördert und in der Gesellschaft immer weniger gelebt. Das ist von besonderer Bedeutung, weil es sich dabei nicht nur um Eigenschaften des Einzelnen handelt, sondern auch um Beziehungsregeln für den Umgang miteinander. So verwundert es nicht, dass Medien aus manchen Firmen extreme Beispiele sozialer Kälte schildern (mit hohen Abfindungen bei den Leitenden und wachsenden Suizidraten bei den Nachgeordneten) oder dass sich im öffentlichen Raum (in Sportarenen, auf Bahnhöfen usw.) unvermittelt viele Gewalttaten ereignen. Vielleicht sind es die Spätfolgen der 68er-Sehnsüchte, dass die anspruchsvollen Primärtugenden der Vorgeneration als überwunden gelten und fortan das Leben, die Beziehungen, die Arbeit einen spielerischen Genuss darstellen sollen. Dabei müssen

Themen wie Verzichtenkönnen, Wartenmüssen, Es-sich-Verdienen zurücktreten gegenüber der Vorstellung, alles immer sofort verfügbar zu haben (was strukturell den Verzicht auf Impulssteuerung bedeutet). Scheinbar jederzeit verfügbar ist über die modernen Medien auch der Kontakt von jedem zu jedem, so dass z. B. Jugendliche über viele Stunden des Tages und der Nacht mit ihresgleichen zusammengeschaltet sind und jeder Gedanke, jeder Trend, jede Absicht anderen mitgeteilt oder von anderen übernommen werden können. Darin liegt das Risiko, dass ein individuelles Für-sich-Sein und allmählich Zu-sich-Finden nicht erfolgen können.

Vielleicht spiegelt die Situation aber auch die Ratlosigkeit der **überforderten Eltern**, die sich selbst endlos gestresst fühlen, weil für sie alles immer schwieriger wird: Angesichts strikter Ökonomisierung ist es schwer, eine ausreichend bezahlte Tätigkeit zu finden (vom Spaß am Beruf gar nicht zu reden), eine Partnerbeziehung stabil zu halten oder eine zerbrochene durch eine neue zu ersetzen. Die sozial Schwächsten, die alleinerziehenden Mütter – ohne finanzielle Absicherung, ohne Partnerunterstützung und ohne Zukunftsaussichten – lassen dabei die stärkste Symptombelastung erkennen und bei ihren Kindern liegt die Quote der Auffälligkeiten (Hyperaktivität, Aufmerksamkeitsdefizit, externalisierende Störungen) doppelt so hoch wie in Familien mit zwei Elternteilen.

Diese Eltern haben offenbar **wenig Anteil am gesellschaftlichen Ganzen**, ihre Meinung ist nicht gefragt, sie gehören nicht dazu. Die gesellschaftliche Forderung nach hoher Flexibilität und Mobilität, nach rasch erworbener Qualifikation ist für sie nicht erfüllbar. Unter der zusätzlichen Bedingung, dass haltgebende und sinnstiftende Strukturen in Firmen, Gemeinschaften, Vereinen, Kirchen usw. an Bedeutung verlieren, gehen zunehmend Halt, Kohärenz und Solidarität verloren. Jeder muss selbst sehen, wo er bleibt, Rücksichtnahme auf die Interessen und Rechte der anderen sind kein Thema. Das spiegelt sich auch in der Schule, wo die zunehmende Klage über das Gemobbt-Werden einerseits die Beziehungsschwierigkeiten der Gemobbten und andererseits unübersehbar ein Klima der gnadenlosen Ausgrenzung und erschreckenden Grausamkeit erkennen lässt. Bestehende Schülercliquen wenden sich gegen Einzelne, die irgendwie anders, schwächer, nicht zugehörig sind; Cyber-Bullying als Mobbing per Internet gewinnt zunehmend an Bedeutung.

Der Traum vom Lernziel Solidarität scheint für die Lehrer ausgeträumt und es hat den Anschein, dass es vielen Eltern nicht möglich ist, ihrem Kind gegenüber deutlich die Grenzen dessen zu markieren, was zwischen Menschen möglich und was unzulässig ist, ab wann gegen Prinzipien und Werte verstoßen wird. **Grenzen und Grenzverletzungen** wurden traditionell durch bestimmte Affekte gekennzeichnet: Ein Kind wurde als „nicht lieb" oder „ganz böse" (d. h. schuldig) erklärt und aufgefordert, sich zu schämen. Das ist gottlob vorüber, denken viele, aber der Preis ist eine Kultur, in der Schuld, Scham und Lieblosigkeit kein Thema sind, folglich sind auch soziale Rücksichten und soziale Verantwortung keine handlungsleitenden Werte. Vielleicht liegt hier auch einer der Gründe, warum gegenwärtig soviel über Traumatisierung und Opfer gesprochen wird; die Befürchtung, jederzeit Opfer von Gewalterfahrungen werden zu können, erscheint nicht so abwegig.

Die Verfügbarkeit über strukturelle Werkzeuge als menschliche Fähigkeit bedeutet nicht nur ein psychologisches Funktionieren, das einmal in Gang gesetzt verlässlich fortbesteht, es ist auch eine **kulturelle Leistung**. Es kann geschehen, dass eine Gesellschaft unter dem Einfluss vieler komplexer Einflüsse (Ökonomisierung, Modularisierung, Flexibilisierung, Vereinzelung) die Pflege dieser Fähigkeiten, die zugleich Werte beinhalten, aus dem Blick verliert, weil sie anderes mehr beschäftigt. Dann geht unter Umständen die Fähigkeit des Einzelnen zu Selbstreflexion und Selbstverantwortung verloren, die Fähigkeit, sich zu steuern, die Fähigkeit, Beziehungen zu schützen und zu bewahren, die Fähigkeit, sich mit anderen emotional in Beziehung zu setzen und ihre Sicht zu teilen, die Fähigkeit, sich selbst zu beruhigen, die Fähigkeit, sich mit anderen zu verbinden, d. h. letztlich die Fähigkeit, verantwortungsbewusst mit sich und anderen umzugehen und das Ganze und Künftige im Blick zu behalten. Gerade das letztgenannte Thema ist wichtig, weil es über den Augenblick hinausreicht, Verantwortung für die Zukunft übernimmt und damit eine Elterlichkeit begründet, die die Entwicklung des Künftigen im Auge behält.

6.9 Die Struktur der Moral[1]

Das traditionelle psychoanalytische Strukturmodell mit seinen normativen Über-Ich-Aspekten, steuernden Ich-Instanzen und andrängenden Es-Impulsen ist für ein differenziertes Verständnis normabweichenden Verhaltens wenig geeignet, wie sich am Beispiel von Störungen auf unterschiedlichem Strukturniveau zeigen lässt. Je eingeschränkter die strukturellen Fähigkeiten sind, desto mehr fehlen die Grundlagen für ein moralisches Erleben und Handeln. Es gilt daher, die strukturellen Grundlagen der Moral und Ethik angemessen zu berücksichtigen.

6.9.1 Das psychoanalytische Konzept des Über-Ich

Die persönlichkeitsstrukturellen Störungen haben bei aller Vielfalt ein Gemeinsames: Sie betreffen häufig Verhaltensweisen des Patienten, die ein hohes Risiko mit sich bringen, andere zu verstricken, eben weil die Problematik des Patienten sich nicht innerseelisch eingrenzen lässt, sondern sich rasch ins Interpersonelle hinein ausbreitet, andere mit hineinreißt, bedroht oder beschädigt, wie das z. B. bei schweren Persönlichkeitsstörungen der Fall sein kann. Dabei kann es sein, dass ethische Wertnormen verletzt werden.

Solche Themen der Fremdschädigung werden in der Psychodynamik üblicherweise mit dem Konzept von aggressiven Triebregungen und Über-Ich-Reaktionen erklärt. Im Folgenden werden wir diskutieren, wie weit dieses **traditionelle Über-Ich-Konzept** geeignet ist, moralisches Handeln bzw. dessen Verletzung zu begründen und welchen Beitrag das Strukturkonzept dazu leisten kann.

1 Dieses Kapitel basiert auf einer überarbeiteten Fassung eines Beitrags in: N. Saimeh (Hrsg.) „Maßregelvollzug in Zeiten ökonomischer Begrenzung.“ Psychiatrie-Verlag: Bonn 2007, S. 196–208.

Eine kleine Szene zur Entstehung des Über-Ich: Wenn der Zweijährige seinen kleinen Fußball mit der Schuhspitze trifft und kurz und trocken gegen die Küchentür schießt, freut sich der sportliche Vater, der ihm das beigebracht hat, und lobt das Söhnchen für seinen Torschuss. Wenn der Kleine aber den Ball aus der Hand abspielt und damit beinahe die Tassen vom Tisch schießt, wird der Vater streng: „Du sollst den Ball flach halten, sonst wird in der Wohnung nicht Fußball gespielt." Ein Kind, sobald es motorisch handlungsfähig ist, etwa mit zwei Jahren, lernt, dass es Unterschiede gibt: Der gekonnte Torschuss in der Küche wird vom Vater mit konkordanten Freudeaffekten beantwortet, bei dem Volleyschuss über den Küchentisch wird der Vater ärgerlich und droht mit Verboten.

Wahrscheinlich handelt das Beispiel nicht zufällig von einer Vater-Sohn-Episode. Väter mobilisieren aggressives Verhalten in ihren Söhnen und setzen ihnen zugleich aggressiv Grenzen. Das scheint zweckmäßig zur Einübung von geschlechtsrollentypischem Verhalten. Es gibt dabei, wie man mittlerweile weiß, tradierte Gesellschaftsrollen ebenso wie erbgenetische Einflüsse. In der normativen Struktur des Über-Ich kommen beide Faktoren zur Geltung: Geschlechtstypisch angelegte Dispositionen zu motorisch-aggressivem Handeln und ihre Steuerung durch die Elternfiguren mit unterschiedlichen Vater-Mutter-Aspekten, beides vor dem Hintergrund gesellschaftlich gewachsener Rollenvorstellungen für Väter und Mütter, Söhne und Töchter.

Das Über-Ich ist also die **Internalisierung von Regeln**, die feine Unterschiede betreffen. Der kleine Junge muss in zahlreichen weiteren Fußballspielen noch viele Differenzierungen lernen, bis er ein brauchbares Über-Ich erworben hat: Den Ball wegnehmen darf er seinen Gegenspielern, den Ball abgeben soll er den Mitspielern, Angriffe auf die eigenen Leute sind tabu, Attacken auf die anderen sind erwünscht. Manchmal heiligt der gute Zweck die bösen Mittel, solange man sich nicht erwischen lässt. Das heißt, das Kind muss vor allem lernen, dass sein Verhalten im Kontext sozialer Beziehungen entweder als prosoziales oder aggressives Verhalten bewertet wird. Wie es im Einzelfall gemeint ist, bringen die wichtigen Beziehungspersonen durch Sanktionen oder affektive Belohnung zum Ausdruck. Das Über-Ich ist die Widerspiegelung der **sozialen Regeln einer gesellschaftlichen Gruppe**. Wie die Gesellschaft, in die jemand hineinsozialisiert wird, so ist auch das Über-Ich gestaltet, oder umgekehrt ausgedrückt: Ohne differenzierte Sozialisation, d. h. ohne Einführung in die Verhaltensregeln der Gesellschaft, vermittelt in bedeutsamen Beziehungen, gibt es kein funktionsfähiges Über-Ich. Die analytische Über-Ich-Theorie betont dabei bekanntlich die Bedeutung der Elternfiguren, speziell im Kontext von Liebe und Hass. Nunberg (1931) führt aus, dass das Über-Ich „die Anforderungen der Gesellschaft widerspiegelt, es ist Repräsentant der Gesellschaft im Ich". Franz Alexander hat das Über-Ich „ein nach innen versenktes und erstarrtes Gesetzbuch" genannt. Es könnte einem hier auch Kant einfallen, der in der Metaphysik der Sitten das Gewissen beschreibt als einen „inneren Gerichtshof, wo jeder Mensch durch einen inneren Richter beobachtet, bedroht und in Respekt gehalten wird". Damit wird der christlich-jüdisch-abendländische Hintergrund des Über-Ich-Konzepts besonders anschaulich illustriert.

6.9.2 Das Es und das Ich

Den Kontrast zum Modell des Über-Ich bildet bekanntlich der **Aspekt des Es**, den Freud von dem Psychosomatiker Groddeck übernommen hat. Er verweist darauf, was heute Allgemeingut ist, aber zu Freuds Zeiten ein Skandal war, dass sich nämlich unter der dünnen Decke zivilisierter Wohlanständigkeit vieles abzeichnet an Triebhaftem, speziell Sexuellem, aber auch Aggressiv-Destruktivem, Kindlichem, Emotionalem, was unbemerkt einen wichtigen Motor allen Wollens und Handelns darstellt. Während „Es" einfach passiert, sich anfallsartig ereignet und eben tut, was es will, versucht die offiziell **verantwortliche Instanz, das Ich**, die Dinge zu kontrollieren oder zumindest diesen Anschein zu erwecken. Die Diskussion um den freien Willen und die Verantwortlichkeit des Menschen, die heute auf neurobiologischer Grundlage geführt wird, ist somit ziemlich alt und ein Kernthema der psychoanalytischen Theorie. Das Ich soll vernünftig und besonnen entscheiden zwischen den andrängenden Triebbedürfnissen und Gefühlen einerseits (dem Es) und den verinnerlichten Normen der Gesellschaft andererseits (dem Über-Ich). So wird das Ich für das Tun verantwortlich gemacht als die Instanz, die planend abwägt und ausführt, die sich den Erfolg gutschreiben und dabei positive Affekte wie Stolz erleben kann, aber auch für Misserfolge verantwortlich gemacht wird und Scham und Schuld erlebt. Damit steht das Ich im Mittelpunkt der Persönlichkeit („Ich denke und handle, also bin ich"). Das ist abendländische Tradition. Genauer gesagt war sie es, bis die Psychoanalyse sie in Frage gestellt hat. In einem Brief an Jung hat Freud bereits 1912 erkennen lassen, dass er das Ich für ziemlich überfordert hält: „Das Ich spielt doch die Rolle des dummen August im Zirkus, der überall seinen Senf dazu gibt, damit die Zuschauer glauben, er ordne alles an, was da vor sich geht."

Entgegen dieser im Grunde wohlwollenden aber kulturpessimistischen Aussage hat sich unsere Gesellschaft traditionell darauf verständigt, dass Menschen mit ihrem Ich für das verantwortlich seien, was sie tun. Sie können sich nicht auf ihr Es herausreden, wie es eine meiner Patientinnen tat, als sie nach der Therapiestunde in der U-Bahn ohne Fahrschein erwischt wurde und geltend machte, die Sitzungen seien so aufwühlend, dass sie nicht mehr ans Fahrscheinkaufen dachte. Oft genug stehen Gutachter in weniger harmlosen Delikten vor dieser schwierigen Frage: Wie weit ist eine Person verantwortlich für das, was sie getan hat?

6.9.3 Grenzen des traditionellen Modells

Mit diesen Erwägungen scheint aber auch die Grenze eines Modells erreicht, das menschliches Verhalten triebtheoretisch auf seine Motive und Antriebe untersucht und seine regulativen Funktionen durch die Internalisierung von strafenden Vätern und gewährenden Müttern (oder umgekehrt) betont. Die Begrenztheit des Modells wird vor allem bei seiner Anwendung auf schwere Störungen, wie z. B. Persönlichkeitsstörungen, deutlich, die sich nur noch begrenzt interpretieren lassen: Zuviel Impulsivität im Es und zu wenig Steuerung im Über-Ich, d. h. zu wenig Introjekte, welche Triebkontrolle oder Triebverzicht zugunsten sozialer Integration gebieten.

Immer geht es um Varianten der Triebintensität und Deformierungen des steuernden Über-Ich als Erklärung für die Störung (wenig überzeugend) und therapeutisch als Versuch, diese unbewussten Aspekte zu deuten (wenig effektiv).
Kernberg kommt das Verdienst zu, hier eine neue Richtung gewiesen zu haben. Er hat vorgeschlagen, den Aspekt des jeweiligen **Organisationsniveaus der Persönlichkeit** zu berücksichtigen (Kernberg 1981). Damit schaffte er eine Hintergrundmatrix, die es erlaubt, z. B. die große Gruppe der Persönlichkeitsstörungen zu systematisieren, indem er die Aspekte der Reife/Unreife, der Abwehrorganisation, der Objektrepräsentanzen, der Beziehungsgestaltung usw. einbezieht. Speziell das klinische Bild der Borderline-Persönlichkeitsorganisation wurde durch diesen Ansatz erklärt und die Erklärung populär.
Auf der gleichen Linie fortfahrend, hat die Arbeitsgruppe OPD ihr multiaxiales psychodynamisches Beschreibungsmodell vorgelegt. Für die Differenzierung von Reifungsstufen der Persönlichkeitsentwicklung wird dabei insbesondere die Strukturachse eingesetzt.
Angewendet auf das oben erwähnte psychoanalytische Modell von Es (Trieb) und Über-Ich (Steuerung) erlaubt dieser Aspekt nochmals eine Differenzierung: Triebimpulse ebenso wie die Regulierungsinstanz des Über-Ich können auf **unterschiedlichem Strukturniveau** ganz verschieden ausgestaltet sein. Im Folgenden wird die Frage des normativen „moralischen" Handelns anhand von klinischen Beispielen mit zunehmender struktureller Einschränkung diskutiert.

6.9.4 Das Strukturkonzept: Klinische Beispiele

Das Strukturkonzept beschreibt psychische Funktionen, über die verfügen muss, wer sein Inneres und seine sozialen Beziehungen reflektieren und regulieren soll.
Was aber bedeutet es für das moralische Handeln, wenn die strukturellen Funktionen nur eingeschränkt verfügbar sind, wenn das Funktionsniveau des Patienten nicht gut integriert ist?

Symptombildung bei strukturellen Störungen

Nehmen wir zwei klinische Bilder: Die Alkoholabhängigkeit und die Bulimie. Die Gemeinsamkeit besteht darin, dass die „orale" Symptomatik Psychoanalytiker zeitweise dazu geführt hat, auf der einen Seite orale Triebthemen und auf der Gegenseite ein widersprüchliches, schwächelndes Über-Ich anzunehmen. In beiden Störungen können orale Lustimpulse nicht gesteuert werden und haben dann mit den Folgen der Über-Ich-Bestrafung zu kämpfen. Dieser Ansatz hat sich therapeutisch nicht bewährt.
Aus strukturdynamischer Sicht ergibt sich ein anderes Bild. Beide klinischen Bilder ähneln sich darin, dass die Patienten negative Affekte (wenngleich ziemlich verschiedene) nicht ertragen können (bei der Alkoholabhängigkeit geht es oft um kränkende Selbstwertdefizite, bei der Bulimie um Verlassenheitsgefühle). Das strukturelle Thema ist die **Affekttoleranz**. Trinken und bulimischer Anfall werden dann nicht mehr

triebtheoretisch als Befriedigungsversuche verstanden, sondern affekttheoretisch als Gegenregulationsmaßnahmen, ähnlich wie z. B. die Selbstverletzung. Freilich haben beide Gegenregulationen sehr unterschiedliche Konsequenzen für die Suchtentwicklung. Die therapeutische Konsequenz ist also nicht, die Steuerung oraler Bedürfnisse zu fördern, sondern mit Unlustaffekten umgehen zu lernen. Das heißt konkret: Wie lernt der Patient erst einmal, seine Affekte wahrzunehmen (Affektdifferenzierung), wie lernt er, den zugehörigen Beziehungskontext zu erfassen (z. B. ich bin sehr kränkbar oder ich bin sehr beziehungsbedürftig), und sodann, wie lernt er die negativen Affekte auszuhalten (Affekttoleranz) und sie zu steuern (Affektregulierung), ohne zu der symptomwertigen Notlösung greifen zu müssen?

Delinquenz bei narzisstischen Störungen

Auch in diesem Beispiel beginnen wir wieder bei der Es-/Über-Ich-Thematik und leiten dann zur strukturellen Betrachtung über.
Das Konfliktmodell von Es und Über-Ich beschreibt den Widerspruch von *„Ich will"* versus *„Du sollst nicht"*. Seit den Zeiten des Alten Testamentes, wahrscheinlich seit es Schrift gibt, existieren Verbotslisten für Handlungen, die Menschen wollen könnten, die sie aber bei Strafe nicht sollen (z. B. den Besitz des anderen wegnehmen, ihn schädigen oder ihn gar töten). Wer gegen diese Sollensnormen verstößt, macht sich schuldig vor Gott und den Menschen und erleidet, wenn man ihn überführt, eine festgelegte Strafe. Heute kommen wir mit 10 Geboten nicht mehr aus; es ist schwer zu sagen, wieviele Delikte man juristisch unterscheiden kann – wahrscheinlich sind es viele tausend. Nur ein Teil von ihnen hat eine religiös-moralische Fundierung wie: „Du sollst nicht töten"; die meisten betreffen Vorschriften des Zusammenlebens, als Beispiel seien die Verkehrsregeln genannt.
Was es im Straßenverkehr mit Verstößen auf sich hat, verstehen wir mit dem Es-Über-Ich-Modell nur schwer. Welcher Impuls des Es soll es sein, der gegen Verkehrsregeln verstoßen will und welcher moralische Imperativ verbietet es, falsch zu parken? Offenbar ist nicht der Inhalt des Impulses entscheidend, sondern der Drang, ihn aus einer bestimmten Affektlage heraus durchzusetzen.
Ein Gruppentherapiegespräch von Leuten, die ihren verlorenen Führerschein zurückgewinnen wollen, gibt Auskunft über die Impulse, aufgrund derer sie über die rote Ampel fuhren: „Weil ich es so wollte; weil ich keine Lust hatte, bei gelb/rot anzuhalten; weil ich keine Zeit hatte, langsam zu fahren; weil ich mir nicht alles gefallen lassen will; weil ich frustriert und gekränkt wäre, wenn ich mir Vorschriften machen ließe; weil alle anderen das auch tun, während ich durch Zufall als Einziger erwischt wurde …"
Es zeigt sich, dass der **Impuls nicht das Wesentliche** ist, seine Erfüllung ist geradezu selbstverständlich und bringt keine wesentliche Befriedigung zustande, wohl aber bewirkt seine Nichterfüllung starke Affekte des Ärgers und der Kränkung.
Wir müssen uns weniger mit dem Impuls beschäftigen und mehr mit der **Struktur der Person, die ihn nicht steuern kann**. Diese Person ist offenbar anspruchsvoll, kränkbar, wenig frustrationstolerant und erwartet sofortige Befriedigung, andernfalls droht sie mit wütend-aggressiven Reaktionen. Die Interessen der anderen und erst

recht die Regeln und Vorschriften der anderen sind für sie von geringem Interesse. Wir können dieses Verhalten als Ausdruck einer narzisstischen Persönlichkeitsstörung kennzeichnen, jedenfalls dann, wenn man habituell auf diese Weise viele Punkte in Flensburg anhäuft und sich dabei zugleich als Opfer polizeilicher Willkür fühlt.
Unter struktureller Perspektive können wir, statt vom **unreifen Über-Ich** zu sprechen, eine ganze Reihe von **defizitären strukturellen Funktionen** beschreiben. Sie betreffen das Insistieren auf sofortiger Befriedigung, daneben die unzureichende Affekttoleranz für Ärger und die Unfähigkeit, Kränkungen zu regulieren sowie die unzureichend realistische Wahrnehmung der Objekte. Aufseiten der Internalisierung fehlt wahrscheinlich die Gewissheit, dass die eigenen Interessen angemessen berücksichtigt werden und dass in einem sozialen Miteinander ein Interessenausgleich stattfindet, bei dem jeder zu seinem Recht kommt. Aus diesem strukturellen Befund lassen sich brauchbare therapeutische Ansätze ableiten, an denen der Patient aus eigenem Interesse mitarbeiten kann, weil er die Möglichkeit hat soziale Kompetenzen zu verbessern, anstatt lediglich eine normative Über-Ich-Kröte schlucken zu müssen.

Schwere Persönlichkeitsstörungen

Vergleichen wir abschließend nochmals Aspekte der Moral bei konfliktbedingten und strukturellen Störungen, wobei es diesmal um ausgeprägte strukturelle Defizite gehen soll, wie sie für schwere Persönlichkeitsstörungen kennzeichnend sind.
Die Logik der konfliktbedingten Störung sucht das verborgene Motiv des Handelns, das gegebenenfalls neurotisch-dysfunktional selbstschädigend oder fremdschädigend böse erscheint. Aus dieser Sicht ist das Böse gewollt, wenn auch unter Umständen unbewusst.
Unter strukturpsychologischer Betrachtung verlieren die objektbezogenen Absichten an Bedeutung, es sind eher **gescheiterte Versuche der Selbstregulierung**, welche, von außen her gesehen, als böse Absicht verstanden werden können. Insofern ist der strukturell Gestörte motivlos böse. Die Frage nach Moral im Bereich der strukturellen Störungen ist ungleich schwieriger zu beantworten. Eine ganze Reihe von strukturellen Defiziten ist geeignet, das Erleben eigener schuldhafter Verantwortung einzuschränken: Die Unfähigkeit, sich selbstreflexiv wahrzunehmen, macht es schwer, den affektiven Kontext des eigenen Handelns zu registrieren und das eigene Tun wirklich als Aktion des Selbst zu erleben. Wenn das Selbst nicht als Akteur des eigenen Handelns erfahren wird, ist auch keine Eigenverantwortung erlebbar: Es geschieht einfach. Wenn zudem – ein weiteres strukturelles Defizit – keine selbstreflexive Instanz prüfend tätig wird, resultiert auch kein Verantwortungs- oder Unrechtsbewusstsein. Die eingeschränkte Wahrnehmung der anderen als Individuen mit eigenen Absichten und Rechten (eingeschränkte ganzheitliche oder realistische Objektwahrnehmung) und erst recht die Unfähigkeit, sich empathisch in die Innenwelt des anderen hineinzuversetzen, sind das **größte Hindernis für die Entstehung von moralischem Erleben** und Unrechtsbewusstsein. Fehlende Empathie für andere ist in der Regel die Folge von nicht an der eigenen Person erfahrener Empathie. Wer nicht die verstehende Einfühlung anderer am eigenen Leibe und in der eigenen Psyche erlebt hat, wird Mühe haben, andere empathisch zu verstehen. Die moralische Norm „Was Du nicht

willst, dass man Dir tut, ..." hat hier ihre Wurzeln. Als Imperativ formuliert lautet sie: „Was Du nach eigener Erfahrung an Verständnis von anderen bekommen hast, was Du Dir also wünschen würdest, dass man es Dir tu, das füge auch dem anderen zu!" Fehlende Empathie bei strukturellen Störungen schafft ein größeres moralisches Problem als das untaugliche Über-Ich. Fehlende Empathiefähigkeit als Folge fehlender Empathie-Erfahrung aber verweist auf das biographische Thema der wenig guten Beziehungen und der fehlenden Internalisierung von guten inneren Objekten. Stabile innere Objekte wiederum braucht jeder, um sich selbst affektiv beruhigen zu können (Affekttoleranz). Alle genannten strukturellen Faktoren wirken letztlich wieder auf die Impulssteuerung zurück: Vor diesem komplexen Hintergrund erscheint es sehr vereinfachend, Impulsivität als eine biologisch verankerte Eigenschaft der Persönlichkeit anzunehmen.
Was folgt daraus für die **Frage nach der Moral**: Strukturell eingeschränkte Patienten haben es schwer damit. Fehlende Internalisierung und speziell fehlende prosoziale Affekte für wichtige andere beinhalten auch eine **Unfähigkeit, eigene Schuld zu erleben**. Wenn der andere im Eigenen nicht als zu achtendes Gegenüber repräsentiert ist, fehlen moralische Standards im Verhalten ihm gegenüber. Das Verhalten erinnert an die „Amoralität" von Kleinkindern, die ohne Rücksicht und Schuldgefühl selbstverständlich alles wollen, sofort, immer und ohne Gegenleistung. Strukturell gestörte Patienten sind aber keine Kleinkinder, sondern Erwachsene mit eingeschränkter Fähigkeit der Selbstreflexion und Mentalisierung. Auch sie werden verantwortlich gemacht, für das, was sie tun, auch bei ihnen unterstellt die Gesellschaft einen freien Willen, der ihnen zwischen richtig und falsch zu unterscheiden erlaubt. Das ist eine normative gesellschaftliche Setzung, wenn wir auch psychologisch verstehen, dass sich für strukturell gestörte Patienten unter Umständen die Frage nach richtigem oder falschem Verhalten und dessen Steuerung aus den oben genannten Gründen gar nicht stellt.

Desintegriertes Strukturniveau

In der Forensik sehen wir unter anderem schwer persönlichkeitsgestörte Patienten. In ihrer frühen Entwicklung in Familien mit delinquenten oder süchtigen Eltern haben sie wenig an strukturellen Funktionen aufbauen können, sie verfügen über kein eigentliches System des psychischen Regulierens. Von klein auf bestand ein Überlebenskampf in einem Quälsystem mit der Entwicklung von Flucht- und Kampfstrategien, die, sobald Gruppenkontakte mit Gleichaltrigen möglich sind, d. h. ab Vorschul- oder Schulalter, in die Alternative von Opfer- oder Täter-Sein einmünden. Hier wird von früh an der Kampf gegen die anderen, gegen die Gesellschaft, gegen die Polizei im Sinne einer Außenseiteridentität eingeübt. Der zugehörige Drogenkonsum, die Suchtentwicklung und drogeninduzierte Psychosen beseitigen den letzten Rest von Realitätsbewusstsein und Selbstkontrolle, so dass es zu Explosionen von Gewalt gegen Unbeteiligte, aber auch gegen nahe Angehörige kommt.
Begriffe wie Es und Über-Ich verlieren hier ihre Bedeutung völlig. Innere Konflikte spielen keine Rolle, man wäre froh, irgendwo Spuren von Konflikten zu entdecken. Vielmehr sehen wir hier, was sich als **desintegrierte Struktur** beschreiben lässt:

Eine Struktur, über die Stürme von Traumen, Krisen, Intoxikationen, Abhängigkeit, Psychose hinweggefegt sind, wobei das eigene dysfunktionale Verhalten, speziell die Gewalttaten, wiederum traumatisierend zurückgewirkt haben. All das bleibt psychisch nebeneinander, nacheinander, ineinander verschachtelt bestehen, kann nicht integriert werden in ein ganzheitliches Selbst, sondern fügt sich in ein Pseudoselbst, in das sich niemand einfühlen kann, das niemand – auch nicht der Betreffende selbst – verstehen kann. Gleichwohl gibt es in den genannten Institutionen Therapeuten, die mit unendlicher Geduld bemüht sind, in jahrelangen Kontakten mit diesen Patienten so etwas wie ein psychisches Innen aufzubauen (Minne 2006). Das wiederum ist extrem schwierig, weil die Realität einer Forensik die extreme Ausgestaltung einer gesellschaftlichen Struktur ist, in der der Patient große Teile seiner psychischen Energie benötigt, um in diesem System adaptiv zu leben oder zu überleben.

6.9.5 Grundlagen der Moral

Das historische Über-Ich-Konzept betont die internalisierte Moral bzw. den Anspruch des inneren Gerichts, diese durchzusetzen und Verstöße zu ahnden. Mag das bei neurotischen Menschen plausibel sein, so ist es das bei strukturell gestörten Patienten selten. Hier entfällt das wichtige Thema der Schuld, denn strukturell gestörte Patienten haben kaum eine differenzierte Wahrnehmung eigener schuldhafter Verantwortung, dazu fehlen ihnen die Voraussetzungen. Nur wenn diese strukturellen Voraussetzungen gegeben sind, kann eigenes Fehlverhalten gegenüber anderen in die eigene Verantwortung genommen und als schuldhaft erlebt werden. Mit anderen Worten: Die Fähigkeit, Schuld zu erleben, ist eine reife strukturelle Funktion; bei strukturellen Störungen ist es das Therapieziel, sie aufzubauen. Der Patient muss sich damit auseinandersetzen, dass die eigene Freiheit des Handelns nur im Zusammenhang mit der Freiheit der anderen gelebt werden kann. Dazu freilich müssen die anderen erst einmal als selbstständige existenzberechtigte Objekte wahrgenommen und respektiert werden, als Menschen, die man schädigen oder schützen kann.
Es lassen sich also psychodynamisch zwei Aspekte der Moral unterscheiden:
Bei den **interpersonellen Grundlagen der Moral im Sinne der Über-Ich-Entwicklung** geht es um die Internalisierung von kindlichen Beziehungserfahrungen, in welchen der Konflikt zwischen kindlichen Wünschen und Triebimpulsen einerseits und elterlichen bzw. gesellschaftlichen Geboten und Verboten andererseits unter Androhung von Strafe bzw. Angeboten von narzisstischer Gratifikation ausgetragen wird. Damit werden zugleich wichtige Aspekte der elterlichen Wertvorstellungen internalisiert, die nicht nur individuell, sondern auch gesellschaftlich geprägt sind. Wenn diese elterlichen Wertvorstellungen sehr drängend, strafend, ängstigend, bedrohend, widersprüchlich ausgeprägt sind (vielleicht auch, wenn die kindlichen Impulse überdurchschnittlich stark sind), kommt es zu den genannten Fehlentwicklungen. Hier geht es um ein Zuviel oder Zuwenig an verinnerlichten Normen.
Die strukturellen Grundlagen der Moral betreffen die entwicklungsgeschichtlich frühe Ebene der strukturellen Reifung. Die Verfügbarkeit über strukturelle Funktionen ist die Voraussetzung für jedes ethische Verhalten. Die in OPD formulierten

Strukturdimensionen (Selbstwahrnehmung, Objektwahrnehmung usw.) lassen sich auch als Imperative lesen. Dann entsprechen sie, wie Foucault (2004) gezeigt hat, den seit der Antike gültigen Empfehlungen zur Persönlichkeitsgestaltung (Rudolf 2005a; vgl. auch Kap. 6.10.3). Auf der Seite des Selbst sind dies:

- Selbstwahrnehmung: Werde vertraut mit Dir und dem Punkt Deines Lebens, an dem Du gerade stehst, gestehe Dir Deine Grenzen ein, weiche Deinen Erinnerungen nicht aus, wage es, schmerzliche Aspekte wahrzunehmen (die antike Forderung: Erkenne Dich selbst!).
- Internalisierung bzw. Bindung: Kümmere Dich um Dich als Subjekt, lasse Dich dabei von hilfreichen anderen unterstützt (die antike Formel: Sorge für Deine Seele!).
- Zusammengenommen: Übernimm Verantwortung für Dich selbst!

Auf der Objektseite verhält es sich ähnlich:

- Objektwahrnehmung: Nimm die anderen wahr, so wie sie sind, versetze Dich in ihre Lage, akzeptiere sie als Deinesgleichen.
- Beziehungsregulierung, Kommunikation, Bindung: Verständige Dich mit den anderen, sorge für Deine Beziehung zu ihnen, nutze ihre Unterstützung.
- Zusammengenommen: Übernimm die Verantwortung für Deine Beziehung zu den anderen und für die anderen!

Das „moralische Gesetz in mir" resultiert eher aus den strukturellen Aspekten der Moral als aus den Über-Ich-haften Internalisierungen. **Im strukturellen Bereich liegen die Wurzeln einer basalen Verantwortungsethik, die für alle Menschen über die Zeiten und Kulturen hinweg als konstant angenommen werden kann.** Hingegen spiegelt der Über-Ich-Aspekt die internalisierten familiären und gesellschaftlichen Normen, die in deutlichem Maße von der jeweiligen Soziokultur mitgeprägt sind: Die Veränderung der Sexualmoral ist dafür ein Beispiel. Psychotherapie hat daher bedeutsame moralische Implikationen in zwei Richtungen:

- Es gilt, auf der Ebene des Über-Ich normative Fesseln zu lockern, die für diesen individuellen Patienten dysfunktional geworden sind, während sie in der Elternfamilie womöglich adaptiv waren. Hier müssen sich Therapeuten mit sozialpsychologischen, gesellschaftspolitischen Fragen auseinandersetzen (was speziell in der Behandlung von Migranten ein bedeutsames Thema ist).
- Die zweite moralische Implikation betrifft die Förderung jener strukturellen Fähigkeiten, die überhaupt erst die Voraussetzung für ein prosoziales Verhalten und ein verantwortliches Miteinander und auch für eine reife, individuelle Persönlichkeitsentwicklung schaffen.

Von daher öffnet sich auch der Blick auf die Struktur gesellschaftlicher Institutionen, die oft eine erschütternde Unreife, Beziehungslosigkeit und Verantwortungsarmut erkennen lassen. Wenn die 20 000 Psychotherapeuten, die es in Deutschland gibt, bei den schätzungsweise 100 000 Patienten, die zeitgleich von ihnen behandelt werden, auch nur eine Spur von struktureller Veränderung in ihre Lebenswirklichkeit hineintragen, sollte das schon einen gesellschaftlich bedeutsamen Entwicklungsanreiz darstellen.

6.10 Menschenbildannahmen: ihre Bedeutung für die therapeutische Haltung

Menschenbildannahmen spielen implizit und in manchen therapeutischen Gruppierungen auch explizit eine wichtige Rolle für die therapeutische Einstellung zum Patienten. Die Psychodynamische Psychotherapie lässt hier bisher eine kritische Reflexion und klare Position vermissen. Es werden daher psychologische und anthropologische Dimensionen herausgehoben, die als Grundlage für eine angemessene psychotherapeutische Haltung dienen können.

6.10.1 Auf welches Menschenbild bezieht sich Psychotherapie?

Diese Frage entfernt sich nur scheinbar vom Thema des konkreten therapeutischen Handelns. Sie geht zurück hinter die psychodynamischen Konzepte, die dem Therapeuten ein bestimmtes Bild von der menschlichen Persönlichkeit und psychischen Störung vorgeben und ihm nahe legen, wie er Menschen zu verstehen hat. Unabhängig von dieser Vorannahme fragen wir an dieser Stelle naiv: „Wie sind Menschen?“, um darauf mit anthropologischen Annahmen zu antworten. Dabei wird rasch auch eine zweite Frage sichtbar: „Wie soll man mit Menschen umgehen?“. Das ist vordergründig eine Frage der therapeutischen Einstellung, aber im Grunde auch eine Frage der Ethik, die nach dem Menschen Angemessenen, nach dem Richtigen sucht (vgl. Kutter et al. 1998).

Psychotherapeuten werden zwar, wie auch andere Heilkundige, mehr und mehr als Dienstleistende verstanden, aber sie sind dennoch keine Handwerker oder Techniker, die im übertragenen Sinne beim Patienten Kurzschlüsse und Rohrbrüche beheben. Indem sie für eine begrenzte Zeit, von einigen Monaten bis zu einigen Jahren, am Leben ihrer Patienten Anteil nehmen, begegnet ihnen immer auch die Frage nach dem „richtigen Leben“, dem „sinnvoll erfüllten Leben“. Womöglich werden Therapeuten solche scheinbar philosophischen Fragen reflektorisch beiseite schieben und sich für nicht zuständig erklären, aber die Fragen bleiben doch im Raum stehen. Das tun sie insbesondere dann, wenn die Patienten nicht ein begrenztes Problemchen haben, sondern ein existenzielles Problem, etwa beim Hereinbrechen einer lebensbedrohenden oder lebenszerstörenden Krankheit, einer familiären Katastrophe, einer unausweichlichen Verlusterfahrung oder unaufhebbaren Schuldthematik.

Da sich Psychodynamische Psychotherapie auf eine Beziehung zum Patienten und auf das, was der Patient aus seinem Leben mitbringt, einlässt, reicht der Hinweis auf die gebotene Abstinenz nicht aus, um sich eine therapeutische Haltung zu erarbeiten. Viktor Frankl (1984) hat stets mit Schärfe eine psychoanalytische Haltung kritisiert, welche die geistige Person des Patienten ohne Ehrfurcht behandelt, seine kulturellen Strebungen, seien sie ästhetischer, ethischer oder religiöser Natur, als bloße Sublimierung betrachtet und zu entlarven versucht. Mit ähnlicher Schärfe äußert sich Jaspers (1974), indem er ausführt, dass

„die Psychoanalyse durch ihre Weise der Entlarvung eine neue, umso tiefere existentielle Verschlossenheit erzeugt. Der Ernst der Existenz wird zur Seichtheit des psychoanalytischen Verhaltens."

Ein therapeutisches Vorgehen, dass außerstande sei, die geistige Dimension des Menschen zu berücksichtigen, betrachtet er als „Wissenschaftsaberglauben". Frankl führt aus:

„Niemals ist der Psychoanalytiker nur Psychoanalytiker – immer ist er zugleich auch Mensch. Freilich: Sobald er als Mensch wirkt, ist er immer schon aus der Rolle gefallen; sobald er persönlich wirkt, wirkt er privat, wirkt er nicht mehr aus seinem Berufsleben, sondern aus seinem Privatleben heraus. So wie der Kanalräumer nur von seiner Freizeit her um das kulturelle Leben der Stadt weiß, so der Psychoanalytiker nur als Privatmensch um das geistige Leben der anderen." (Frankl 1984, S. 180)

Die Kritik mag übersteigert sein, sie weist jedoch auf die schwierige Frage, ob der Therapeut stets nur als professioneller Helfer seines Patienten fungiert oder ob er auch als Mensch eine Einstellung zu diesem anderen Menschen vertritt. Diese Kritik richtet sich gegen die traditionelle Position freudianischer Psychoanalyse.
Es gibt freilich psychoanalytische Strömungen – und vor allem sind es die aus dem Mainstream Ausgegrenzten – die sich um die Erarbeitung von anthropologischen Positionen bemüht haben. C. G. Jung (1931) hatte die Verbindung zur Religion, Mythologie und Kunst hergestellt, er sah den Patienten nicht vorwiegend durch seine Triebdynamik bestimmt, sondern auf einem menschentypischen Entwicklungsweg der Individuation und Kreativität, der nicht nur in der Verwirklichung eines individuellen Selbst mündet, sondern eine stufenweise Annäherung an das göttliche Prinzip erlaubt. Alfred Adler ist zu nennen, der dem „Sinn des Lebens" ein Buch widmete und die sozialen und religiösen Hintergründe menschlicher Erfahrungen beleuchtete (1933), Erich Fromm, der sich mit sozialpsychologischen Fragen beschäftigte und letztlich die Liebe als Antwort auf das Problem der menschlichen Existenz definierte (1956), oder Schultz-Hencke (1932), der das Werteproblem in der Psychoanalyse untersuchte und wie alle der Neo-Analyse zugeordneten Autoren soziale, gesellschaftliche und ethische Fragen einbezog. Kühn und Witte (2006) haben eine aktuelle Sammlung philosophisch-psychotherapeutischer Fragen vorgelegt.
Insbesondere waren es die Vertreter jener Psychologie und Psychotherapie, die sich als „humanistisch" verstehen, die sich nicht in erster Linie auf ein psychologisch-wissenschaftliches Verständnis des Menschen, sondern auf philosophische oder religionsphilosophische Grundlagen bezogen. Zu diesen Grundlagen gehören die Phänomenologie (Husserl, Merleau-Ponty), Existenzphilosophie (Heidegger, Jaspers, Sartre), Religionsphilosophie (Buber) oder asiatische Ansätze des Taoismus oder Zen-Buddhismus. Parallel dazu entwickelte sich eine medizinische Anthropologie (Scheler, Plessner, Straus, von Weizsäcker) und eine philosophisch-orientierte Psychiatrie (Binswanger, Gebsattel, Boss). In den heutigen therapeutischen Anwendungen dieser Gruppierungen ist das Anthropologisch-Philosophische

nicht immer deutlich erkennbar, gelegentlich wirkt die „spirituelle Dimension“ in ihrer Mischung aus Überzeugungen und Praktiken verschiedener Weltreligionen etwas idealisierend.
Da sich die Psychodynamische Psychotherapie nicht ausdrücklich auf die humanistische Psychologie oder philosophische Psychiatrie bezieht, werden wir hier nochmals die Frage nach dem Menschenbild stellen, mit der immer auch bedeutsame Wertvorstellungen verknüpft sind (Rudolf 2005a). Im Folgenden werden stichwortartig menschliche Eigenschaften zusammengestellt, wie sie in verschiedenen Humanwissenschaften beschrieben sind. Der Entwurf bildet eine Art Merkmalsliste von Eigenschaften und Fähigkeiten, welche das subjektive Erleben von Menschen bestimmten. Diese Liste ist persönlich, wenig evidenzbasiert, am ehesten durch Erfahrung begründet und in Seminaren mit Therapeuten diskutiert.

6.10.2 Menschliche Eigenschaften

Die erste Aufstellung benennt biologisch fundierte Eigenschaften, wie sie sich bei Menschen und auch bei den meisten Tieren beobachten lassen.
Menschliche Eigenschaften, die sich auch bei anderen Lebewesen finden:
- Menschen sind wahrnehmend-interessiert auf die Objektwelt ausgerichtet (Intentionalität).
- Menschen sind mit Motiven, d. h. mit Impulsen, Absichten, Wünschen und Bedürfnissen auf die Welt ausgerichtet (Motiviertheit).
- Menschen sind handlungsbereit und handelnd auf die Objektwelt ausgerichtet, entsprechend ihren Motiven suchen sie Befriedigung zu erlangen bzw. Unlust zu vermeiden (Handlungsorientierung).
- Menschen reagieren auf ihre Erfahrungen in der Objektwelt mit Affekten, zeigen Emotionen, erleben Gefühle und werden dadurch in ihrem Wollen und Handeln beeinflusst (Emotionalität).
- Menschen sind mit besonderer Intensität auf andere Menschen ausgerichtet, mit denen sie kommunizieren, interagieren, Beziehungssysteme errichten, emotionale Nähe und Bindung herstellen (Zwischenmenschlichkeit).

Die zweite Aufstellung fasst humanspezifische Eigenschaften zusammen, d. h. solche, welche die Bewusstseinsfähigkeit des menschlichen Subjekts betonen.
Eigenschaften, die an die menschliche Bewusstseinsfähigkeit gebunden sind:
- Menschen reflektieren sich selbst in ihrem Wollen, Fühlen und Handeln und erlangen dadurch ein Bewusstsein ihrer selbst (Selbstreflexion).
- Menschen erleben sich selbst als psychisch-mentale oder als körperliche Wesen und meinen beides zugleich, wenn sie „Ich“ sagen (psychosomatische Einheit).
- Menschen fühlen sich zwischen animalisch-triebhaften Impulsen und verinnerlichten sozialen Verpflichtungen und gesellschaftlichen Normen hin und her gezogen (Konfliktbereitschaft).
- Menschen leben im Bewusstsein der Zeitlichkeit und speziell der eigenen Lebenszeit (Zeiterleben).

- Menschen können sich selbst an vergangene Situationen erinnern und sind bemüht, diese Erfahrungen in ein sinnvolles Kontinuum zu stellen (Konstruktion von Vergangenheit).
- Menschen können sich sich selbst in künftigen Situationen vorstellen und künftige Entwicklungen vorausdenken (Antizipation).
- Menschen können vergangene und künftige Situationen träumerisch durchspielen und variieren (Phantasiefähigkeit).
- Menschen können über sich und die Welt in sprachlichen Begriffen nachdenken (Denkfähigkeit).
- Menschen sind bemüht, die Zusammenhänge der Welt zu wissen, zu verstehen und zu erklären (Wissensdrang).
- Menschen sind fähig, das Gedachte oder Phantasierte in Symbolen zum Ausdruck zu bringen (Symbolfähigkeit).
- Menschen sind geneigt, ihre erlebte und gedachte Realwelt zu transzendieren und sich zu dieser Transzendenz in Beziehung zu setzen (Religiosität).
- Menschen können das, was sie tun und was andere tun, an individuellen und kollektiven Wertmaßstäben messen (Moral).

Alle bisher genannten Eigenschaften sind kollektiv in dem Sinne, dass sie über die Zeiten und Kulturen hinweg allen Menschen eigen sind. In jedem Bewusstseinsakt, z. B. im Wahrnehmen, Denken oder Fühlen, wissen Menschen sich mit den anderen Menschen als Teil einer gemeinsamen Welt verbunden. Im speziellen Sinne kollektiv ist die Tatsache, dass Menschen ein Wissen von den typisch menschlichen Lebenserfahrungen, den großen Lebensthemen in sich tragen und diese in kulturellen Formen (z. B. Kunst oder Religion) zum Ausdruck bringen können.

Kollektive menschliche Erfahrungen und ihr kultureller Niederschlag:

- In jedem Menschen sind typisch menschliche Erfahrungsmuster gespeichert; es sind dies affektstarke Beziehungsmuster von Liebe und erotischer Begegnung, Freude, Hass, Eifersucht, Kleinsein und Großwerden, kindliche Bedürftigkeit und elterliche Verantwortung, Zugehörigkeit oder Alleingelassensein.
- Diese kollektiven Erfahrungen stammen zum Teil aus der persönlichen Lebensgeschichte, zum anderen sind sie ansozialisiert (durch die Geschichten, die Eltern und Großeltern erzählt haben, durch die Rituale, die Kinder im Verhalten ihrer Angehörigen beobachten können, durch die Geschichten, Bilder und Rituale der jeweiligen Religion und Soziokultur). Menschen stehen als Mitglieder ihrer jeweiligen Familien und der sie umgebenden Soziokultur im Strom weitergegebener Sinnzuschreibungen (Tradition).
- Jeder Mensch kann seine Erfahrungen mit künstlerischen Mitteln zum Ausdruck bringen (erzählen, schreiben, bildnerisches oder musikalisches Gestalten) und kann darin von anderen verstanden werden. Umgekehrt wird er in der Begegnung mit den Produkten seiner jeweiligen Soziokultur in seinen persönlichen Erfahrungen berührt. So gehört der kulturelle Aspekt zur Natur des Menschen.

Die folgende Aufstellung fasst eine Reihe von Verhaltensmerkmalen und Entwicklungstendenzen, die sich im Lebensablauf beobachten lassen, zusammen.

Menschliche Eigenschaften, die in der Entwicklung des Lebens erkennbar werden:
- Menschen versuchen, verschiedene, auch widersprüchliche Seiten der eigenen Person in ein kohärentes Selbst zu integrieren (Identität).
- Menschen tragen Bilder von anderen Menschen in sich, die sie als Vorbilder oder Gegenbilder verwenden können. Sie versuchen, sich auf solche Bilder hin zu entwickeln (Selbstverwirklichung).
- Menschen wollen nicht einfach so sein, wie sie sind, sie wollen stets darüber hinaus (lebenslange Zielorientierung).
- Menschen können Nicht-Gegebenes oder Verlorenes durch anderes ersetzen (Kompensationen).
- Menschen sind geprägt durch die Bedingungen ihrer Herkunft, Zeitumstände, Kultur, Familie, haben aber zugleich die Freiheit, sich in der Auseinandersetzung damit zu entwickeln (Determiniertheit und Freiheit).
- Menschen schreiten in dem Versuch, sich im Leben zurechtzufinden, von Fragen des Tuns (was soll ich machen?) zu Fragen des Seins (wer bin ich?) und zu Fragen des Sinns fort (warum und wozu?); in der Beantwortung solcher Fragen können sie kreativ werden und Kultur schaffen.

Im Verlauf der Geschichte unseres Kulturkreises wurden, bezogen auf das menschliche Leben und die Entwicklung der Persönlichkeit, immer wieder philosophische Aussagen gemacht, die nicht nur das Faktische, sondern das Wünschenswerte als Maximen benennen. Aus der ungeheuren Menge philosophischer Literatur wurden einige wenige Punkte herausgegriffen, die mir für den Kontext psychotherapeutischer Tätigkeit besonders wichtig erscheinen.
Philosophische Maximen für den Umgang mit den menschlichen Gegebenheiten:
- Erkenne Dich selbst, Deine Situation, Deine Grenzen (Platon).
- Versöhne Dich mit der Unlösbarkeit Deiner Konflikte und mit der Tragik Deiner Existenz (antikes Prinzip des Tragischen).
- Du hast die Freiheit, Deinem Dasein einen vernünftigen Sinn zu geben. Gewinne ein Selbstverständnis zwischen Sinnlichkeit und Vernünftigkeit (Husserl).
- Du hast die Freiheit, Dich zu entscheiden; allein die Wirklichkeit zählt, also handle. Die Angst des existenziellen Alleingelassenseins kannst Du aushalten (Sartre).
- Die Möglichkeit zu scheitern, ist Bestandteil der Freiheit (Jaspers).
- Du musst für Deine Seele sorgen, sie entwickeln und pflegen: Du kannst dabei Begleitung und Unterstützung erfahren (antike Maxime der Selbstsorge, Foucault).

Wenn wir die genannten Menschenbildannahmen ernst nehmen, gewinnen wir ein Bild davon, womit wir es bei Menschen generell zu tun haben und womit wir speziell im Umgang mit unseren Patienten rechnen können. Der so gewonnene anthropologische Entwurf ist zweifellos subjektiv, er lässt religiöse Aspekte weitgehend beiseite, ebenso gesellschaftlich-politische Aspekte. Es steht jedem frei, hier, seiner persönlichen Wertorientierung folgend, eigene Akzente zu setzen.

6.10.3 Ein der Psychotherapie angemessenes Menschenbild

Die kurz skizzierten Menschenbildaspekte und philosophischen Maxime lassen sich, bezogen auf die Situation von Patienten, in wenigen Punkten zusammenfassen:

„Mit Schmerzen und Versehrtheit ist zu rechnen."

Statt auf die Beste aller Welten, in der Menschen zu leben hoffen (also in einem Paradies), treffen sie auf die „Gebrechlichkeit der Welt", wie Kleist es ausdrückt. Hier gibt es keine Garantie für Glück, Beständigkeit, Gerechtigkeit, Sicherheit, Behandeltwerden nach Verdienst, Geliebtwerden, sondern ein Ausgeliefertsein an das Zufällige. Es ist daher nicht zu vermeiden, dass Menschen durch die Erfahrungen ihres Lebens, meist schon in ihrer Kindheit, versehrt, d.h. durch schmerzliche Erfahrungen nachhaltig beeindruckt werden. Menschen tun gut daran, diese Tatsache bei sich und den anderen zu akzeptieren und mit schmerzlichen Erfahrungen zu rechnen.

„In der Bewältigung des Schmerzes bildet sich der Charakter des Einzelnen."

Menschen können lernen, mit der Erfahrung der schwierigen Welt und der eigenen Versehrtheit umzugehen, gegebenenfalls Hilfe anderer in Anspruch zu nehmen und anderen Hilfe zuteil werden zu lassen. Sie können freilich diese Gegebenheiten auch verleugnen und Idealansprüche an die eigene Person, an das eigene Leben, an die Welt und die Menschen richten. In jedem Falle bildet sich der Charakter des Einzelnen in der Auseinandersetzung mit den eigenen schwierigen Erfahrungen, mit der eigenen Versehrtheit und mit den zugleich fortbestehenden Träumen und Hoffnungen.

„Der Einzelne hat Anteil an der Erfahrung aller."

Psychotherapie kann es sich zunutze machen, dass der Einzelne Parallelen ziehen kann zwischen seinem eigenen Erleben (seinen Gedanken, Erinnerungen, Träumen, Phantasien usw.), den mitgeteilten Erfahrungen anderer und mit jeglichen künstlerischen Produktionen, die menschliches Erleben ausdrücken (z.B. in Gestalt von Geschichten, Mythen, Märchen, Bildern, Filmen, Theaterstücken, Skulpturen usw.). Diese Teilhabe an der menschlichen Kultur, die ein Teil der menschlichen Natur ist, verbindet den Einzelnen mit allen übrigen. Eigene künstlerische Gestaltung hilft ihm, schwierige Aspekte seines Erlebens zu bewältigen, den eigenen Möglichkeitsraum zu erweitern, sich anderen mitzuteilen. Begegnungen mit künstlerischen Produktionen anderer helfen ihm, sich selbst als Teil der Mitwelt zu verstehen und eine Sinnzuschreibung für das menschliche Leben vorzunehmen.

„Der Einzelne ist für sich verantwortlich."

Seit der Antike werden immer wieder zwei universelle Postulate der Selbstentwicklung formuliert (Foucault 2004):

„Erkenne Dich selbst (Du musst mit Dir selbst vertraut werden)."
„Du musst für Deine Seele sorgen (Deine Seele entwickeln, pflegen, ausbilden)."

Wesentlich dabei ist, dass sich die entwickelnde Persönlichkeit in dieser Aufgabe helfen lassen kann, in der Antike durch einen seelischen Begleiter, der solange Unterstützung gibt, bis die Aufgabe ohne seine Begleitung bewältigt werden kann. Das bedeutet, psychologisch gesehen, eine Wiederauflage der Beelterung in Kindheit und Jugend mit dem Ziel, dass der Erwachsene sich schließlich selbst beeltern und verantworten kann.

„Der Einzelne ist mitmenschlich bezogen und sozial verantwortlich."

Die moderne Entwicklungspsychologie beschreibt das mitmenschliche Eingebundensein von Beginn des Lebens an:

- Menschen sind in ihrer persönlichen Entwicklung und speziell in der Entwicklung ihres reflexiven Selbst angewiesen auf die Erfahrung, von wichtigen anderen empathisch behandelt zu werden.
- Menschen sind in ihrem aktuellen Lebensvollzug eingebunden in empathische Beziehungen zu anderen; daraus resultiert ihre Mitverantwortung für die anderen.
- Die Fähigkeit zur Selbstreflexion, zur Empathie für sich selbst und zur Selbstregulation begründen die Selbstverantwortung des Menschen.
- Die in früher Kindheit beginnende strukturelle Entwicklung des Selbst aus der mitmenschlichen Bezogenheit heraus impliziert eine Verantwortung für das Eigene und die Mitverantwortung für die anderen als Grundlage moralischer Standards im mitmenschlichen Handeln. Sie begründen eine basale Ethik der wechselseitigen Verantwortung im Unterschied zu der Gewissensinstanz des Über-Ich, welche eine in späterer Kindheit und Jugend ansozialisierte Norm der Herkunftsfamilie und der Gesellschaft widerspiegelt.

„Der Einzelne ist frei, sich zu entscheiden."

Eine Reihe von Philosophen betont das autonome entscheidungsfähige Ich des einzelnen Menschen und seine Entscheidungsfreiheit. Diese gilt unter der Voraussetzung der oben beschriebenen Selbstverantwortung und sozialen Mitverantwortung.

- Menschen sind, im Sinne Husserls, frei, ihrem Leben einen vernünftigen Sinn zu geben.
- Menschen haben, im Sinne Sartres, die Wahl; sie sind frei, sich zu entscheiden.
- Menschen sind, im Sinne Kants, in der Bewertung ihres freien Handelns ihrem persönlichen Gewissen und höheren moralischen Instanzen verpflichtet.
- Es gehört für Menschen, im Sinne Jaspers, zum „Adel der Freiheit", in ihren Entscheidungen und Zielsetzungen irren und scheitern zu können.

Die Betonung der Entscheidungsfreiheit wendet sich gegen verschiedene Formen des Determinismus, z. B. gegen einen religiösen Determinismus („der Mensch ist unfrei, weil er aufgrund der Erbsünde zum Bösen neigt und weil sein Schicksal von Gott vorherbestimmt ist"), psychoanalytischen Determinismus („der Mensch ist unfrei, weil sein Erleben und Verhalten durch unbewusste Triebregungen determiniert ist"), neurobiologischen Determinismus („der Mensch ist unfrei, weil seine Planungen und Entscheidungen bereits in bewusstseinsfernen Gehirnschichten erfolgen, ehe das Bewusstsein sich für sie verantwortlich macht").

Konsequenzen für die Psychotherapie

Die Diskussion der Menschenbildaspekte hatte bei biologisch verankerten Fähigkeiten begonnen und ist über die Selbstreflexivität und Bewusstseinsfähigkeit des Subjekts zu Themen der Mitmenschlichkeit und wechselseitigen Verantwortlichkeit und damit zu Wertvorstellungen und Aspekten der Ethik vorangeschritten.
Der erste Aspekt verweist darauf, womit man als Therapeut bei Menschen zu rechnen hat; im zweiten Aspekt geht es darum, dass Menschen, ob Patienten oder Therapeuten, als Subjekte respektiert werden müssen; der dritte Aspekt besagt, dass Menschen durch empathisches Erleben verbunden und durch wechselseitige Verantwortung verpflichtet sind. Das hat Konsequenzen für die Psychotherapie:

- Die genannten Fakten gelten für Patienten und Therapeuten gleichermaßen, das verbindet sie als Menschen.
- Der mitmenschliche Einblick in das Unglück und die Versehrtheit des anderen kann den Therapeuten die Haltung des Erbarmens einnehmen lassen. Diese Haltung meint nicht in erster Linie Mitleiden, sondern Ernstnehmen, Zeugenschaft, Solidarität, Anteilnahme.
- Der professionelle Einblick in die individuellen Bewältigungsbemühungen des Patienten (die möglicherweise dysfunktional und selbstschädigend sind) begründet das therapeutische Angebot, den Patienten in seiner Selbsteinsicht (erkenne Dich selbst) und in seiner selbstverantwortlichen psychischen Entwicklung (Du musst für Deine Seele sorgen) für eine begrenzte Zeit zu begleiten und zu unterstützen.
- Das therapeutische Angebot richtet sich an ein Gegenüber auf Augenhöhe; es stellt dem Patienten die gewonnenen diagnostischen Informationen und therapeutischen Überlegungen zu Verfügung; es impliziert die geteilte Verantwortung für einen gemeinsamen Versuch der korrigierenden Entwicklung.
- Die therapeutisch geförderte Entwicklung des Patienten vollzieht sich im Rahmen der Möglichkeiten, die sein kulturelles Sinnverständnis vom menschlichen Leben, d. h. von seiner Kultur, Kunst oder Religion, anbietet. Dieses Angebot von Sinnzuschreibungen kann (unter Berücksichtigung der kulturellen Herkunft des Patienten) therapeutisch genutzt werden.
- Unter der Voraussetzung, dass Patient und Therapeut an ihre Selbstverantwortung und eine soziale Mitverantwortung gebunden sind, akzeptiert und unterstützt der Therapeut die Entscheidungsfreiheit seines Patienten.

Vor dem Hintergrund solcher Menschenbildannahmen können die therapeutischen Fragen von Freiheit des Handelns, von konflikthaften Einschränkungen und Schulderleben, von Tragik des Lebens und unerfüllbaren Hoffnungen aufgegriffen und in einer therapeutischen Haltung begleitet werden, die zugleich professionell kompetent und mitmenschlich präsent ist.

7 Prinzipien und Zielvorstellungen Psychodynamischer Psychotherapie

Psychodynamische Psychotherapie blickt von den Anfängen der Psychoanalyse bis heute auf eine gut 100-jährige Entwicklungsgeschichte zurück. Folglich gilt es, die klinischen Erfahrungen von gestern, die therapeutischen Anforderungen von heute und die gesellschaftlichen Entwicklungen von morgen zusammenzuführen. Ein solcher Entwurf schließt notwendigerweise auch Kritik ein. Kritik aber, so Martin Walser, verstopft die Poren der Kritisierten; was Menschen hören wollen, ist Zustimmung. Kritisieren darf man, wenn überhaupt, nur etwas, das man liebt, um das man in Sorge ist, weil man es durch bestimmte Tendenzen gefährdet sieht.

Die Sorge und die Kritik richten sich einerseits auf allzu große Fixierung Psychodynamischer Psychotherapie auf die klassische Psychoanalyse und auf der anderen Seite auf eine allzu große tiefenpsychologische Begeisterung für die Integration von immer neuen Konzepten und Techniken, wodurch das psychodynamische Grundkonzept aufgelöst zu werden droht und einen nicht mehr operationalisierbaren Oberbegriff für subjektive therapeutische Vorlieben bildet. Verbunden mit der Sorge ist freilich die zuversichtliche Hoffnung, dass eine Psychodynamik, die sich ihrer Kernidee bewusst bleibt und von dort ausgehend verantwortungsbewusst neue Entwicklungslinien aufbaut, eine große Chance hat, sich im Spektrum der Psychotherapieverfahren als eine für Patienten effektive, für Therapeuten befriedigende und für Kostenträger akzeptable Behandlungsform zu behaupten.

7.1 Entwicklungsziele der Psychodynamischen Psychotherapie

Eine zeitgemäße Psychodynamische Psychotherapie steht vor wichtigen Entwicklungsaufgaben in der Integration von psychoanalytischen Erfahrungen und konzeptuellen Neuentwicklungen im Blick auf zunehmend störungsbezogene Behandlungen und ihre fortlaufende wissenschaftliche Evaluierung.

7.1.1 Das psychoanalytische Erbe wahren, ohne sich auf psychoanalytische Prinzipien zu fixieren

Außer einer kleinen Gruppe von traditionsorientierten Psychoanalytikern sind sich Psychodynamiker darüber einig, dass auch ihr Verfahren sich bei allem Respekt für den Gründervater Freud weiterentwickelt hat und im Blick auf unterschiedliche Störungen und unterschiedliche Ätiologien modifiziert werden muss. Das bedeutet auch, dass die für klassische Psychoanalysen formulierten Grundsätze nicht bedingungslos auf alle psychodynamischen Psychotherapien übertragen werden können. Die diesbezüglich wichtigsten inhaltlichen Punkte wurden bereits in Kapitel 5.2.1 diskutiert. Da allerdings psychodynamische Psychotherapeuten häufig von Psychoanalytikern ausgebildet werden und eine entsprechende Selbsterfahrung durchgeführt haben, sind sie durch eine Art von psychoanalytischem Über-Ich belastet. Dieses gebietet ihnen, die selbst keine Psychoanalysen durchführen dürfen, sich dennoch an psychoanalytischen Idealstandards zu orientieren und erschwert ihnen einen flexiblen Umgang mit ihren Patienten. Schlimmstenfalls erleben sie unterschwellig ein ständiges schlechtes Gewissen, weil sie den Patienten das vermeintlich Gute, d. h. die analytische Psychotherapie, die ihnen selbst möglicherweise in ihrer langen Selbsterfahrung genutzt hat, vorenthalten. Auch manche analytische Psychotherapeuten haben dieses schlechte Gewissen, weil sie ihren Patienten nicht die zeitlich offene „eigentliche Psychoanalyse“ anbieten und sich auf die Vorgaben der Kassenregelung beschränken. Darin werden sie durch Vertreter internationaler psychoanalytischer Gruppierungen bestärkt, die sich öffentlich Sorgen um das deutsche Gesundheitssystem machen, in dem Psychoanalytiker von Kassen eingeengt würden, während es in den Heimatländern dieser Experten nur ein höchst bescheidenes psychotherapeutisches Versorgungssystem und schon gar keine Finanzierung für analytische Verfahren gibt.

Diese Überlegungen sind auch deshalb so wichtig, weil empirisch belegt ist, dass das Behandlungsergebnis u. a. davon abhängt, dass der Behandler sich mit seinem therapeutischen Vorgehen identifiziert und von dessen Wirksamkeit überzeugt ist. Es ist daher für psychodynamische Therapeuten und Tiefenpsychologen besonders wichtig, dass sie sich nicht als Psychoanalytiker zweiter oder dritter Klasse verstehen, sondern sich als Vertreter eines effektiven und sich eigenständig weiterentwickelnden Verfahrens sehen.

An diesem Selbstbewusstsein mangelt es zuweilen, so dass manche ultraanalytischen Gruppierungen ein verlockendes Identifizierungsangebot machen können. Sie geben vor, dass Wirkliche, Eigentliche und Ursprüngliche und zugleich das Weiterentwickelte der Psychoanalyse zu vertreten. Darin liegen mehrere Risiken:

- Analysen in diesem Modus brauchen meist sehr viel länger als die Kontingente der Richtlinienpsychotherapie es ermöglichen, was nicht selten zu einer Vorwurfshaltung gegenüber der vermeintlich restriktiven Gesellschaft führt.
- Die Ergebnisse solch langer Behandlungen dieser Analytiker sind nicht immer überzeugend, sie stehen auch nicht im Mittelpunkt des Interesses, das vielmehr auf den therapeutischen Prozess und das interpersonelle Geschehen zwischen Patient und Analytiker bezogen ist.

- Der Patient erscheint darin nicht als ein gleichberechtigtes Gegenüber, sondern als Produzent von analytischem Material, das kunstgerecht analysiert werden soll. Da es auf die unbewussten Intentionen des Patienten ankommt, so wie der Analytiker sie versteht, sind die bewussten Einstellungen des Patienten eher unerheblich. Wenn der Patient sagt „diese Therapie hilft mir gar nicht", dann kann das in den Augen dieser Analytiker alles Mögliche bedeuten, außer dass diese Therapie ihm tatsächlich nicht hilft.
- Das Risiko solcher Entwicklungen tragen also einerseits die Patienten, die im Rahmen der Behandlung wenig profitieren, weil sie mit Beendigung des Kassenkontingents die Behandlung abbrechen müssen. Das Risiko tragen auch die vernünftigen analytischen und tiefenpsychologischen Therapeuten, bei denen sich der Verdacht einschleicht, dass die eigentliche Therapie etwas ganz anderes sei, etwas viel Komplizierteres, Tieferes, etwas wofür es keine Abrechnungsziffer gibt, und etwas, das sie selbst nicht beherrschen, wodurch der Wert ihrer eigenen alltäglichen Arbeit in Frage gestellt wird.

Freilich lassen sich auch die Beweggründe dieser Analytiker verstehen. Es geht ihnen darum, Wege zu finden, auf denen man möglichst direkt zu der unbewussten Erlebniswelt des Patienten gelangt. Das ist ein zentrales Anliegen psychodynamischer Psychotherapien, aber auch ein schwer fassbares. Die Frage, „wie begegnet ein Unbewusstes einem anderen", ist wissenschaftlich schwer zu beantworten. Man überwindet diese methodische Schwierigkeit aber nicht dadurch, dass man immer neue Hypothesen und spekulative Setzungen generiert, die wiederum die Grundlage weiterer Beobachtung bilden, wodurch die realen Fakten und erklärenden Metaphern mehr und mehr durcheinander geraten. Der anerkennenswerte Versuch, sich dem Unbewussten zu nähern, führt bei einem solchen wenig wissenschaftlichen Vorgehen letztlich in einen begrifflichen Nebel.
Das zweite anerkennenswerte Bemühen liegt in dem therapeutischen Engagement, möglichst intensiv und möglichst lange an der Veränderung unbewusst fixierter Erfahrungen des Patienten zu arbeiten. Studien zeigen in der Tat, dass längere Behandlungen intensivere Umstrukturierungen der Patientenpersönlichkeit bewirken als kürzere (wenngleich keine effektivere Symptomreduzierung) (Rudolf et al. 2012). Gleichwohl gibt es eine gesellschaftliche Diskussion darüber, wieviel mehr an therapeutischem Aufwand der einzelne Patient beanspruchen darf, um ein Mehr an Veränderung zu erlangen. In Kapitel 5.1.3 wird diskutiert, welche speziellen Voraussetzungen für die Indikation zu einer Analytischen Psychotherapie im Unterschied zu einer Tiefenpsychologisch fundierten gegeben sein sollten. Die Erfahrung, dass schwere und komplexe Störungen durch langdauernde analytische Psychotherapien effektiv bearbeitet werden können, kann aber nicht dahingehend fortgeschrieben werden, dass sehr schwere Störungen (z.B. Zustände nach psychotischen Erkrankungen oder Suchterkrankungen oder Traumatisierungen) nochmals sehr viel mehr Therapie erfordern. Die Annahme, dass hier „heilende" therapeutische Maßnahmen möglich sind, ist wahrscheinlich illusionär, indiziert sind wohl eher therapeutische Maßnahmen, welche die Akzeptanz und Bewältigung des eigenen Krankseins und die Bearbeitung einzelner Foki zum Ziel haben.

Letzten Endes handelt es sich bei alledem um empirische Fragen, die nur durch adäquate Therapiestudien und nicht durch theoretische oder berufspolitische Diskussionen beantwortet werden können.

7.1.2 Möglichst effektive Behandlungen in begrenzter Therapiezeit

Wenn psychodynamische Psychotherapeuten etwas von den Verhaltenstherapeuten lernen können, dann sollten sie das **Prinzip der gemeinsamen Zielorientierung** übernehmen. Es hat große Vorteile, wenn Patient und Therapeut sich in der Anfangsphase der Behandlung auf ein therapeutisches Ziel einigen und gemeinsam an dessen Erreichung arbeiten. Das gilt für die Veränderung konfliktbedingter dysfunktionaler Beziehungsgestaltung ebenso wie für die Entwicklung struktureller Fähigkeiten oder die Bewältigung von traumatischen Belastungen. Allerdings steht auch dieses Prinzip im Kontrast zu traditionellen psychoanalytischen Vorstellungen, welche das Therapiegeschehen metaphorisch als „Reise ins Unbewusste, Aufbruch ins Unbekannte, eine Fahrt in das Land des Noch-Nicht, eine Reise zu den verbotenen Orten, eine Reise an den Ort aufständischer Wünsche, die man nicht vergessen kann" (Pohlen u. Willmann 1980) charakterisieren. In der Natur dieses Bildes liegt es, dass das Ziel der Reise gerade nicht bekannt ist und der Patient ermutigt wird, sich mit dem Unbekannten, Überraschenden auszusetzen. Eine Spur dieses Überraschenden findet sich in der Tat in jeder alltäglichen Reise, aber die meisten Reisen haben dennoch ein Ziel und suchen nach Möglichkeiten, ihr Ziel zu erreichen. So empfiehlt die OPD, auf der Grundlage einer sorgfältigen psychodynamischen Diagnostik konkrete therapeutische Zielvorstellungen zu formulieren und auf diese „Foki" im Behandlungsverlauf immer wieder zurückzukommen. Auch das widerspricht einer analytischen Idee von „Afokalität" (Schneider 2003), einer „Absichtslosigkeit" des Therapeuten, der dem Patienten in seinen prozesshaft ablaufenden inneren Bewegungen folgt. Das freilich kollidiert mit den Prinzipien der Richtlinienpsychotherapie, welche von den Therapeuten fordern, den Prozess so zu steuern, dass der Patient im Rahmen der verfügbaren Kontingente einen möglichst großen Therapieeffekt erlangt.
In diesem Sinne äußert Fürstenau (2005):

„Im Kontext der psychodynamischen kurz- und mittelfristigen Therapie haben wir gelernt, Übertragungsmuster schneller zu identifizieren und für die Patienten nutzbar zu machen. Wir haben die Geschicklichkeit entwickelt, durch Zielfokussierung mit den Klienten ohne langwierige Regressionsprozesse Distanz zu pathologischen Einstellungen und Erprobung neuer besserer Umgangsweisen zu erreichen. Das hat den Patienten gesündere Lebenszeit und den Kostenträgern Kostenersparnisse gebracht."

Neben dem Hinweis auf die entwickelten verbesserten Techniken erscheint der Aspekt der verfügbaren Lebenszeit besonders beachtenswert: Die Lebenszeit des Patienten ist etwas Wertvolles, so dass er so viel wie möglich davon in gesunder Selbstverfügung haben und nicht jahrelang in einengender therapeutischer Abhängigkeit verbringen sollte.

7.1.3 Offenheit für klinische Aufgaben und für therapeutische Weiterentwicklungen

In Institutsweiterbildungen galt es lange Zeit als wünschenswert, den Ausbildungsteilnehmer an das vorgegebene analytische (und später tiefenpsychologische) Verfahren anzugleichen, so dass er schließlich das Verfahren zur Kennzeichnung seiner beruflichen Identität verwenden konnte („Ich bin Psychoanalytiker"). Psychodynamische Psychotherapie hat sich von dieser Vorstellung gelöst. Sie sieht Aus- und Weiterbildungen als Möglichkeit, therapeutische Mittel zu erlernen oder zu entwickeln, die, zugeschnitten auf bestimmte Störungen, effektive Veränderungen herbeiführen können. Zu dieser Entwicklung hat beigetragen, dass viele Therapeuten ihre Erfahrungen nicht nur in Instituten, sondern in Kliniken gemacht haben, wo naturgemäß sehr unterschiedliche Therapeutengruppen zusammenarbeiten und wo überwiegend schwere Störungen der Patienten besondere therapeutische Herausforderungen stellen. In der Klinik gilt es nicht mehr, „die Neurose" zu behandeln, sondern Patienten mit bulimischen Essstörungen, Abhängigkeitsproblemen, Persönlichkeitsstörungen, mit selbstschädigenden und beziehungsunfähigen Seiten sowie somatoformen Schmerzstörungen oder schließlich auch vielfältigen Traumafolgestörungen. Die unterschiedliche Herkunft der Therapeuten und die unterschiedlich schwierigen therapeutischen Aufgaben bringen es wohl mit sich, dass viele Kliniken sich als „integrativ" charakterisieren, was konkret bedeutet, dass sie in ihr psychodynamisches Handeln durchaus auch verhaltenstherapeutische Elemente, systemische Ansätze, hypnotherapeutische Techniken, Körpertherapien und vieles andere einbinden. Der große Vorteil dieser Entwicklung ist, dass Berührungsängste verlorengegangen sind und therapeutisch ein ziel- und ergebnisorientiertes Handeln in den Vordergrund getreten ist. Auf das Risiko wurde schon hingewiesen: Möglicherweise geht unter diesem Einfluss eine therapeutische Grundorientierung und so etwas wie Identität verloren, und es resultiert ein therapeutischer Pragmatismus, der versucht, möglichst viele bewährte therapeutische Strategien aneinanderzufügen. Vielleicht resultiert die Faszination für die vielfältigen Traumatherapien gerade daraus, dass mit diesem Konzept nochmals eine ätiopathogenetische Grundidee und ein zwingend sich daraus ableitender therapeutischer Ansatz sichtbar wurden, ein Uniformitätsgedanke wie ihn die ältere Psychoanalyse auch schon verwendet hatte.

Hier liegt in der Tat ein Grundproblem für die künftige Entwicklung der Psychodynamik. Wie soll eine Ausbildungsstätte, wie soll der einzelne Therapeut die ungeheure Vielfalt der Angebote so integrieren, dass daraus etwas in sich Stimmiges resultiert und nicht bloß ein kaufhausartiges buntes Sortiment von vielversprechenden und wenig geprüften Angeboten? Integration sollte sich immer auf ein Grundkonzept beziehen, dass im Kern erhalten bleibt, auch wenn einzelne Elemente, z. B. Techniken, hinzugefügt werden.

Um die unterschiedlichen therapeutischen Modifikationen verstehen, vergleichen und im Sinne einer Evidenzbasierung wissenschaftlich begründen zu können, muss eine Reihe von Schritten vollzogen werden:

Evidenzbasierung eines therapeutischen Ansatzes

1. genaue Beschreibung und Definition von psychischen Phänomenen
2. Entwicklung von erklärenden Hypothesen für psychische Phänomene
3. Verknüpfung von Beschreibung und Erklärung im Sinne von Operationalisierung psychischer Phänomene
4. wissenschaftliche Überprüfung der Erklärungshypothesen oder zumindest Anknüpfung an Nachbarwissenschaften, die als Grundlagenwissenschaften genutzt werden können
5. behandlungspraktische Umsetzung der Hypothesen und Operationalisierungen
6. theoretische Aufarbeitung des therapeutischen Vorgehens im Blick auf
   - therapeutische Haltung, therapeutische Beziehung und
   - therapeutische Interventionen, therapeutische Arbeit, therapeutische Prozessgestaltung
7. empirische Überprüfung der therapeutischen Wirksamkeit

Je mehr diese Punkte geklärt sind, desto mehr wissenschaftliche Evidenz liegt für das Therapieverfahren vor, je weniger, desto eher muss vorläufig geglaubt werden und desto mehr wissenschaftliche Anstrengungen müssen unternommen werden. Bekanntlich gilt die Leidenschaft von Psychoanalytikern und Tiefenpsychologen der Hypothesenbildung, während deren wissenschaftliche Fundierung und die empirische Überprüfung der therapeutischen Wirksamkeit ein großes Manko darstellt. Entscheidend wichtig sind aber auch die Fragen der Definition und Operationalisierung: Wo nicht genau beschrieben, definiert und operationalisiert wird, gibt es keine gemeinsame Sprache; niemand weiß, wovon genau die Rede ist. Das im psychodynamischen Bereich wertgeschätzte intersubjektive Aushandeln von Bedeutungen ist zwar wichtig, aber ohne die Dinge aus einer dritten Position von außen einzuschätzen und einen Konsens herzustellen, etwa zwischen zwei Therapeuten oder zwischen Patient und Therapeut, gibt es keine wissenschaftliche Klärung.

7.2 Patientenrechte und Patientensicherheit

Die therapeutische Beziehung lässt sich nicht mehr lediglich als Austausch und Reflexion unbewusster Mitteilungen verstehen, sie umfasst auch Rechte des Patienten und Pflichten des Therapeuten. Diese haben vor allem das Ziel, Behandlungen effektiv zu gestalten und den Patienten vor Schaden zu bewahren.

7.2.1 Rechte des Patienten, Pflichten des Therapeuten

Von der therapeutischen Haltung, der therapeutischen Beziehung und deren anthropologischen Hintergrund war in den vorausgegangenen Kapiteln verschiedentlich die Rede (vgl. Kap. 3.2.1, 3.3.1, 4.1.3, 6.2, 6.10). An dieser Stelle untersuchen wir das Thema nochmals aus ethischen und rechtlichen Perspektiven: Welche Rechte stehen

dem Patienten zu, und welche Pflichten des Therapeuten sind aus den Patientenrechten abzuleiten?
Eine paternalistische Medizin und eine nicht weniger paternalistische Psychoanalyse hatten bis ins zweite Drittel des 20. Jahrhunderts die Vorstellung, dass das Wohl des Kranken (salus aegroti suprema lex) in ihrer quasielterlichen Verantwortung liege, während der Patient als „Laie" (d. h. als nicht Eingeweihter) sich ihren Empfehlungen und Maßnahmen unterzuordnen habe. Der in der älteren Medizin gebräuchliche Begriff „Patientenmaterial" verweist auf dieses Selbstverständnis; auch in der Psychoanalyse wurde der Patient häufig als Produzent von „Material" beschrieben, das der Psychoanalytiker dann kunstgerecht zu deuten hat.
Im zweiten Drittel des 20. Jahrhunderts haben sich die Verhältnisse grundlegend gewandelt. Zwar arbeiten alle Heilkundigen, auch Psychotherapeuten, weiter mit dem Ziel, „Krankheiten vorzubeugen und zu heilen, Gesundheit zu fördern und zu erhalten sowie Leiden zu lindern", aber sie tun es nun unter der ausdrücklichen Verpflichtung, den „Respekt vor der Autonomie und der Würde des Patienten" zu wahren (voluntas aegroti suprema lex). Was damit gemeint ist, lässt sich aus der Musterberufsordnung für psychologische Psychotherapeuten und Kinder- und Jugendlichenpsychotherapeuten und aus der Musterberufsordnung für Ärzte entnehmen (vgl. Stellpflug u. Berns 2006).
Der Patient ist nicht länger „das kranke Material", das der Heilkundige zu dessen Wohl in eigener Verantwortung bearbeitet, sondern ein gleichberechtigter Partner, der ein informationelles Selbstbestimmungsrecht besitzt. Er ist es, der sich für oder gegen eine bestimmte Behandlung entscheidet, indem er dem Behandlungsvorschlag des Therapeuten seine dezidierte Einwilligung gibt. Das Prinzip „Keine Behandlung ohne Einwilligung" setzt ein zweites Prinzip voraus: „Keine Einwilligung ohne Aufklärung". Dabei müssen Inhalt und Form der **Aufklärung** auf den Patienten und seine aktuelle Situation zugeschnitten sein. Es genügt für einen Therapeuten also nicht, das Beste für seinen Patienten zu wollen und danach zu handeln, sondern er muss zuvor den Patienten umfassend informieren

„... über Indikation, Art der Behandlung, Therapieplan, ggf. Behandlungsalternativen und mögliche Behandlungsrisiken. Die Aufklärungspflicht umfasst weiterhin die Klärung der Rahmenbedingungen der Behandlung, z. B. Honorarregelungen, Sitzungsdauer und Sitzungsfrequenz und die voraussichtliche Gesamtdauer der Behandlung." (MBO-PP/KJP 2006, § 7 Abs. 2)

Die psychoanalytische Argumentation, der Therapeut könne oder dürfe den Patienten nicht über psychodynamische Befunde informieren, weil dadurch die Therapie gestört werde, ist vielleicht psychoanalytisch schlüssig, kollidiert aber mit den Patientenrechten und Therapeutenpflichten. Darüber hinaus haben viele Therapeuten die Erfahrung gemacht, dass es durchaus möglich und lohnend ist, die vom Therapeuten entwickelten psychodynamischen Hypothesen der individuellen Störung des Patienten in die Sprache und Vorstellungswelt des Patienten zu übersetzen und seine Zustimmung zur Bearbeitung der genannten Themen einzuholen.

Es genügt auch nicht, dem Patienten Informationen gegeben zu haben oder es zu behaupten, sondern es gibt darüber hinaus auch eine **Dokumentations- und Aufbewahrungspflicht**:

„Psychotherapeuten sind verpflichtet, die psychotherapeutische Behandlung und Beratung zu dokumentieren. Diese Dokumentation muss mindestens Datum, anamnestische Daten, Diagnosen, Fallkonzeptualisierungen, psychotherapeutische Maßnahmen sowie ggf. Ergebnisse psychometrischer Erhebungen enthalten.
Die Dokumentationen nach Abs. 1 sind 10 Jahre nach Abschluss der Behandlung aufzubewahren, soweit sich nicht aus gesetzlichen Vorschriften eine längere Aufbewahrungsdauer ergibt." (MOB-PP/KJP 2006, § 9 Abs. 1 und 2)

Da es sich dabei um rechtliche Verpflichtungen des Therapeuten handelt, ist es nicht möglich, sich vom Patienten davon entbinden zu lassen. Die beschriebenen Maßnahmen sollen die Grundlage für die Sicherheit des Patienten in der Behandlung sein, d. h. sie sollen grundsätzlich eine Überprüfung ermöglichen, ob lege artis therapiert wurde (was im Einzelfall sicher schwierig ist, insbesondere wenn der Patient Akteneinsicht fordert; hier wurde in einzelnen Fällen entschieden, dass der Therapeut seine subjektiven Stellungnahmen nicht offenlegen musste). Inzwischen sind diese Gesichtspunkte in einem „Patientenrechte-Gesetz" verankert worden.

7.2.2 Therapieschäden vermeiden

Die genannten rechtlichen Vorgaben könnten den Eindruck erwecken, es gehe darum, eine therapeutische Beziehung, die vor allem auf Verständnis und Vertrauen angelegt ist, für eventuelle Rechtsstreitigkeiten aufzurüsten. Das Gegenteil ist der Fall. Es geht darum, den Patienten Sicherheit zu geben. **Patientensicherheit** ist in der Medizin nicht nur rechtlich gemeint, sondern vor allem als Sicherung der therapeutischen Qualität und als Schutz vor therapiebedingten Schäden. So werden z. B. in der operativen oder Intensivmedizin Sicherheitschecks zwischengeschaltet, die verhindern sollen, dass versehentlich falsche Blutkonserven infundiert oder falsche Organe herausoperiert werden. Die Technologie des Vorgehens stammt erstaunlicherweise aus dem Flugwesen, wo aus Beinahezusammenstößen und erfolgten Unglücken Sicherheitsmaßnahmen abgeleitet wurden, die man analog auf andere Risikobereiche, z. B. das Krankenhaus, übertragen kann.
Aber lohnt es sich, solche Überlegungen auf die Psychotherapie anzuwenden, kann hier überhaupt etwas misslingen, können Patienten „richtig" oder „falsch" behandelt, gefördert oder beschädigt werden? Das ist ein heikles Thema, bei dem Schweigen weiter verbreitet ist, als dass darüber laut nachgedacht oder Befunde mitgeteilt würden (Hoffmann et al. 2008). Dabei könnte auch hier die Logik der Flugsicherung oder Klinikmedizin richtungsweisend sein: Jedes erfolgte oder gerade noch vermiedene Unglück liefert nicht in erster Linie Gründe zu Vorwürfen und Anklagen, sondern vor allem wichtige Informationen über eventuelle Sicherheitslücken, die es für die Zukunft zu beheben gilt.

Das System Psychotherapie ist, von Gruppentherapie und Klinikbehandlung abgesehen, ein dyadisches, folglich gilt es, die grundsätzlichen Risiken von Dyaden ins Auge zu fassen. Egal welche dyadischen Risiken sich denken lassen, ein Ausweg wäre immer die Erweiterung der Dyade im Sinne einer „weiteren Meinung", d.h. psychodynamisch gesehen eine **Triangulierung**. Wer sich medizinisch einer eingreifenden Behandlung, z.B. einer Chemotherapie, unterziehen muss, wird das nicht allein auf Empfehlung seines Hausarztes tun, er wird ein spezifisches Kompetenzzentrum aufsuchen, in dem viele Patienten auf diese Art behandelt werden und große Erfahrungen vorliegen. Mindestens aber wäre es hilfreich, eine weitere kompetente Meinung einzuholen, die den ersten Behandlungsvorschlag bestätigt oder ggf. modifiziert. Viele Patienten handeln instinktiv und gesunderweise so, aber gerade die psychotherapiebedürftigen Patienten verfügen möglicherweise nicht über dieses kritische Bewusstsein, sondern sie laufen aufgrund ihrer dependenten Züge und fehlenden Konfliktfähigkeit angesichts dyadischer Beziehungsangebote Gefahr, sich nicht abgrenzen oder umorientieren zu können, wenn sie in eine schwierige therapeutische Situation geraten.

Zweifellos begegnet die große Mehrzahl der Therapeuten ihren Patienten mit Wohlwollen und verlässlicher Zugewandtheit. Das Risiko, die Situation der Patienten ökonomisch auszunutzen, ist in diesem Berufszweig angesichts der Finanzierungsmodalitäten wahrscheinlich geringer als anderswo. Das Risiko sexueller Ausbeutung ist gegeben, so wie es bei Lehrern, Hausärzten und Seelsorgern auch existiert. Wahrscheinlich sind die Folgen von Übergriffen im Rahmen einer Psychotherapie schlimmer, weil sie angesichts regressiver Zustände des Patienten nachhaltige Beziehungskonfusionen bewirken und somit den Patienten zusätzlich schädigen.

Das größte Gewicht hat wahrscheinlich die Möglichkeit des narzisstischen Missbrauchs; er ist besonders schwer zu fassen und zu belegen. **Narzisstischer Missbrauch** liegt dort vor, wo die Hilflosigkeit des Patienten genutzt wird, um die narzisstische Bedürftigkeit des Therapeuten zu befriedigen. Es sind Bedürfnisse, wichtig zu sein, Recht zu haben, bewundert zu werden, das letzte Wort zu behalten, besser über andere Bescheid zu wissen als diese selbst. Diese Bedürfnisse aufseiten des Therapeuten führen allesamt dazu, dass Patienten nicht in ihrer Selbstständigkeit gefördert, sondern in langer Abhängigkeit gehalten werden können. Narzisstische Charakterzüge des Therapeuten, die in der Selbsterfahrung nicht wenigstens ansatzweise reflektiert werden konnten, bilden wahrscheinlich ein Risiko für Psychotherapiepatienten, die nur allzu bereit sind, sich selbst in Frage zu stellen und ihr Gegenüber zu erhöhen. Freilich ist hier der Sachverhalt der mehr oder weniger unbewussten narzisstischen Einstellungen von Therapeuten nur schwer zu belegen; wer ganz frei von Narzissmus ist, werfe den ersten Stein.

Eine bedeutsame Variante narzisstischen Missbrauchs liegt in Theoriefixierungen von Therapeuten. Ihr therapeutischer Ansatz zur Erklärung der Störung des Patienten und ihre behandlungspraktische Methodik zur Bearbeitung der Störung sind für sie dann nicht Instrumente, deren man sich probehalber bedient, sondern sie sind ich-syntone Überzeugungen, deren Richtigkeit und Zweckmäßigkeit außer Zweifel stehen. Es gibt diesen Narzissmus nicht nur auf hohem theoretischen Niveau, sondern auch auf bescheidener Grundlage, wo jemand wenig qualifiziert ist für die

Behandlung bestimmter Störungen, aber gleichwohl von sich eingenommen seine Mittel und privaten Überzeugungen auf den Patienten anwendet. Solche Überlegungen münden zwangsläufig in der Frage, wie sich die Kompetenz des Therapeuten sichern lässt, die sowohl eine wissenschaftlich-theoretische, behandlungstechnische Kompetenz wie auch eine persönliche emotionale Kompetenz einschließt.

7.3 Therapeutische Kompetenz

Die therapeutische Kompetenz als Ziel der Aus- und Weiterbildung und als lebenslanges Entwicklungsziel beinhaltet mehr als die Fähigkeit, psychodynamisch zu verstehen. Sie umfasst vielfältige Kompetenzen des diagnostischen und therapeutischen Handelns auf der Grundlage jeweils unterschiedlicher therapeutischer Haltungen sowie eine stabile persönliche Kompetenz. Es wird diskutiert, welche Formen der Selbstreflexion, der praktischen Erfahrung und des Wissenserwerbs dieses Ziel erreichen lassen.

Das spezifisch ätiopathogenetische Verständnis von Störungen und das darauf bezogene methodisch modifizierte Handeln lassen sich auf ein Ziel hin ausrichten: Die effektive Behandlung des Patienten durch kompetente Therapeuten. So soll an dieser Stelle nochmals die therapeutische Kompetenz in den Blick genommen werden mit der Frage, worin sie besteht und wie sie erlangt werden kann.
Für den engeren Bereich der Psychoanalyse gibt G. Schneider (2003) folgende Definition der psychoanalytischen Kompetenz:

„Psychoanalytische Kompetenz wäre demnach die Fähigkeit des Analytikers, mithilfe seines Repertoires an psychoanalytischen Konzeptionen und Theorien und ihrer Verwendungsweise in analytisch-therapeutischen Situationen potentiell unendlich viele, auch neue und zuvor nicht bekannte einsichts- und veränderungsrelevante interpersonelle und intrapsychische Sachverhalte in sich zu artikulieren und in einer dem jeweiligen Patienten/Analysanden angemessenen Weise zu formulieren."

Schneider unterscheidet dabei sogenannte afokale Anteile als die Fähigkeit, eine spezielle therapeutische Haltung einzunehmen, die nichts anstrebt (frei schwebende Aufmerksamkeit), und fokale Anteile, die zielgerichtet das vom Patienten generierte Material deuten und durcharbeiten und dabei die Standards der Fachgesellschaft beachten sollen.
Insbesondere die therapeutische Haltung muss nach Schneiders Überzeugung in einer möglichst intensiven, d. h. langdauernden und hochfrequenten (mindestens vierstündigen) Lehranalyse gewonnen werden. Er betont deren Bedeutung, die mehr beinhalte als eine private Erfahrung, sie habe als Teil der Ausbildung zugleich eine institutionelle Dimension, was wohl bedeutet, dass sie eine Sozialisationsagentur für die jeweils spezielle Gemeinschaft bedeutet. Für uns stellt sich die Frage, ob diese Art der beruflichen Prägung auch für Therapeuten zweckmäßig ist, die später nicht

als Psychoanalytiker arbeiten, sondern als analytische Psychotherapeuten, Tiefenpsychologen, Kinder- und Jugendlichentherapeuten, eben als psychodynamische Psychotherapeuten. Auf diese Frage wird in Kapitel 7.3.4 eingegangen.

7.3.1 Diagnostische Kompetenz

Psychodynamische Therapeuten definieren ihre Tätigkeit nicht als kompetentes Analysieren des vom Patienten generierten Materials, sondern als Therapieren, was in der Übersetzung des griechischen Wortes „pflegen, dienen, behandeln" heißt. Dabei ist das Gegenüber nicht Klient, Kunde oder Analysand, sondern Patient, d. h. Leidender, Behandlungsbedürftiger, Kranker. In der Fähigkeit, das Behandlungsbedürftige zu erfassen und dem Patienten zu verdeutlichen, wird die diagnostische Kompetenz erforderlich.

Diagnostische Kompetenz

Diagnostische Kompetenz beinhaltet

- die Fähigkeit, eine diagnostische Beziehung zu gestalten,
- die Fähigkeit, geeignete diagnostische Methoden einzusetzen,
- die Fähigkeit, eine psychodynamische Fallformulierung vorzunehmen,
- die Fähigkeit, eine diagnostisch-klassifikatorische Zuordnung zu treffen und
- die Fähigkeit, einen Patienten angemessen über seine Situation zu informieren.

Die Fähigkeit zur **diagnostischen Beziehungsgestaltung** bedeutet mehr als das Vertrauen des Patienten zu gewinnen und ihn zur Selbstexploration und offenen Mitteilung zu ermutigen. Sie liegt vor allem in dem Vermögen, dem initialen dyadischen Sog des Patienten zu widerstehen und stattdessen seine Situation aus der Position der dritten Person zu untersuchen.

Manche Therapeuten, insbesondere analytische, beschreiben, wie sie mit Eintritt des Patienten in das Sprechzimmer in spezifische Interaktionen hineingezogen werden, wie sie sich von Anfang an als therapeutisch im Sinne von stützend, entlastend, aufzeigend, klarifizierend, abgrenzend und deutend verstehen. Manche Therapeuten äußern, sie hielten dieses spontane Eingehen auf das Beziehungsangebot des Patienten für therapeutisch zweckmäßig. Manche aber spüren, dass sie sich nur bei bestimmten Patienten so verhalten und sich bei anderen durchaus abgrenzen können. Diese bestimmten Patienten machen offenbar ein Beziehungsangebot mit fehlender Selbst-Objekt-Abgrenzung, so dass der Therapeut von Anfang an wie ein Teil von ihnen funktioniert und nicht mehr eigenen Intentionen folgt. Ein Therapeut schreibt im Bericht, dass er in den ersten 25 Sitzungen noch wenig aus dem aktuellen Leben und der Geschichte des Patienten erfragt und erfahren habe, „weil ich zuerst ganz seinem subjektiven Erleben folgen wollte". Auch ein solcher Therapeut „weiß", wie es sich zuweilen in der Supervision zeigt, vieles über die Persönlichkeit seines Patienten, aber er weiß nicht, dass er es weiß, und er hat es bisher noch nicht in Worte und Begriffe gefasst. Das aber bedeutet insbesondere, dass er außerstande ist, dem Patienten eine diagnostische Rückmeldung über seine Situation zu geben. Er kann mit dem Patienten interagieren, aber nicht zu ihm über ihn sprechen, weil er bisher keine Außenposition einnehmen, seine Wahrnehmungen nicht in Worte fassen konnte.

Die **diagnostischen Methoden und Techniken** sind im Kapitel 4 über die psychodynamische Diagnostik ausführlich beschrieben. Man muss sie wie alle Methoden und Techniken üben, um sie handhaben zu können. Das System OPD bietet hierbei ein Instrument zur Unterstützung und Anleitung.

Die **psychodynamische Fallformulierung** ist eine anspruchsvolle Hypothesenbildung über den Zusammenhang der Störungsätiologie, der pathogenen Prozesse, der aktuellen Psychodynamik, der symptomauslösenden Situation und der speziellen Symptombildung. Das setzt theoretische Grundkenntnisse ebenso voraus wie die Fähigkeit, Verhalten und Erleben eines Menschen klinisch zu erfassen.

Die **diagnostische Klassifikation** (nach ICD oder DSM) – so begrenzt ihre Logik aus psychodynamischer Sicht auch sein mag – ist dennoch wichtig zur Klärung der Frage, ob hier bei Therapiebeginn eine bestimmte krankheitswertige Störung, z. B. eine Anorexie, vorliegt und ob im Behandlungsverlauf die Kriterien der Störung immer noch gegeben oder bereits weggefallen sind.

Auf die **Fähigkeit, den Patienten angemessen zu informieren**, wurde bereits im Kapitel Diagnostik hingewiesen (Kap. 4.6.3), ebenso in der Diskussion der Patientenrechte (Kap. 7.2.1): Der Patient hat das Recht, von dem diagnostisch-therapeutischen Experten eine Aufklärung über seine Situation zu erhalten – und entsprechend hat der Therapeut die Pflicht dazu.

Die diagnostische Rückmeldung enthält, formuliert in Begriffen, die auf die Vorstellungswelt des Patienten zugeschnitten sind, eine Reihe von Elementen.

Inhalte der diagnostischen Rückmeldung

- Benennung der Störung und Einschätzung ihrer Krankheitswertigkeit
- Erklärungsmodell für das aktuelle Krankwerden
- Beschreibung der wichtigsten biographischen Entwicklungslinien
- Bilanzierung der verfügbaren Ressourcen des Patienten einerseits und seiner dysfunktionalen Muster andererseits
- Einschätzung der grundsätzlichen Behandlungsnotwendigkeit und Behandlungsaussichten
- Einschätzung des erforderlichen Aufwands an Zeit und Mitarbeit in einer eventuellen Behandlung

Jeder dieser Punkte trägt zur Klärung der Situation des Patienten bei und erleichtert ihm die Entscheidung für oder gegen ein bestimmtes therapeutisches Vorgehen. Das ist der Grundgedanke von „shared decision“, wie er in der Medizin üblich ist, wenn ein Patient sich z. B. auf Grundlage der mitgeteilten Befunde und gegebenen Informationen für oder gegen eine Operation entscheidet.

7.3.2 Kompetente therapeutische Haltung

Die dritte Kompetenz betrifft die Fähigkeit, eine kompetente therapeutische Haltung einzunehmen, die ausgerichtet ist auf die Möglichkeiten und Grenzen des jeweiligen Patienten aufgrund der Art seiner Störung und seiner speziellen Psychodynamik. Dieses Thema der therapeutischen Haltung wurde in dem vorliegenden Buch immer wieder aufgegriffen (ausdrücklich im Zusammenhang mit der Behandlung konfliktbedingter Störungen in Kap. 3.2.1, im Zusammenhang mit strukturellen Störungen in Kap. 3.3.1, nochmals ausführlich in Kap. 6.2 und bezüglich der anthropologischen Grundlagen in Kap. 6.10). Es wurde großes Gewicht auf die Verdeutlichung der therapeutischen Haltung gelegt aus der Überzeugung heraus, dass die therapeutische Haltung für Verlauf und Ergebnis der Behandlung ein größeres Gewicht besitzt als die therapeutischen Interventionen, die letztlich alle aus der Haltung abgeleitet sind. Es sollte auch deutlich werden, dass es nicht *eine* zweckmäßige Haltung gibt, sondern je nach Pathogenese der Störung unterschiedliche Haltungen: Die auf Abwehr und Übertragung bezogene analytische Haltung ist eher afokal und Übertragungsangebote entgegennehmend. Die Haltung der konfliktaufdeckenden Psychodynamischen Psychotherapie erscheint demgegenüber stärker mobilisierend, auf aktuelle Beziehungsgestaltung und auf lebensgeschichtlich Unerledigtes fokussierend. Die Haltung der Strukturbezogenen Psychotherapie ist vor allem zu Behandlungsbeginn beelternd, Funktionen übernehmend, Ziele markierend, Grenzen setzend und danach mehr und mehr anleitend, einübend und schließlich Eigenverantwortung übertragend. Die therapeutische Haltung der Traumatherapie ist aktiv unterstützend in der Bewältigung aktueller Störungsfolgen und zurückliegender überwältigender Erfahrungen.
Die therapeutische Kompetenz besteht darin, flexibel die jeweils angemessene therapeutische Haltung einnehmen zu können und im Behandlungsverlauf von Fall zu Fall zu variieren.

7.3.3 Kompetentes therapeutisches Handeln

Diese Kompetenz umfasst ein ganzes Bündel von Fähigkeiten. Die Liste ist umfangreich und anspruchsvoll, denn immerhin sind dem Therapeuten Menschen anvertraut. Neben der persönlichen Eignung handelt es sich aber überwiegend um Erlernbares, dessen Vermittlung in Fallseminaren und insbesondere in der Supervision erfolgen kann.

Kompetentes therapeutisches Handeln

Kompetentes therapeutisches Handeln umfasst

- die Fähigkeit zu Therapieplanung und therapeutischer Zielsetzung,
- die Fähigkeit zu prognostischer Einschätzung,
- die Fähigkeit, den Patienten für eine Zusammenarbeit zu gewinnen,
- die Fähigkeit, die therapeutische Beziehung zu regulieren,
- die Fähigkeit, Gegenübertragung zu reflektieren und zu handhaben,

- die Fähigkeit, fokale Therapieziele beizubehalten,
- die Fähigkeit, geeignete Interventionen einzusetzen,
- die Fähigkeit, den therapeutischen Prozess einzuschätzen und zu steuern,
- die Fähigkeit, die Therapie zu beenden und
- die Fähigkeit, Behandlungsergebnisse einzuschätzen.

Therapieplanung und therapeutische Zielsetzung wurden im Zusammenhang mit der OPD-Fokusauswahl diskutiert (Kap. 4.7). Es geht dabei einerseits um die Fähigkeit des Therapeuten, einzuschätzen, was in der Psychodynamik des Patienten besonders dysfunktional und pathogen ist, so dass es therapeutisch unbedingt zu bearbeiten wäre. Darüber hinaus geht es aber auch darum, diese Punkte dem Patienten verständlich zu machen und die Ziele mit ihm auszuhandeln.

Die **prognostische Einschätzung** erfordert nicht die Fähigkeit, in die Zukunft zu blicken, sondern mögliche klinische Entwicklungen zu antizipieren: Welche Chancen hat der Patient, bestimmte Einstellungen und Verhaltensweisen zu überwinden? Die Verlaufsprognose wird z. B. belastet durch manifeste Suchtzüge, starke regressive Tendenzen, zurückliegende psychotische Episoden, ausgeprägte Somatisierung, tiefsitzende masochistische Opferüberzeugungen usw. Die Prognose wird z. B. begünstigt durch verfügbare objektgerichtete Emotionalität, biographisch bedeutsame und innerlich repräsentierte „gute Objekte", zurückliegende Erfahrungen, Schwierigkeiten aus eigener Kraft zu bewältigen und Hilfe erfahren zu haben usw. Belastet oder begünstigt wird die Prognose freilich nicht nur durch die inneren Gegebenheiten des Patienten, sondern auch durch seine äußere Festgelegtheit oder Flexibilität in familiären und ökonomischen oder sozialen Gegebenheiten.

Therapeutische Zusammenarbeit ist etwas anderes als therapeutische Beziehung. Es ist die Bereitschaft, mit vereinten Bemühungen auf ein gemeinsames Ziel hinzuarbeiten. Der Therapeut benötigt hier Fähigkeiten wie ein Mentor, der seinen Patienten für diese Arbeit gewinnen und sie in geteilter Verantwortung mit ihm durchführen kann. Manche Therapeuten vernachlässigen diesen Aspekt von „Arbeit" aus der Vorstellung heraus, dass die zustande gekommene therapeutische Beziehung bereits genüge, um therapeutische Veränderungen zu erzielen.

Wichtig ist auch die Fähigkeit, die **therapeutische Beziehung zu regulieren.** Psychotherapien verlaufen in der Regel günstig unter der Voraussetzung einer „milden positiven Übertragung". Diese ermöglicht es, nicht nur Abgewehrtes zuzulassen, Neues zu erproben und Schmerzliches auszuhalten, sondern auch negative Übertragungsaspekte durchzuarbeiten. Sache des Therapeuten ist es, das Beziehungsklima weder zu unterkühlt zu halten, noch es zu sehr idealisierend oder gar erotisierend aufzuheizen. Insbesondere hat er die Aufgabe, Regression so zu steuern, wie es für den individuellen Patienten therapeutisch nützlich ist. Die Aussage, der Patient sei „ausreichend regressionsfähig", ist wenig handlungsleitend. Bei starker Abwehrorientierung gilt es, Regression zuzulassen, bei struktureller Vulnerabilität und Tendenz zur Affektüberflutung sollte Regression gesteuert werden. Eine zurückhaltende therapeutische Haltung, Couchlage und hohe Stundenfrequenz sind meist regressionsfördernd; eine sitzende Position des Patienten im Gegenüber, höherer Sprachanteil

des Therapeuten und unmittelbares Eingehen auf die vom Patienten angebotenen Themen der Alltagsrealität reduziert regressive Tendenzen.
Hinsichtlich der **Handhabung der Gegenübertragung** sollte der Therapeut zum einen reflektieren können, welche seiner eigenen Gefühle, Phantasien und Handlungsabsichten auf die Person des Patienten gerichtet sind bzw. durch den Patienten und sein Übertragungsangebot bei ihm ausgelöst wurden. Zum Zweiten sollte er damit umgehen können; dazu gehört auch die Fähigkeit, das Gehörte und Erlebte im Sinne des Containments in sich aufzunehmen und zu verarbeiten, um es dem Patienten bei geeigneter Gelegenheit wieder zur Verfügung stellen zu können. Manche Gegenübertragungsaspekte, welche die Übertragungsbereitschaft des Patienten verdeutlichen, können als Grundlage von deutenden Interventionen genutzt werden; unter Umständen gilt es, etwas von dem Gegenübertragungserleben dem Patienten zur Verfügung zu stellen (im Sinne einer „antwortenden" Mitteilung).
Die meisten Behandlungen sind auf **fokale Therapieziele** ausgerichtet. Es erfordert eine gewisse Disziplin des Therapeuten, bei den gewählten Foki zu bleiben, da sich in den meisten Behandlungen immer neue Felder öffnen, die betrachtet und therapeutisch bearbeitet werden könnten. Therapien, die ihre anfänglichen Foki beibehalten, sind nachweislich effektiver als solche, die ihre Foki häufig wechseln.
Jede Äußerung des Therapeuten und jede Nicht-Äußerung ist eine **Intervention**. Angesichts dieser Bedeutsamkeit neigen jüngere Therapeuten dazu, zu verstummen, was aber nur selten eine geeignete Intervention darstellt. Interventionen bei konfliktaufdeckenden Therapien sind häufig vorsichtig kommentierend („mir fällt in Ihrer Schilderung auf ..., könnte es sein, dass bei Ihnen ..."). Sie sollen dem Patienten helfen, den Blick auf seine innere Verfassung und seine spezielle Art der Beziehungsgestaltung zu richten und sich bezüglich seiner Affekte und Impulse zu explorieren. Interventionen bei strukturellen Störungen sind insbesondere anfangs aktiv gestaltend, eine anskizzierte Situation des Patienten zuendedenkend und -fühlend, ihm ein Bild zurückgebend, ihm Auswahlfragen stellend, Vorschläge machend (Hilfs-Ich-Funktion des Therapeuten). Traumabezogene Interventionen sind u. U. noch stärker strukturiert, etwa in dem Vorschlag, mithilfe einer bestimmten Imaginationsübung eine innere Beruhigung und Sicherheit wiederherzustellen.
Eine wichtige Informationsquelle für mögliche Interventionen ist wahrscheinlich die Selbsterfahrung, diese sollte daher möglichst in dem Verfahren stattfinden, das der Therapeut auch mit seinen Patienten ausübt (vgl. Kap. 7.3.4).
Der therapeutische Prozess ist ein schwer zu greifender Begriff. Procedere heißt voranschreiten, so dass die einfachste Prozessvorstellung in einem zeitlichen und inhaltlichen Voranschreiten der Behandlung von Anfang bis Ende liegen kann. Eine Einteilung des Prozesses in die Phasen der Eröffnung, des Durcharbeitens und Beendens hat sich bewährt.

- **Eröffnungsphase:** Patient und Therapeut lernen sich kennen, Hindernisse zeichnen sich ab, künftige Möglichkeiten eröffnen sich, Ziele werden formuliert, man probiert, wie man zusammenarbeiten könnte.
- **Durcharbeitungsphase:** Wieder und wieder beschäftigt man sich mit den fokalen Themen; immer neue Kontexte werden erkennbar; die biographischen Belastungserfahrungen werden immer deutlicher und lösen starke Affekte aus;

auf der Seite des Patienten wechseln Festhalten am Bisherigen, Resignation und Verzweiflung mit Hoffnungen und Anstrengungen sowie mit Versuchen der Neuorientierung ab. Die therapeutische Beziehung spielt in dieser Phase eine zentrale Rolle, speziell das Bemühen, sie aufrechtzuerhalten und therapeutisch zu nutzen.

- **Beendigungsphase:** Die Grenzen des therapeutisch Erreichbaren werden erkennbar, ebenso die zeitliche Begrenzung der Therapie. Es gilt, das angestrebte Ziel und das Erreichte zu bilanzieren, das Unerreichbare zu betrauern und zu akzeptieren, das Erreichte zu wertschätzen, sich für die Zeit nach der Behandlung zu rüsten. Es muss der Versuchung widerstanden werden, gegen Ende der Behandlung noch einmal neue große Ziele zu formulieren und therapeutisch anzustreben. Die äußere Realität der therapeutischen Arbeit und Beziehung sollte als innere Realität des Patienten bewahrt und für künftige Lebensaufgaben genutzt werden können.

Die **Beendigung der Behandlung** erfordert andere therapeutische Kompetenzen als die Eröffnung und Durcharbeitung. In der Eröffnungsphase muss der Therapeut seine Faszination des Neuen, seine Zuversicht des Problemlösens auf einen häufig resigniert erloschenen oder desorganisierten Patienten übertragen. Im Unterschied dazu braucht die Durcharbeitungsphase den langen Atem des immer wieder Scheiterns und dennoch Weiterarbeitens. Die Beendigungsphase ist für viele Therapeuten die schwierigste, weil auch sie ihre Pläne, Ziele und Hoffnungen begrenzen müssen: Könnte nicht eine weitere Behandlung dem Patienten noch gut tun? Kann man ihn jetzt schon so unfertig allein lassen? Beweist nicht die gegen Ende der Behandlung aufflammende Symptomatik, dass die Therapie noch nicht abgeschlossen ist?
In der Beendigungsphase gilt es, aus einer Metaposition heraus zusammen mit dem Patienten zu klären, welche Ziele erreicht und welche nicht erreicht werden konnten und wie das nicht Erreichte bewältigt werden kann. Insbesondere soll in der Beendigungsphase kein neues Material gefördert, sollen keine regressiven Entwicklungen begünstigt werden. Es liegt in der Verantwortung des Therapeuten, den therapeutischen Prozess so zu steuern, dass der Patient mit Beendigung der Stundenkontingente ein brauchbares Behandlungsergebnis erzielen konnte und die Beendigung der therapeutischen Arbeit und Beziehung für ihn akzeptabel ist oder zumindest nur eine zumutbare Belastung darstellt. In diesem Sinne empfiehlt der Richtlinienkommentar (§ 3.4), der Abschlussphase besondere Beachtung zu schenken und sich bereits zuvor in Zwischenbilanzen den Stand der Bearbeitung in den fokalen Themen zu verdeutlichen.
Das Richtlinienverfahren sieht bedauerlicherweise keine Patientenselbsteinschätzung vor, die einen Vorher-nachher-Vergleich der Beschwerden ermöglichen würde, ebenso keinen Abschlussbericht und keine Epikrise für die zurückliegende Behandlung. Gleichwohl ist es für das Selbstverständnis des Therapeuten und für sein abschließendes Gespräch mit dem Patienten wichtig, ein Behandlungsergebnis einschätzen zu können. Das gelingt umso eher, je klarer eingangs Therapieziele formuliert wurden, deren Erreichen sich jetzt bilanzieren lässt. Auf die Möglichkeit, sich dabei eines Einschätzungsinstruments wie der Heidelberger Umstrukturierungsskala zu bedienen, wurde hingewiesen (Kap. 4.7.2).

Wenn jedoch eingangs keine Therapieziele formuliert wurden, bleibt nur die rückblickende Bewertung des Behandlungsverlaufs, die freilich Außenstehende oft nicht überzeugt.

7.3.4 Die persönliche Kompetenz und ihre Förderung durch Selbsterfahrung

Als persönliche Kompetenz lässt sich die Fähigkeit des Therapeuten beschreiben, seinen beruflichen Aufgaben als Person standzuhalten. Er muss, um andere Menschen verstehen zu können, sich selbst einigermaßen kennengelernt haben, als Voraussetzung dafür, dass er die Probleme seiner Patienten und die eigenen Probleme nicht durcheinander bringt. Er muss allerdings nicht den Anspruch verfolgen, alle eigenen Probleme gelöst zu haben, ehe er seine Patienten bei deren Problemlösung unterstützt. Salopp gesagt: Für einen Wegweiser genügt es, den Weg zu weisen, er muss ihn nicht selber gehen. Da der Therapeut aber eine **Landkarte des Menschlichen** benötigt, um sich im Leben seiner Patienten orientieren zu können, benötigt er ausreichende Vorstellungen des spezifisch Menschlichen (vgl. Kap. 6.10). Psychotherapeutische Weiterbildungsinstitute haben sich seit jeher bemüht, durch Interviews oder Tests die persönliche Eignung künftiger Therapeuten vorab festzustellen (mit wenig überzeugendem Erfolg). Leichter ist es, die Nicht-Eignung infolge ausgeprägter Symptomatik oder persönlicher Schwierigkeiten zu fassen. Therapeut wird nicht selten jemand, der bereits einmal als Patient therapeutische Hilfe in Anspruch genommen und dabei die Überzeugung gewonnen hat, dass solche Hilfe möglich und wertvoll ist: 64 % der Weiterbildungsteilnehmer in Analytischer und Tiefenpsychologisch fundierter Psychotherapie haben Erfahrung mit eigenen Therapien (verglichen mit 22,7 % der verhaltenstherapeutischen Weiterbildungsteilnehmer) (Barthel et al. 2010). Interessant ist in diesem Zusammenhang auch die Zielsetzung der künftigen Therapeuten. „Menschen verstehen wollen“ oder „Einblick in menschliche Schicksale gewinnen“ wird von analytischen Weiterbildungsteilnehmern signifikant häufiger angegeben als von tiefenpsychologischen und verhaltenstherapeutischen Weiterbildungsteilnehmern. Hingegen scheint der Wunsch, aktiv therapeutisch zu handeln („Menschen helfen“) bei verhaltenstherapeutischen Weiterbildungsteilnehmern signifikant ausgeprägter als bei analytischen und tiefenpsychologischen Weiterbildungsteilnehmern.
Für die persönliche Kompetenz der Therapeuten, d. h. für ihre Stabilität als Persönlichkeit, gilt, wie schon erwähnt, die **Selbsterfahrung** als wichtigste Voraussetzung. Sie ist Bestandteil der Ausbildung in allen Verfahren; die Zufriedenheit damit ist allerdings bei analytischen und tiefenpsychologischen Ausbildungsteilnehmern signifikant größer als bei Verhaltenstherapeuten. Systematische Untersuchungen über die Effektivität der Selbsterfahrung liegen so gut wie nicht vor. Einerseits gibt es Äußerungen der Zufriedenheit: In einer Mitgliederbefragung unter Psychoanalytikern (Rudolf 1985) nannten 70 % die Selbsterfahrung als Antwort auf die Frage „Wovon haben Sie in ihrer Weiterbildung am meisten profitiert?“
Gleichwohl wird auch begründete Kritik geübt: Cremerius (1992) führt aus, dass die Lehranalyse unter Bedingungen der Institutsweiterbildung „alle Grundsätze der

Theorie und Technik verletzt", insbesondere weil der Lehranalytiker keine unabhängige Person ist, sondern Einfluss auf das berufliche Fortkommen des Analysanden ausübt. Kritisiert wird auch, dass die Ansprüche an den Umfang der Lehranalyse und damit auch die Kosten sowie die Ansprüche an die zu erreichenden Ziele ständig gewachsen sind. Bezogen auf die langen Lehranalysen, wird die Entwicklung von Abhängigkeiten beschrieben, die Idealisierung der Lehranalytiker und die Vermeidung realistischer Einschätzungen. Nach Beendigung müssen beide Seiten einen Prozess der Desillusionierung durchlaufen, der sich unter Umständen jahrelang hinzieht. In diesem Sinne äußert sich auch Kernberg (1984):

„Buchstäblich alle psychoanalytischen Institute sind gekennzeichnet von Idealisierung und Verfolgungsphantasien. Eine entscheidende Rolle bei der Einsetzung dieser Abwehrformen spielt die Idealisierung der Lehranalyse und des Lehranalytikers."

Thomä (1992) führt aus:

„Gibt man der Lehranalyse die Zielsetzung der Strukturveränderung, ist die Wahrscheinlichkeit, dass ein unendlicher Prozess eingeleitet wird, umso größer, wenn auf den Nachweis von Veränderungen verzichtet wird. Lehranalysen liegen im wissenschaftlichen Niemandsland."

Thomä fordert daher eine Begrenzung der Lehranalyse und kommt damit auf die Forderungen Freuds zurück, der 1937 ausführte, dass

„… die Eigenanalyse aus praktischen Gründen kurz und unvollständig sein kann und ihre Leistung erfüllt ist, wenn sie dem Lehrling die sichere Überzeugung von der Existenz des Unbewussten bringt, in die sonst unglaubwürdigen Selbstwahrnehmungen beim Auftauchen des Verdrängten vermittelt und ihm in einer ersten Probe die Technik zeigt, die sich in der analytischen Tätigkeit bewährt hat."

Ein spezielles Problem stellt sich bei der Frage nach verfahrens- oder methodenspezifischer Selbsterfahrung: Ist die für Psychoanalytiker lehrreiche Eigenanalyse ebenso zweckmäßig für tiefenpsychologisch fundierte Therapeuten oder für Kinder- und Jugendlichentherapeuten? Hier scheint es möglich „dass der Studierende im Fall einer verfahrensfremden Selbsterfahrung eine weniger alligiante Haltung zu seinem Behandlungsverfahren entwickeln könnte" (Berns 2006). Konsequenterweise sind manche tiefenpsychologischen Ausbildungsinstitute dazu übergegangen, auch die Selbsterfahrung im Setting der Tiefenpsychologisch fundierten Psychotherapie anzubieten. Das erscheint durchaus zweckmäßig und wäre auch wünschenswert für Kinder- und Jugendlichenpsychotherapeuten, die von kindertherapeutisch methodenspezifischer Selbsterfahrung (Elemente der Imagination, der Gestaltung, des Rollenspiels, Sandspiels usw.) sowie von gruppen- und familientherapeutischen Ansätzen für ihre Arbeit und ihr Selbstverständnis möglicherweise mehr profitieren würden als von langen Lehranalysen.

Zuletzt ist anzumerken, dass die Lehranalysen in der Regel in einem strikt abwehr- und übertragungsbezogenen, d. h. konfliktaufdeckendem Modus durchgeführt werden, was dazu führen kann, dass Teilnehmer mit strukturellen Unsicherheiten auch aus langen Selbsterfahrungen eher labilisiert als gefestigt hervorgehen.

7.3.5 Überlegungen zur Aus- und Weiterbildung

Wie können die im vorigen Abschnitt beschriebenen Kompetenzen erworben werden? Die Bedeutung der Selbsterfahrung, die das Ziel hat, ein vertieftes Selbstverständnis der eigenen Persönlichkeit zu vermitteln, bietet auch die Gelegenheit, Einstellungen und Interventionen des Lehrtherapeuten identifikatorisch zu übernehmen. Die generellen Vor- und Nachteile des Prinzips Lehranalyse wurden bereits diskutiert.

Ein ähnliches Rollenvorbild bietet der Supervisor, der durch die Art, wie er die Behandlung des Auszubildenden begleitet, wahrscheinlich die wichtigste Lehrfunktion ausübt. Er hat dabei zwei wichtige Aufgaben, eine allgemein didaktische (die Anleitung zum Verständnis der aktuellen Psychodynamik, der diagnostischen Akzentsetzung und therapeutischen Vorgehensweise) und eine speziell psychodynamische (die Triangulierung der dyadischen Patient-Therapeut-Beziehung und dadurch die Einführung einer neuen Perspektive im Blick auf unbewusste Aspekte des Beziehungssystems Patient-Therapeut). Mit seinem Stil gibt er, ähnlich wie der Lehrtherapeut, ein persönliches Beispiel für therapeutische Haltungen und therapeutische Arbeit vor dem Hintergrund seiner individuellen klinischen Erfahrung und persönlich bevorzugten theoretischen Annahmen.

Ein Problem aller Aus- und Weiterbildungen liegt in diesem Lernen am Vorbild, da es sich bei den Ausbildern (Dozenten, Supervisoren, Lehrtherapeuten) meist nicht um professionelle Lehrkräfte handelt, die für ihr Gebiet wissenschaftlich ausgebildet und didaktisch geschult wurden, sondern um „Alumni" (Richter 2005), d. h. um bewährte ältere Kolleginnen und Kollegen, die nach bestem Wissen ihre Erfahrungen an Jüngere weitergeben. Sie haben meist nicht die Zeit und die Qualifikation, sich den jeweils aktuellen Stand des Wissens im Überblick zu erarbeiten und mit geeigneten didaktischen Mitteln weiterzugeben. Da die meisten praktizierende Therapeuten sind, herrscht zumeist eine Skepsis gegenüber wissenschaftlichen Methoden und Ergebnissen, was dazu beiträgt, dass Psychotherapie nicht in erster Linie als wissenschaftlich begründete Disziplin, sondern als Kunst, Handwerk, als Sache gemeinsamer Überzeugung und geschätzter Tradition verstanden wird. Hier wäre eine wissenschaftliche Grundeinstellung wünschenswert, die bemüht ist, das psychotherapeutische Geschehen transparent und überprüfbar zu machen und weiterzuentwickeln. Das Lernen am Vorbild wird in dem bestehenden Modell positiv gesehen, wenngleich die Weiterbildungsteilnehmer mitunter durch allzu unterschiedliche Vorbilder und deren gegensätzliche theoretische Positionen irritiert werden.

Nähme man z. B. die Befunde der wissenschaftlichen Affekt- und Bindungsforschung ernst, müsste ein Großteil der Weiterbildung darauf verwendet werden, das unbewusste Beziehungsverhalten der einzelnen Therapeuten im Umgang mit unterschiedlichen Patienten zu reflektieren (z. B. anhand von Videoaufzeichnungen und Analysen des affektiven Austauschs) und es dadurch bewusst und handhabbar zu machen.

Aus dem Gesagten lässt sich eine Reihe von Konsequenzen für eine **fundierte psychodynamisch-psychotherapeutische Aus- und Weiterbildung** ableiten:

- **Selbsterfahrung**
  - Selbsterfahrung bei einem Therapeuten des eigenen Vertrauens (Abschaffung des Lehranalytikerstatus innerhalb des Instituts)
  - begrenzter Umfang der Selbsterfahrung (entsprechend den geltenden Facharztregelungen bzw. Regelungen des Psychotherapeutengesetzes)
  - Selbsterfahrung in der jeweils speziellen Methode (tiefenpsychologisch für Tiefenpsychologen, analytisch für Analytiker), ferner unter Nutzung von Einzel- und Gruppensetting; bei Kinder- und Jugendlichenpsychotherapeuten zusätzlich Erfahrungen in den spezifischen Techniken (Gestaltung, Spieltechniken, Imagination usw.)
- **Supervision**
  - didaktische und wissenschaftliche Qualifikation der Supervisoren
  - Ergänzung der traditionellen „Fallsupervision" durch therapeutische Übungen und Nutzung technischer Hilfsmittel (Videoanalyse)
- **theoretische Aus- und Weiterbildung**
  - **Stufe I:** Vermittlung psychodynamischer Grundkonzepte (Entwicklungspsychologie, unterschiedliche Ätiologien, Pathogenesen und Symptombildungen; interpersonelle und Beziehungssysteme; familiäre und gesellschaftliche Kontexte, anthropologische und philosophische Aspekte)
  - **Stufe II:** Vermittlung psychodynamischer Therapieprinzipien (psychodynamische Diagnostik, Gestaltung der therapeutischen Beziehung, therapeutische Bearbeitung von Abwehr und Konflikt, therapeutische Förderung struktureller Funktionen, Traumabewältigung)
  - **Stufe III:** Vermittlung settingbezogener Differenzierungen unter spezieller Indikationsstellung
    (Kurzzeittherapie zur Krisenintervention; haltgebendes Begleiten; fokussierte tiefenpsychologische Langzeittherapie; analytische Langzeittherapie; Gruppentherapie, Familientherapie, begleitende Elternarbeit)
  - **Stufe IV:** störungsbezogene Therapiemodifikationen
    (z. B. für Persönlichkeitsstörungen, Essstörungen, somatoforme Störungen, soziale Angst, Panik, chronifizierte Depression, Abhängigkeit und Sucht usw.)
- **praktische Erfahrungen**
  - Diagnostik und Befundbeschreibung bei einer großen Anzahl von Patienten (etwa 50 bis 100) aus unterschiedlichen klinischen Bereichen
  - supervidierte Therapien im Umfang der Facharztregelungen bzw. Regelungen des Psychotherapeutengesetzes
  - praktische Übungen in der Erstellung von Therapieplänen, im Schreiben von Therapieberichten, in der evaluativen Bewertung von Therapieprozessen und Behandlungsergebnissen

  - Erfahrungen mit kommunikativen Prozessen in frühen Beziehungen („Säuglingsbeobachtung“)
  - Kinder- und Jugendlichenpsychotherapie: Erfahrungen teilnehmender Beobachtung in unterschiedlichen Altersgruppen (Kleinkinder, Schulkinder, Adoleszente)
- **wissenschaftliche Erfahrungen**
  - Erwerb von Grundkenntnissen quantitativer und qualitativer Methoden der Psychotherapieforschung
  - Beteiligung an institutseigenen oder übergreifenden Projekten der Psychotherapieforschung.

Das ist eine Auflistung, die der Idealvorstellung entspricht, da sie Aspekte theoretischen Wissens, praktisch-therapeutischer Erfahrung und persönlicher Selbsterfahrung mit einer wissenschaftlichen Grundorientierung verknüpft. Vielleicht kann sie nicht in jeder Einrichtung realisiert werden, sie soll aber darauf hinweisen, dass es mehr braucht als das Studium historischer Schriften und kasuistischer Gruppendiskussionen, um eine solide psychotherapeutische Kompetenz zu entwickeln. Das psychotherapeutische Lehrbuch von Wöller und Kruse (2010) lässt z. B. erkennen, wie therapeutisches Verstehen, therapeutisches Wissen und therapeutische Kompetenz Schritt für Schritt erarbeitet werden können.

8 Rückblick: Ödipus, eine psychoanalytische Tragödie

8.1 Die psychoanalytische Sicht einer mythischen Thematik

In der psychoanalytisch gedeuteten antiken Ödipusthematik glaubte man, ein Grundmotiv menschlicher Konflikte gefunden zu haben. Bezogen auf die Entwicklungsaufgaben und -probleme der mittleren Kindheit umfasst Ödipalität jedoch sehr viel mehr als die Dynamik von Mutterbegehren und Vaterhass.

8.1.1 Die Götter und das Unbewusste

In der Antike kannten die Götter die Zukunft der Menschen, der Spruch des Orakels verkündete künftige Geschehnisse. Schon vor der Geburt des Ödipus erfährt sein Vater, Laios, dass dieser Sohn ihn töten werde. Bereits das neugeborene Kind hat die „Eigenschaft", ein künftiger Vatermörder zu sein. Darauf reagiert Laios mit dem Plan, das Kind seinerseits zu töten, bevor er von ihm vernichtet werden kann. Bekanntlich können beide dem über sie verhängten Schicksal nicht entrinnen.

Unser Bedürfnis, plausible Erklärungen für solche Entwicklungen zu finden, bleibt fürs Erste unbefriedigt. So haben es die Götter gewollt, Gründe werden nicht genannt, der Mensch ist seinem möglicherweise tragischen Schicksal ausgeliefert.

Hier setzt im Einklang mit Ideen der Aufklärung die psychoanalytische Deutung des Geschehens ein: An die Stelle des von den Göttern verhängten Schicksals wird das Unbewusste gesetzt, das mit seinen Triebimpulsen und Affektspannungen das Leben eines Menschen von innen her schicksalhaft bestimmt. Nicht die unsichtbaren himmlischen Mächte sind wirksam, sondern die ebenso unsichtbaren Wirkkräfte der eigenen unbewussten Persönlichkeit. Anstatt anzunehmen, jemand sei, von Amors Pfeil getroffen, in den Zustand verzehrender Liebe versetzt worden, lautet die Erklärung, jemand sei von einem unbewussten inneren Begehren erfasst worden, das ihn unstillbar antreibt und unter Umständen ins Unglück reißt. In beiden

Erklärungen sind Realitätssinn und Rationalität außer Kraft gesetzt, der Betroffene muss handeln, wie es die Götter oder das Unbewusste verlangen, auch wenn er daran zugrunde geht.
Der entscheidende Unterschied beider Konzeptionen liegt in den Konsequenzen für das eigene Handeln. Das göttlich verordnete Schicksal kann man bestenfalls demütig annehmen, mit den inneren unbewussten Kräften aber kann man sich, so die Hoffnung der Psychoanalyse, eigenverantwortlich auseinandersetzen und seine Situation selbst gestalten. Dieser Schritt spiegelt den Wechsel von religiösen Überzeugungen zu psychologischen Einstellungen wider.

8.1.2 Die Formulierung des Ödipus-Komplexes

Die psychologische Frage, die bereits der schon erwähnte Karl Philipp Moritz Ende des 18. Jahrhunderts gestellt hatte, richtet sich darauf, welche und wie viele solcher psychologischer Konstellationen es gibt, die menschliches Handeln von innen her bestimmen. Auf diese Frage gibt Sigmund Freud eine dezidierte Antwort, die zunächst einmal dadurch überrascht, dass sie nicht den Erwachsenen, sondern die kindliche Persönlichkeit in den Mittelpunkt stellt.
In der Beziehungskonstellation zwischen etwa vier- bis sechsjährigen Kindern, ihren Vätern und Müttern registriert Freud eine rivalisierende Einstellung des Knaben zum Vater und liebevolle Gefühle gegenüber der Mutter. Dieser Tatsache schreibt er eine ganz besondere Bedeutung zu, zumal er sie auch bei sich selbst registriert hatte.

„Ein einziger Gedanke von allgemeinem Wert ist mir aufgegangen. Ich habe die Verliebtheit in die Mutter und die Eifersucht gegen den Vater auch bei mir gefunden und halte sie jetzt für ein allgemeines Ereignis früher Kindheit." (Freud an Fließ 1897, zit. nach Wolf 1998)

Freud sieht sich in dieser Annahme bestätigt durch die Tatsache, dass er das Thema auch in Träumen von Patienten findet. Als weiteren Beleg dafür führt er die antike Ödipus-Thematik an.

„Das Altertum hat uns zur Unterstützung dieser Erkenntnis einen Sagenstoff überliefert, dessen durchgreifende und allgemein gültige Wirksamkeit nur durch eine ähnliche Allgemeingültigkeit der besprochenen Voraussetzungen aus der Kinderpsychologie verständlich wird. Ich meine die Sage vom König Ödipus und das gleichnamige Drama des Sophokles." (Freud G. W. II, S. 267)

Freud sieht die starke Wirkung dieser Tragödie auf die Zuschauer durch die „Besonderheit des Stoffes" begründet.

„Es muss eine Stimme in unserem Inneren geben, welche die zwingende Gewalt des Schicksals im Ödipus anzuerkennen bereit ist (…) Sein Schicksal ergreift uns nur darum, weil es auch das unsrige hätte werden können, weil das Orakel vor unserer

Geburt denselben Fluch über uns verhängt hat wie über ihn. Uns allen vielleicht war es beschieden, die erste sexuelle Regung auf die Mutter, den ersten Hass und gewalttätigen Wunsch gegen den Vater zu richten; unsere Träume überzeugen uns davon. König Ödipus, der seinen Vater Laios erschlagen und seine Mutter Jokaste geheiratet hat, ist nur eine Wunschvorstellung unserer Kindheit." (Freud G. W. II, S. 269)

Und an anderer Stelle heißt es,

„Jeder (...) war einmal im Keime und in der Phantasie ein solcher Ödipus, und vor der hier in die Realität gezogenen Traumerfüllung schaudert jeder zurück mit dem ganzen Betrag der Verdrängung, der seinen infantilen Zustand von seinem heutigen trennt." (Freud an Fließ 1897)

Das Prinzip der konflikthaften Dynamik unbewusster Triebwünsche, fokussiert auf die ödipale Thematik, wurde zum eigentlichen Kennzeichen – man könnte auch sagen zum zentralen Glaubenssatz – der Psychoanalyse, an dem sich fortan die Geister scheiden würden.

„Keine der Ermittlungen der psychoanalytischen Forschung hat so erbitterten Widerspruch, ein so grimmiges Sträuben und – so ergötzliche Verrenkungen der Kritik hervorgerufen, wie dieser Hinweis auf die kindlichen, im Unbewussten erhalten gebliebenen Inzestneigungen." (Freud G. W. IX, zit. nach G. W. II, S. 270)

Freud war überzeugt, hier ein hoch bedeutendes Thema berührt zu haben:

„Der hier zuerst in der ‚Traumdeutung' berührte ‚Ödipus-Komplex' hat durch weitere Studien eine ungeahnt große Bedeutung für das Verständnis der Menschheitsgeschichte und der Entwicklung von Religion und Sittlichkeit gewonnen." (Freud 1913, zit. in G. W. II, S. 270)

8.1.3 Der psychologische Inhalt der „ödipalen" Thematik

In der psychotherapeutischen Praxis ist die **Vaterproblematik** vieler Patienten unübersehbar. Neben der Rivalität mit dem Vater um die Liebe der Mutter werden vielfältige Aspekte erkennbar, beispielsweise die sehnsüchtige Suche nach einer väterlich starken Person, die anleitet, schützt und Vorbild gibt, die Auflehnung gegen einen starken Vater, der Mutter und Kinder tyrannisiert, die Enttäuschung über einen lieblos-desinteressierten, unter Umständen selbst am Leben gescheiterten Vater, der Schmerz der Vaterlosigkeit bei früh gescheiterter Ehe der Eltern, die Bitterkeit, welche die Erfahrung aggressiven und sexuell übergriffigen Verhaltens des Vaters (häufiger des Stiefvaters) hinterlässt. Viele dieser mehr oder weniger unbewussten Gefühlseinstellungen können miteinander verwoben sein, beispielsweise wenn hinter der Idealisierung eines großartigen Vaters die Enttäuschung über seine letztlich erfolgte Abwendung oder der Hass angesichts seiner Machtausübung steht.

Die Kennzeichnung einer Problematik als ödipal meint insbesondere, dass die schwierige Einstellung dem Vater gegenüber durch eine ebenso **problematische Mutterbeziehung** zu einer schwierigen **Dreickecksbeziehung** ergänzt wird. Sie macht die eigentliche pathogene Konfliktspannung aus, insbesondere indem sie den Bewegungs- und Entwicklungsspielraum des Kindes einschränkt. Nicht zuletzt wird das Thema der Ödipalität durch die Geschlechtszugehörigkeit der Patienten ausgestaltet: Entworfen für die Situation eines männlichen Patienten musste das ödipale Konzept für weibliche Patienten auf komplizierte Weise umformuliert werden.

Es darf nicht vergessen werden, dass sich die psychoanalytische Beschreibung der Vaterthematik auf eine Vaterfigur des ausgehenden 19. und beginnenden 20. Jahrhunderts bezieht. In dieser Zeit war der Vater für Unterhalt und Ansehen der Familie allein verantwortlich, er war unbestrittener Herr des Hauses, gegenüber Frau und Kindern nicht nur in allem weisungsberechtigt, sondern sogar mit dem Recht auf körperliche Züchtigung ausgestattet, er war von Gottes Gnaden ein Souverän im Kleinen.

Der Komplex des Ödipalen wird hinsichtlich seiner Entwicklung auf neurotische Familienprobleme der mittleren Kindheit bezogen, etwa auf das vierte bis sechste Lebensjahr. Das ist eine Altersstufe, in der viele wichtige Reifungsschritte stattfinden. Die kognitive Entwicklung ist soweit gediehen, dass das Kind seine eigene kindliche Identität im Unterschied zu jener der erwachsenen Generation wahrnehmen kann („Ich bin ein Kind, kein Erwachsener" oder eventuell auch „Ich bin aus der exklusiven Erwachsenenbeziehung der Eltern ausgeschlossen"). Ebenso kann es seine eindeutige psychosexuelle Identität wahrnehmen („Ich bin ein Junge, kein Mädchen"), woraus sich spezielle Beziehungen zu dem gleich- und gegengeschlechtlichen Elternteil ableiten. Diese Beziehungsvielfalt unterscheidet sich von dem vorausgegangenen vorwiegend dyadischen Beziehungsmodus, in dem die Hauptbindungsperson (häufig die Mutter) zentrale Bedeutung besaß, während jetzt „der Dritte" eine gleichwertige Rolle spielt. Die Fähigkeit der Realitätsprüfung des Kindes hat sich soweit differenziert, dass es über Sein und Nicht-Sein, z. B. über Geburt und Tod und im Zusammenhang damit auch über Aspekte der Sexualität nachdenken kann. Das Selbst ist in seinen psychischen Substrukturen soweit entwickelt, dass das Kind sein Tun an normativen Standards (Über-Ich) zu messen und auf Ideale (Ich-Ideal) auszurichten vermag. Damit umfasst der Begriff Ödipuskomplex sehr viel mehr als die ursprüngliche Triebthematik von Vaterhass und Mutterbegehren. Er steht für eine Fülle von psychischen Fehlentwicklungen und Konflikten im Felde triangulärer Beziehungen. Die Probleme beginnen möglicherweise bereits mit der Tatsache, dass ein Kind angekommen ist und aus den Partnern ein Elternpaar gemacht hat. Insbesondere wenn ein dyadisch ausschließliches Bindungsbedürfnis eines Partners sich auf den anderen richtete, kann das Kind zum bedrohlichen Rivalen werden. Das gilt speziell für die Bindungs- und Versorgungswünsche des Vaters, vor allem dann, wenn die Mutter den Sohn nicht nur mütterlich liebt, sondern das Männliche des Sohnes narzisstisch idealisiert. Dann hat der Vater unter Umständen zurecht das Gefühl, dass er im Vergleich zu dem Sohn schlecht abschneidet, dass ihm ein Rivale erwächst, der nicht nur die Mutter, sondern auch die Frau für sich beansprucht und ihn als Mann entwertet.

Alle jungen Eltern müssen sich mit diesen Entwicklungsaufgaben beschäftigen und erleben in der mittleren Kindheit, wenn das Kind handlungs- und sprachfähig geworden ist, unter Umständen die „ödipale“ Zuspitzung dieser Thematik.

8.2 Die Figur des Ödipus

Die familiendynamische Betrachtung der antiken Figur Ödipus lässt erkennen, wie alle Beteiligten über die Generationen hinweg gefangen sind in einem Gewebe aus zerstörerischen Aktionen und Sühnebemühungen. Den historischen Hintergrund bildet der Wertewandel in der Umschichtung der archaischen Gesellschaften.

8.2.1 Der familiäre und gesellschaftliche Hintergrund

Inwieweit lassen sich die beschriebenen psychoanalytischen Annahmen aus der antiken Ödipus-Tragödie bestätigen?

Ein Blick auf den Mythos lässt erkennen, dass die Situation viel komplexer ist, wenn das familiäre Beziehungsgefüge und die transgenerationalen Linien mitbeachtet werden.

Der Vater des Ödipus, König Laios ist kinderlos verheiratet mit Jokaste. Das deshalb befragte Orakel teilt ihm mit, dass, wenn er einen Sohn bekomme, dieser ihn töten und seine Mutter heiraten werde. Laios verstößt daraufhin Jokaste, um kein Kind mit ihr zu bekommen. Ihr aber gelingt es durch eine List, ihn betrunken zu machen und sich von ihm schwängern zu lassen. Als das Kind geboren ist, nimmt Laios es der Amme weg, bindet ihm die durchbohrten Füße zusammen und setzt es in einem Bergwald aus. Es wird dort von Hirten gefunden und zu König Polybos gebracht, der, bisher kinderlos, den Knaben als seinen Sohn aufzieht.

Ödipus ist also ein Findelkind oder Adoptivkind, das von seinem leiblichen Vater Laios getötet werden sollte, von seiner Mutter zwar gewünscht empfangen wurde, aber nach seiner Geburt nicht mehr geschützt werden konnte. Der mörderische Vater Laios seinerseits handelt aus Angst, dass Ödipus ihn töten werde, wie es das Orakel angekündigt hat. Die mörderische Seite des Sohnes Ödipus wiederum ist ein Fluch, der auf Laios lastet als Strafe für frühere Vergehen.

Laios war, unklar wegen welcher Tat, verfemt worden und hatte Gastrecht gefunden am Hofe des König Pelops. Dort verliebte er sich in dessen Sohn Chrysippos, einen schönen Knaben, den er entführte und dessen Liebhaber er wurde. Die Frau des Königs Pelops erstach den Knaben Chrysippos im Bett des Laios, aber nicht wegen der ungehörigen Liebschaft, sondern aus Eifersucht, denn dieser Sohn war nicht ihr leibliches Kind, sondern ein Bastard, den König Pelops mit einer Nymphe gezeugt hatte. Nun fürchtete sie, dass er ihren leiblichen Söhnen vorgezogen werden könnte.

Schuld und Vergeltung sind ein durchgängiges Thema im Verlauf dieser Geschichte. König Pelops hat seine Frau betrogen und wäre bereit, diesen Sohn den gemeinsa-

men Söhnen vorzuziehen. Die Frau des Königs Pelops trägt Schuld, indem sie diesen Knaben aus Eifersucht tötet. Laios ist ein Schuldiger, der das Gastrecht missbraucht und seinem Gastgeber das Kind geraubt und es verführt hat.
Das Drama spielt in einer weit zurückliegenden Zeit, die uns heute fremd erscheint. Um Liebe und Erotik geht es in antiken Mythen selten. Die heldenhaften Männer sind wahre Kampfmaschinen, ständig dabei, Städte, Festungen und Throne zu erobern. Sie töten solange, bis sie selber getötet werden. Die Frauen sind für sie Beutestücke und Ehrenpreise, die von älteren Männern an jüngere verschenkt oder von jüngeren den älteren abgejagt werden. Kinder haben es schwer zu überleben, sie werden ausgesetzt und von Tieren getötet oder mit göttlicher Hilfe am Leben erhalten. Liebe und sexuelles Begehren sind, wenn sie vorkommen, seelische Ausnahmezustände, ausgelöst durch den Pfeilschuss der Götter. Treue ist aufseiten der Männer kein Thema, sie wechseln die Frauen, die sie jeweils mit den eroberten Städten angeboten bekommen, was aber zuweilen die Rache der gekränkten Gattinnen auslöst, z. B. bei Medea, die aus diesem Grund ihre Kinder schlachtet und sie ihrem Mann als Speise vorsetzt.
Wir heutigen Menschen haben Mühe, die „Botschaften" der Tragödien zu verstehen, weil sie auf weit zurückliegende gesellschaftliche Themen Bezug nehmen. Es geht dabei wohl insbesondere um den Wertewandel beim Übergang von matriarchalischen zu patriarchalischen Gesellschaften und um die Verdeutlichung der jeweils strafwürdigen Tabus (Borkenau 1957; Wolf 1998).

8.2.2 Die psychologische Situation des Ödipus

Ödipus hat ein schwieriges Erbe in seinem unväterlichen, pädophilen Vater und seiner hilflosen Mutter. Er ist ein von seinen Eltern ausgestoßenes, dem Tode überantwortetes Kind, das zufällig überlebt und als Adoptivkind aufwächst. Er ist nicht sicher gebunden, er kämpft mit heftigen Impulsen und drängenden Beziehungswünschen, die er selbst nicht versteht und die nicht in adäquate Bahnen gelenkt werden können. Er wird von seinen Adoptiveltern liebevoll erzogen, spürt aber seine Fremdheit und zeigt, wie man bei Hofe munkelt, keinerlei Ähnlichkeit mit seinen Eltern.
Auch er versucht, seinem durch ein Orakel angekündigten Schicksal von Vatermord und Inzest zu entfliehen und sein Heil in der Fremde zu suchen. In der ersten zufälligen Begegnung mit seinem ihm unbekannten leiblichen Vater anerkennt er diesen nicht als eine höherstehende ältere Person. Im Streit darum, wer wem auf der Straße Platz machen muss, erschlägt er im Jähzorn den Mann, der sein leiblicher Vater ist, den er aber nie als Vater erlebt hat. (Nach einer anderen Version reagiert Ödipus zornig auf den sexuellen Verführungsversuch des Laios.)
Ödipus ist aber nicht nur jähzornig, sondern auch tapfer und klug. Es gelingt ihm, das zu leisten, was sein Vater vergeblich versucht hat, nämlich Theben von der Tyrannei der Sphinx zu befreien. Man bietet ihm zum Dank die Rolle des Herrschers über Theben an, dabei übernimmt er nicht nur den Thron und die Macht, sondern auch die Witwe seines verschwundenen Vorgängers. Diese, dem Ödipus unbekannte Frau ist seine Mutter, die er nie als solche erlebt hat. Jokaste ist auch hier wie zuvor lediglich Objekt politischer Entscheidungen, nicht aktiv handelnd. Von der Schuld, ihr Kind

nicht geschützt zu haben, ist nicht die Rede. Später übernimmt sie die Verantwortung für die inzestuöse Beziehung zu ihrem Sohn und tötet sich selbst.
Der von seinen Eltern verstoßene Ödipus ist zugleich parentifiziert, indem er die von seinem Vater ungelösten Aufgaben übernimmt. Er ist ein Frühgestörter mit entsprechenden Identitätsproblemen und der Bereitschaft, die Aufgaben seiner Parentifizierzung mit narzisstischer Großartigkeit zu erfüllen, aber auch mit zunächst eingeschränkter Affektregulierung, wie sein Jähzorn zeigt. Dass sein Leben unter diesem Stern steht, ist nicht seine Schuld, sondern sein Schicksal, das entscheidend transgenerational geprägt ist. In drei Generationen der Familie geht es immer wieder um Töten aus Jähzorn und Geltungssucht oder aus Eifersucht, aus Rache und aus Angst davor, selber getötet zu werden. In einem solchen Fluss von Ereignissen wird Ödipus schicksalhaft schuldlos schuldig.
Seine Größe aber liegt in seiner Bereitschaft, dieses Schicksal als von den Göttern gegeben auf sich zu nehmen und Buße zu tun. Als er die Zusammenhänge erkennt, wendet er den Blick vom Glanz der äußeren Welt ab und richtet ihn, indem er sich die Augen aussticht, nach innen. Als Ödipus in der Verbannung in Kolonos eintrifft, erscheint er als blinder hilfloser Bettler, zugleich aber auch als weiser Seher. Lebensrettende Begleitung findet er durch seine liebevolle Tochter Antigone, während er seine beiden um den Thron von Theben kämpfenden Söhne verflucht, so dass sich das blutige Geschehen in einer weiteren Generation fortsetzt. Die beiden Söhne töten sich gegenseitig im Zweikampf, die Tochter Antigone wird von Kreon in eine Höhle gesperrt, in der sie sich erhängt. Ihr Verlobter, Sohn des König Kreon, tötet sich deshalb selbst mit dem Schwert, ebenso seine Mutter.
Ein Blick auf den familiären Kontext lässt uns besser verstehen, was Ödipus an Affekten und Impulsen in sich trägt. Die ganze Wucht des inneren Dramas, der weitergereichten Traumatisierungen und der strukturellen Schädigungen offenbart sich erst, wenn wir den Blick über das Individuum hinaus auf seine Geschichte und die seiner vorausgegangenen und nachfolgenden Generationen ausweiten.
Wenn wir strukturbezogen arbeiten, gilt es, die unzureichende Förderung des Patienten durch seine Angehörigen oder gar seine schwere Belastung oder Traumatisierung durch sie zu erkennen. Zugleich ist es wichtig, ein Verständnis für die Situation der Eltern und für die Vorgeneration zu erarbeiten. Wir sehen dann die Opfererfahrung der Täter und deren schuldhaft schuldlose Verstrickung im Sinne eines unvermeidbar weitergegebenen Schicksals, so wie es in archaisch grausamer Ausprägung am Beispiel des Ödipus erkennbar wird. Seine Lebensentwicklung verweist auch auf mögliche Lösungen, die therapeutisch unterstützt werden sollten: Es gilt, das Schicksal anzunehmen und sich mit dem eigenen Leben zu versöhnen, ebenso mit jenen Menschen, die das persönliche Leid verursacht haben. Das setzt voraus, dass der suchende Blick nicht mehr auf äußere Ziele und eventuelle Angreifer gerichtet ist, sondern sich, wie bei Ödipus nach seiner Blendung, im Sinne der Selbstreflexion nach innen wendet und ihn damit eine Selbstverantwortung gewinnen lässt.

8.3 Die psychoanalytische Tragödie

Die Auseinandersetzung um die Gültigkeit des psychoanalytischen Ödipusverständnisses in der ersten Hälfte des 20. Jahrhunderts spiegelt die Tendenz der Psychoanalyse, sinnstiftende Annahmen nicht als vorläufige, wissenschaftlich zu prüfende Hypothesen zu nehmen, sondern sie als „Lehren" von unantastbarer Autorität zu tradieren. Das schafft eine spannungsreiche Gruppendynamik, die häufig nur durch Abspaltungen gelöst werden kann. Eine moderne psychodynamische Psychotherapie sollte aus den Erfahrungen lernen, um sie nicht wiederholen zu müssen.

Das Diktum vom Ödipuskomplex als dem Kern der Neurosen wurde zum Kernstück psychoanalytischer Theorie:

„Im Mythos vom Ödipus verdichtete sich für Freud die konflikthafte Dynamik unbewusster Wünsche und Phantasien. Damit vollzog er den Schritt vom individuellen Trauma zum ubiquitären Konflikt." (Schlösser u. Höhfeld 1998, S. 9)

Generationen von Psychoanalytikern haben fortan versucht, diese zentrale unbewusste Konfliktdynamik bei ihren Patienten aufzufinden und durchzuarbeiten. Im Laufe der Jahre kamen viele von ihnen aufgrund ihrer therapeutischen Erfahrungen zu andersartigen Einsichten, so dass heute, nach rund hundert Jahren die ödipale Thematik überwiegend als ein Entwicklungsthema und ein möglicher unbewusster Konfliktbereich neben anderen angesehen wird. Das eigentliche Skandalthema des Inzestwunsches verlor seine Brisanz, als deutlich wurde, dass sich sexuelle Appetenz gerade nicht auf die vertrauten Nächsten richtet, sondern auf bisher unbekannte Fremde, so dass sich gegenüber den Vertrauten ein Inzesttabu aufbaut (Bischof 1985). Darüber hinaus verschob sich das Interesse ohnehin von triebtheoretischen Annahmen der Pathogenese stärker zu Beziehungsthemen, womit auch die Annahme einer sexuellen Genese neurotischer Störungen an Bedeutung verlor.
Im ersten Drittel des 20. Jahrhunderts jedoch bedeuteten geäußerte Zweifel am Primat des Ödipuskomplexes für viele Psychoanalytiker noch schwere Auseinandersetzungen mit der psychoanalytischen Gemeinschaft und nicht selten den Ausschluss. Die psychoanalytische Ödipushypothese, auf die damalige Theoriediskussion angewendet, bedeutete: Wer sich gegen die Vaterautorität wendet und sich gegen die vom Vater formulierten Gesetze auflehnt, ist im ödipalen Sinne ein latenter Vatermörder, der die Mutter Psychoanalyse in seinen Besitz nehmen möchte. Der Übervater Freud erwies sich dabei meist als der Stärkere, der die aufrührerischen Brüder und Söhne aus der Gemeinschaft verstieß.

„Etwas müde von Kampf und Sieg teile ich Ihnen mit, dass ich gestern die ganze Adlerbande (6 Stück) zum Austritt aus dem Verein genötigt habe. (...) dennoch beharrten sie auf ihrem Recht, bei uns zu bleiben, natürlich um sich auf parasitärem Wege mit Anregungen und Stoff zum Verdrehen zu versorgen. Ich habe diese Symbiose unmöglich gemacht." (Freud an Jung 1911, Briefwechsel 1974, S. 493)

Ein Jahr später ist es Jung selbst, der sich bei Freud beklagt:

„... dass Sie – verzeihen Sie mir den unerbietigen Ausdruck – meine Arbeit nicht nur wenig sondern sehr viel unterschätzen." (Briefwechsel, S. 583)

1914 schreibt Jung schließlich:

„Ich habe mich (...) überzeugen lassen, dass meine Anschauungen in einem so schroffen Kontrast zu den Auffassungen der Mehrzahl der Mitglieder unseres Vereins stehen, dass ich mich nicht mehr als die zum Vorsitz geeignete Persönlichkeit betrachten kann." (Briefwechsel, S. 613)

Im gleichen Jahr verlässt Jung mit der Ortsgruppe Zürich die internationale Vereinigung. Adler und Jung sind nur zwei prominente Beispiele für diese Form der Auseinandersetzung, Rank trifft es ebenso. Er hatte Freud durch die Bemerkung provoziert, er könne sein eigenes Unanalysiertsein „nach allem, was ich an Resultaten von analysierten Analytikern gesehen habe, nur als ein Glück bezeichnen" (Briefwechsel Freud Eitingon, S. 355). Freud berichtet Eitingon (1924) von der abschließenden Auseinandersetzung mit Rank, dem er vorwarf:

„Einer nach dem anderen von den Leuten, die Sie analysiert haben, stand auf und erzählte als Resultat der Anregung, die er von Ihnen empfangen, der eine, dass man Träume nicht mehr deuten brauche, der andere, dass man die ganze Sexualität los sei." (Briefwechsel, S. 372)

Wie so häufig endete die Auseinandersetzung mit der entwertenden Feststellung, dass Rank „seine Neurose zu Hilfe nehmen musste" und dass „der Trotz des schlimmen Kindes die Oberhand behielt" (Briefwechsel, S. 373).
Auch die Beziehung zu Ferenczi hatte schwer belastet geendet. 1932 schreibt Freud an Eitingon:

„Er [Ferenczi] war nicht überströmend mitteilsam, aber einiges hat er den beiden doch verraten. Es gibt keine Sexualkonstitution, speziell keine sadistisch anale Phase, auch keinen Ödipuskomplex, der Knabe will den Vater nicht umbringen. All das und gewiss noch manches andere haben wir den Patienten vorgeredet, sie reden es nach und spielen uns eine Komödie vor." (Briefwechsel, S. 825)

Auch Ferenczi wird wie ein Kranker behandelt, „den man gegen sich selbst schützen muss". Mit Reich entwickelt sich die Situation ähnlich spannungsvoll. Eitingon betont gegenüber Freud, man müsse dringend vermeiden, dass Reich in den Unterrichtsausschuss gewählt werde, nachdem Reich erklärt habe, dass es zweierlei Psychoanalyse gebe. Eitingon betont Freud gegenüber:

„Den Schülern könne aber jedenfalls nur das gelehrt werden, was die Majorität mit Ihnen für Psychoanalyse halte." (Briefwechsel, S. 837)

Freuds Autorität war schon lange die eines Patriarchen, der es seinen leiblichen und geistigen Söhnen nicht leicht machte, worauf Emma Jung vorsichtig hinweist:

„Man ist ja gewiss nicht ungestraft eines großen Mannes Kind, wenn man schon von gewöhnlichen Vätern solche Mühe hat, loszukommen. Und wenn nun dieser bedeutende Vater gar noch Sinn für Patriarchismus hat, wie Sie ja selbst sagten!" (Brief Emma Jung an Freud 1911, Briefwechsel 1974, S. 504)

Freud selbst ist überzeugt davon, dass die Klage der Jüngeren sich allein aus deren Neurosen ableite:

„… würde er mich fragen, wann (im Original warum) ich solche Versuche zur geistigen Unterdrückung unternommen habe, und ich müsste sagen: Ich weiß es nicht. Ich glaube nie. Adler hat allerdings ähnliches beklagt, aber ich bin der Überzeugung, dass er seine Neurose hat reden lassen." (Briefwechsel, S. 545)

Freud lässt in dem gleichen Brief an C. G. Jung erkennen, dass er auf der Suche nach jemandem sei, „der mir zugleich Freund, Gehilfe und Erbe sein kann". An diesem Anspruch sind viele gescheitert und viele andere haben ihm ihre bedingungslos Loyalität angetragen, ohne ihn letztlich überzeugen zu können.
An dieser Stelle wird ein tragisches Element der Psychoanalyse erkennbar. Da sie sich auf keine wissenschaftliche Methode einigen konnte, die geeignet wäre, die Fundiertheit und Brauchbarkeit einer psychoanalytischen Hypothese zu prüfen, bleibt ihr nur die persönliche Auseinandersetzung zwischen Autoritäten und solchen, die sich gegen sie stellen. Solche Vorgänge sind aus politischen und religiösen Bewegungen bekannt. Sie stützen sich auf Diskursformationen, von denen Foucault sagt, dass sie die Eigenschaft haben, geboren zu werden und sterben zu müssen, d. h. sie sind an den jeweiligen Zeitgeist gebunden und daher nur zeitlich begrenzt überlebensfähig. Eine Disziplin, die sich als Wissenschaft versteht, kann sich im Umgang mit ihren Hypothesen nicht allein auf Diskurse verlassen und auf Autoritäten stützen. Die Idee, dass ein Psychoanalytiker in seinem therapeutischen Handeln gleichzeitig forschend tätig sei und wissenschaftliche Ergebnisse erziele – das viel zitierte Junktim von Forschen und Heilen – ist, sofern sich Forschung darauf beschränkt, eine Fehleinschätzung; mehr als Hypothesengenerierung kann auf diesem Wege nicht erzielt werden. Bedauerlicherweise fehlt bei manchen Psychoanalytikern das Bewusstsein, dass auch ihre Hypothesen geprüft und gegebenenfalls revidiert werden müssen, dass sie also nur vorläufig gültig sind und auf der Grundlage neuerer Forschungsergebnisse immer wieder überarbeitet werden müssen (vgl. Rudolf 2005c). In Kapitel 7.1.3 wird die Notwendigkeit und die Möglichkeit der Evidenzbasierung für psychotherapeutische Methoden diskutiert. Eine Psychodynamische Psychotherapie, die aus diesen Erfahrungen gelernt hat, sollte sich in ihrer Theorie und Praxis auf das beziehen, was wissenschaftlich belegt ist und sich nicht aus falsch verstandener Loyalität überwiegend an das Tradierte halten.
Diese Bilanz macht deutlich, dass Psychodynamische Psychotherapie nicht in erster Linie vor der Aufgabe steht, ein Erbe zu verwalten, sondern verantwortungsbewusst

und kritisch prüfend mit dem Ererbten umzugehen, so dass nach und nach ein Kanon von gesichertem Wissen gebildet werden kann. Die Tatsache, dass eine solche forschungsoffene Einstellung bei vielen der noch sehr jungen Weiterbildungsteilnehmern beobachtet werden kann, stimmt hoffnungsvoll.

Literatur

Adler A. (1909): Über neurotische Dispositionen, zugleich ein Beitrag zur Ätiologie und zur Frage der Neurosenwahl. In: Adler A. (2007): Persönlichkeit und neurotische Entwicklung. Bd. 1. Göttingen: Vandenhoeck & Ruprecht. S. 82–102.

Adler A. (1933): Der Sinn des Lebens. In: Alfred Adler Studienausgabe Bd. 6. Herausgegeben von R. Brunner. S. 25–176.

Alexander F. (1951): Psychosomatische Medizin. Berlin: DeGruyter.

Arbeitskreis OPD (Hrsg.) (1996): Operationalisierte Psychodynamische Diagnostik. Grundlagen und Manual. Bern: Huber.

Arbeitskreis OPD (Hrsg.) (2006): Operationalisierte Psychodynamische Diagnostik OPD-2. Diagnostik und Therapieplanung. Bern: Huber.

Argelander H. (1970): Das Erstinterview in der Psychotherapie. Darmstadt: Wissenschaftliche Buchgesellschaft.

Backenstrass M., Mundt Ch. (2008): Affektive Störungen. In: Herpertz S. C., Caspar F., Mundt Ch. (Hrsg.): Störungsorientierte Psychotherapie. München, Jena: Urban & Fischer. S. 371–411.

Balint M. (1932): Charakteranalyse und Neubeginn. In: Balint M. (1966): Die Urformen der Liebe und die Technik der Psychoanalyse. Bern, Stuttgart: Huber, Klett. S. 187–202.

Balint M. (1970): Therapeutische Aspekte der Regression. Stuttgart: Klett (englisch 1968).

Balint M., Balint E. (1962): Psychotherapeutische Techniken in der Medizin. Stuttgart: Klett.

Barthel Y., Lebiger-Vogel J., Beutel M., Leuzinger-Bohleber M., Rudolf G., Zwerenz R., Schwarz R. (2010): Kandidaten in der psychotherapeutischen Ausbildung – Zugang und Zufriedenheit. Forum der Psychoanalyse 26 (1); 87–100.

Bateman A., Fonagy P. (2004): Psychotherapy for Borderline Personality Disorder. Mentalization Based Treatment. Oxford: University Press.

Benecke C., Koschier A., Peham D., Bock A., Dahlbender R. W., Biebel W., Doering S. (2009): Erste Ergebnisse zu Reliabilität und Validität der OPD-2-Strukturachse. Z Psychosom Med Psychother 55; 84–96.

Benjamin L. S. (1996): Interpersonal Diagnosis and Treatment of Personality Disorders. 2nd ed. New York: Guilford Press.

Berns U. (2006): Psychotherapieausbildung im Licht empirischer Therapieforschung. Psychotherapeut 51; 26–34.

Bischof N. (1985): Das Rätsel Ödipus. Die biologischen Wurzeln des Urkonflikts von Individualität und Autonomie. München: Piper.

Blagys M. D., Hilsenroth M. J. (2002): Distinctive activities of cognitive-bahavioral therapy. A review of the comparative psychotherapy process literature. Clin Psychol Rev. 22; 671–706.

Borkenau F. (1957): Zwei Abhandlungen zur griechischen Mythologie. Psyche XI. S. 1–27.

Bowlby J. (1951): Maternal Care and Mental Health. WHO Monograph Series. Genf (deutsch 1973).

Brandl Y., Bruns G., Gerlach A., Hau S., Janssen P. L., Kächele H., Leichsenring F., Leuzinger-Bohleber M., Mertens W., Rudolf G., Schlösser A. M., Springer A., Stuhr U., Windaus E. (2004): Psychoanalytische Therapie. Eine Stellungnahme für die wissenschaftliche Öffentlichkeit und für den Wissenschaftlichen Beirat Psychotherapie. Forum Psychoanal 20; 13–125.

Carus C. G. (1846): Psyche. Zur Entwicklungsgeschichte der Seele. Pforzheim: Flammer und Hoffmann.

Cierpka M. (Hrsg.) (1996): Handbuch der Familiendiagnostik. Berlin, Heidelberg: Springer.

Cierpka M., Buchheim P. (Hrsg.) (2001): Psychodynamische Konzepte. Heidelberg: Springer.

Cierpka M., Windaus E. (Hrsg.) (2008): Psychoanalytische Säugling-Kleinkind-Eltern-Psychotherapie: Konzepte – Leitlinien – Manual. Frankfurt: Brandes und Apsel.

Clarkin J. F., Yeomans F. E., Kernberg O. F. (2001): Psychotherapie der Borderline-Persönlichkeit. Manual zur transference-focused-psychotherapy (TFP). Stuttgart: Schattauer.

Cremerius J. (1992): „Der Lehranalytiker begeht jeden einzelnen dieser Fehler". In: Streeck U., Werthmann H. V. (Hrsg.): Lehranalyse und psychoanalytische Ausbildung. Göttingen: Vandenhoeck & Ruprecht. S. 52–69.

Crits-Christoph P., Conolly M. B. (1999): Alliance and technique in short term dynamic psychotherapy. Clin Psychol Rev. 19; 687–704.

Crits-Christoph P., Wolf-Palacio D., Ficher M., Rudick D. (1995): Brief supportive-expressive psychodynamic psychotherapy for generalized anxiety disorder. In: Barber J. P., Crits-Christoph P. (eds.): Dynamic Therapies for Psychiatric Disorders. New York: Basic Books.

Crits-Christoph P., Connolly M. B., Narducci J., Schammberger M., Gallop R. (2005): Interpersonal problems and the outcome of interpersonally oriented psychodynamic treatment of GAD. Psychotherapy 42; 211–224.

Dahlbender R. W., Torres L., Reichart S., Stübner F., Vrewert G., Kächele H. (1993): Die Praxis des Beziehungsepisoden-Interviews. Z Psychosom Med Psychoanal 39; 51–62.

Dahm A. (2008): Geschichte der Psychotherapie-Richtlinien. Geschichtliche Weiterentwicklung der Psychotherapie-Richtlinien und einige ihrer „Mythen". Psychotherapeut 53; 397–401.

Dammann G., Clarkin J. F., Yeomans F. E., Kernberg O. F. (2007): Die übertragungsfokussierte Psychotherapie (TFP) – Ein störungsspezifisches manualgeleitetes psychodynamisches Verfahren zur Behandlung der Borderline-Persönlichkeitsstörung. In: Dammann G., Janssen P. L. (Hrsg.): Psychotherapie der Borderline-Persönlichkeitsstörung. Stuttgart: Thieme. S. 63–78.

DeMaat S., DeJonghe F., Schoerers R., Dekker J. (2009): The effectiveness of long-term psychoanalytic therapy: A systematic review of empirical studies. Harv Rev. Psychiatry 17; 1–23.

DeMaat S., DeJonghe F., de Kraker R., Leichsenring F., Abbas A., Luyten P., Barber J. P., Van R., Dekker J. (2013): The current state of the empirical evidence for psychoanalysis: A meta-analytic approach. Harv Rev. Psychiatry 21; 107–137.

Dührssen A. (1981): Die biographische Anamnese unter tiefenpsychologischen Aspekten. Göttingen: Vandenhoeck & Ruprecht.

Dührssen A. (1984): Risikofaktoren für die neurotische Krankheitsentwicklung. Z Psychosom Med 30; 18–42.

Dührssen A. (1988): Dynamische Psychotherapie. Heidelberg: Springer.

Dührssen A. (2011): Die biographische Anamnese unter tiefenpsychologischen Aspekten. Mit einer Einführung von Gerd Rudolf und Ulrich Rüger. Stuttgart: Schattauer.

Egle U. T., Hardt J., Nickel R., Kapis B., Hoffmann S. O. (2002): Früher Stress und Langzeitfolgen für die Gesundheit – Wissenschaftlicher Erkenntnisstand und Forschungsdesiderate. Z Psychosom Med Psychother 48; 411–434.

Ermann M. (2007): Psychosomatische Medizin und Psychotherapie. Ein Lehrbuch auf psychoanalytischer Grundlage. 5. Aufl. Stuttgart: Kohlhammer.

Fenichel O. (1931): Hysterien und Zwangsneurosen. Psychoanalytische spezielle Neurosenlehre. Darmstadt: Wissenschaftliche Buchgesellschaft (Nachdruck 1967).

Fischer G. (2000): Mehrdimensionale psychodynamische Traumatherapie. Manual zur Behandlung psychotraumatischer Störungen. Heidelberg: Asanger.

Foelsch P. A., Odom A. E., Schmeck K., Schlüter-Müller S., Kernberg O. F. (2008): Behandlung von Adoleszenten mit Identitätsdiffusion. In: PTT Persönlichkeitsstörungen Theorie und Therapie 12; 153–162.

Fonagy P. (2009): Prozess und Outcome in der Psychotherapie: What works for whom? Jahrestagung DGPM/DKPM, 19.03.09 in Mainz.

Fonagy P., Gergely G., Jurist E. L., Target M. (2002): Affect Regulation, Mentalization and Development of the Self. New York: Other Press.

Foucault M. (2004): Hermeneutik des Subjekts. Vorlesung am Collège de France 1981/1982. Frankfurt/Main: Suhrkamp.

Frankl V. E. (1984): Der leidende Mensch. Anthropologische Grundlagen der Psychotherapie. Bern: Huber (Nachdruck 1998).

Franz M., Hardt J., Brähler H. E. (2007): Vaterlos: Langzeitfolgen des Aufwachsens ohne Vater im 2. Weltkrieg. Z Psychosom Med Psychother 53; 216–227.

Freud A. (1970): Die infantile Neurose: Genetische und dynamische Überlegungen. In: Die Schriften der Anna Freud. Bd. 9. München: Kindler. S. 2539–2552.

Freud A. (1972): Die Stellung der infantilen Neurose innerhalb der heutigen psychoanalytischen Kinderpsychologie. In: Die Schriften der Anna Freud. Bd. 10. München: Kindler. S. 2639–2653.

Freud A. (1974): Entwicklungspsychopathologie aus psychoanalytischer Sicht. In: Die Schriften der Anna Freud. Bd. 10. München: Kindler. S. 2679–2696.

Freud A. (1976): Die Beziehung zwischen Psychopathologie und Normalentwicklung. In: Die Schriften der Anna Freud. Bd. 10. München: Kindler; S. 2703–2718.

Freud A., Nagera H., Freud W. E. (1965): Metapsychological assessments of adult personality. The adult profile. Psychoanal Study Child 20; 9–41.

Freud S.: Gesammelte Werke. Frankfurt: Fischer. 3. Aufl. 1961.

Fritsch G. R. (2008): Praktische Selbst-Empathie. Paderborn: Junfermann.

Fromm E. (1956): Die Kunst des Liebens. Frankfurt: Ullstein.

Fürstenau P. (2005): Psychodynamische Psychotherapie als eigenständiges Verfahren gegenüber der „eigentlichen Psychoanalyse". Psychotherapeut 50; 290–293.

Garfield S. L., Bergin A. F. (2004): Handbook of Psychotherapy and Behavior Change. 5th ed. New York: Wiley.

Gill M. M., Newman R., Redlich F. C. (1954): The Initial Interview in Psychiatric Practice. New York: International University Press.

Grande T. (2007): Wie stellen sich Konflikt und Struktur in Beziehungen dar? Z Psychosom Med Psychother 53; 144–162.

Grande T., Schauenburg H. (2007): Therapeutische Haltung und Beziehungsgestaltung in der Arbeit mit Borderline-Patienten – der Beitrag der Strukturbezogenen Psychotherapie. Psychotherapie im Dialog 8; 311–315.

Grande T., Rudolf G., Oberbracht C. (1998): Die Strukturachse der Operationalisierten Psychodynamischen Diagnostik (OPD): Forschungsergebnisse zum Konzept und zur klinischen Anwendung. PTT Persönlichkeitsstörungen Theorie und Therapie 2; 173–182.

Grande T., Schauenburg H., Rudolf G. (2002): Zum Begriff der „Struktur" in verschiedenen Operationalisierungen. In: Rudolf G., Grande T., Henningsen P. (Hrsg.): Die Struktur der Persönlichkeit. Vom theoretischen Verständnis zur therapeutischen Anwendung des psychodynamischen Strukturkonzepts. Stuttgart: Schattauer. S. 177–196.

Grande T., Dilg R., Jakobsen Th., Keller W., Krawietz B., Langer M., Oberbracht C., Stehle S., Stennes M., Rudolf G. (2006): Differential effects of two forms of psychoanalytic therapy: Results of the Heidelberg-Berlin Study. Psychother Res. 16; 470–485.

Grande T., Dilg R., Jakobsen Th., Keller W., Krawietz B., Langer M., Oberbracht C., Stehle S., Stennes M., Rudolf G. (2009): Structural change as a predictor of longterm follow-up outcome. Psychother Res 19; 344–357.

Grande T., Keller W., Rudolf G. (2012): What happens after treatment: Can structural change be a predictor of long-term outcome? In: Levy R. A., Ablon J. S., Kächele H. (Eds.): Psychodynamic Psychotherapy Research. New York: Humana Press; 169–183.

Grawe K. (2005): (Wie) kann Psychotherapie durch empirische Validierung wirksamer werden? Psychotherapeutenjournal 1; 4–11.

Habermeyer V., Rudolf G., Herpertz S. C. (2008): Psychotherapie bei Borderline-Persönlichkeitsstörungen. In: Herpertz S. C., Caspar F., Mundt Ch. (Hrsg.): Störungsorientierte Psychotherapie. München, Jena: Urban & Fischer; S. 464–489.

Heigl-Evers A., Gfäller G. R. (1993): Gruppenpsychotherapie – eine Psychotherapie sui generis? Gruppenpsychother Gruppendynamik 29; 333–358.

Heigl-Evers A., Heigl F. (1983): Das interaktionelle Prinzip in der Einzel- und Gruppenpsychotherapie. Z Psychosom Med Psychoanal 29; 1–14.

Heigl-Evers A., Henneberg-Mönch U. (1985): Psychoanalytisch-interaktionelle Psychotherapie bei präödipal gestörten Patienten mit Borderline-Strukturen. Prax Psychother Psychosom 30; 227–235.

Henningsen P. (2007): Somatoforme Störungen: Patienten mit anhaltenden, organisch nicht ausreichend erklärbaren Körperbeschwerden. In: Rudolf G., Henningsen P. (Hrsg.): Psychotherapeutische Medizin und Psychosomatik. 6. Aufl. Stuttgart: Thieme. S. 234–248.

Henningsen P. (2009): Selbst und Selbststörung. Ärztliche Psychotherapie 4; 223–226.

Henningsen P., Martin A. (2008): Somatoforme Störungen. In: Herpertz S. C., Caspar F., Mundt Ch. (Hrsg.): Störungsorientierte Psychotherapie. München, Jena: Urban & Fischer. S. 541–559.

Henningsen P., Hartkamp N., Loew T., Sack M., Scheidt T., Rudolf G. (2002): Somatoforme Störungen. Leitlinien und Quellentext. Stuttgart: Schattauer.

Herpertz S. C., Caspar F., Mundt Ch. (Hrsg.) (2008): Störungsorientierte Psychotherapie. München, Jena: Urban & Fischer.

Herzog W., Munz D., Kächele A. (Hrsg.) (2004): Essstörungen. Therapieführer und psychodynamische Behandlungskonzepte. Stuttgart: Schattauer.

Heuft G., Jakobsen Th., Kriebel R., Schneider W., Rudolf G., OPD Task force (2005): Potential der Operationalisierten Psychodynamischen Diagnostik (OPD) für die Qualitätssicherung. Z Psychosom Med Psychother 51; 261–276.

Heuft G., Schneider G., Klaiberg A., Brähler E. (2007): Ausgebombt – Psychische und psychosomatische Spätfolgen des 2. Weltkrieges bei den vor 1946 Geborenen im Jahre 2004. Z Psychosom Med Psychother 53; 228–243.

Hochauf R. (2007): Frühes Trauma und Strukturdefizit. Ein psychoanalytisch-imaginativ orientierter Ansatz zur Bearbeitung früher und komplexer Traumatisierungen. Kröning: Asanger.

Hoffmann S. O. (2000): Psychodynamische Psychotherapie und psychodynamische Verfahren. Ein Plädoyer für die Übernahme eines einheitlichen und international gebräuchlichen Begriffs. Psychotherapeut 45; 52–54.

Hoffmann S. O. (2002): Die Psychodynamik der sozialen Phobien. Eine Übersicht mit einem ersten Leitfaden zur psychoanalytisch orientierten Behandlung. Forum Psychoanal 18; 51–71.

Hoffmann S. O. (2008): Psychodynamische Psychotherapie von Angststörungen. Einführung und ein Manual für die kurz- und mittelfristige Therapie. Stuttgart: Schattauer.

Hoffmann S. O., Rudolf G., Strauß B. (2008): Unerwünschte und schädliche Wirkungen von Psychotherapie. Eine Übersicht mit einem Entwurf eines eigenen Modells. Psychotherapeut 53; 4–16.
Hoffmann S. O., Hochapfel G., Eckhardt-Henn A., Heuft G. (Hrsg.) (2009): Neurotische Störungen und psychosomatische Medizin. 8. Aufl. Stuttgart: Schattauer.
Horn H. (2008): Psychotherapie mit Jugendlichen und jungen Erwachsenen. In: Rudolf G., Henningsen P. (Hrsg.): Psychotherapeutische Medizin und Psychosomatik. Stuttgart: Thieme. S. 394–400.
Horn H., Rudolf G. (2002): Strukturelle Störungen und strukturbezogene Psychotherapie bei Kindern und Jugendlichen. In: Rudolf G., Grande T., Henningsen P. (Hrsg.): Die Struktur der Persönlichkeit. Vom theoretischen Verständnis zur therapeutischen Anwendung des psychodynamischen Strukturkonzepts. Stuttgart: Schattauer. S. 272–289.
Hurry A. (2002): Psychoanalyse und Entwicklungstherapie. In: Hurry A. (Hrsg.) (2002): Psychoanalyse und Entwicklungsförderung von Kindern. Frankfurt: Brandes und Apsel. S. 43–88.
ISEG (2007): GEK-Report ambulant-ärztlicher Versorgung 2007. Schriftenreihe zur Gesundheitsanalyse. Bd. 59. St. Augustin: Asgard Verlag.
Jakobsen T., Rudolf G., Brockmann J., Eckardt J., Huber D., Klug G., Grande T., Keller W., Staats H., Leichsenring F. (2007): Ergebnisse analytischer Langzeitpsychotherapien bei spezifischen psychischen Störungen. Z Psychosom Med Psychother 53; 87–110.
Janssen P. L. (2002): Anwendungen der Psychoanalyse in der Psychotherapie. Psychotherapeut 47; 175–184.
Janssen P. L. (2011): Psychoanalytische und psychodynamische Psychotherapieverfahren. In: Adler R. H. et al. (Hrsg.): Uexküll T. v. Psychosomatische Medizin. 7. Aufl. München: Urban und Fischer.
Janssen P. L., Dahlbender W., Freyberger J. (1996): Leitfaden zur psychodynamisch-diagnostischen Untersuchung. Psychotherapeut 41; 297–304.
Jaspers K. (1974): Kleine Schule des philosophischen Denkens. München: Piper.
Jung C. G. (1931): Seelenprobleme der Gegenwart. Psychologische Abhandlungen Bd. 3. Zürich: Rascher.
Kächele H., Strauß B. (2008): Brauchen wir Richtlinien oder Leitlinien für psychotherapeutische Behandlungen? Psychotherapeut 53; 408–413.
Kernberg O. F. (1981): Structural interviewing. Psychiatr Clin North Am 4; 169–195.
Kernberg O. F. (1984): Changes in the nature of psychoanalytic training. In: Wallerstein R. S. (Hrsg.): Changes in Analysts and in their Training. Monograph series 4; 56–61.
Kernberg O. F. (1999): Psychoanalyse, Psychoanalytische Psychotherapie und supportive Psychotherapie: Aktuelle Kontroversen. Psychother Psychosom Med Psychol 49; 90–99.
King B., Steiner R. (Hrsg.) (2000): Die Freund/Klein-Kontroversen 1941–1945. Stuttgart: Klett Cotta (engl. 1991).
Kleinschmidt S. (2008): Gegenüberglück. Essays. Berlin: Matthes und Seitz.
Klöpper M. (2006): Reifung und Konflikt. Säuglingsforschung, Bindungstheorie und Mentalisierungskonzept in der tiefenpsychologisch fundierten Psychotherapie. Stuttgart: Pfeiffer bei Klett-Cotta.
Kohut H. (1979): Die Heilung des Selbst. Frankfurt/Main: Suhrkamp. (engl. 1971)
Komo M. (2009): Traumabehandlung in der Richtlinienpsychotherapie. Inauguraldissertation medizinische Fakultät Universität Heidelberg.
Krause R. (2006): Emotionen, Gefühle, Affekte – ihre Bedeutung für die seelische Regulierung. In: Remmel A., Kernberg O. F., Vollmoeller W., Strauß B. (Hrsg.): Handbuch Körper und Persönlichkeit. Entwicklungspsychologie, Neurobiologie und Therapie von Persönlichkeitsstörungen. Stuttgart: Schattauer. S. 22–44.
Krause R. (2009): Psychotherapeutische Interventionen. In: Hautzinger M., Pauli P. (Hrsg.) (2009): Psychotherapeutische Methoden. Göttingen: Hogrefe. S. 161–221.

Kühn R., Witte K. H. (Hrsg.) (2006): Psycho-logik. Jahrbuch für Philosophie und Kultur. Freiburg: K. Alber.
Kutter P., Müller T. (2008): Psychoanalyse. Eine Einführung in die Psychologie unbewusster Prozesse. Stuttgart: Klett-Cotta.
Kutter P., Paramo-Ortega R., Müller T. (1998): Weltanschauung und Menschenbild in der Psychoanalyse. Göttingen: Vandenhoeck & Ruprecht.
Leichsenring F. (2002): Zur Wirksamkeit tiefenpsychologisch fundierter und psychodynamischer Psychotherapie. Eine Übersicht unter Berücksichtigung von Kriterien der evidence-based medicine. Z Psychosom Med Psychother 48; 139–162.
Leichsenring F., Leibing E. (2003): The effectiveness of psychodynamic psychotherapy and cognitive behavioral therapy in personality disorders. Am J Psychiatry 160; 1–10.
Leichsenring F., Rabung S. (2008): Effectiveness of long-term psychodynamic psychotherapy: A meta-analysis. JAMA 300; 1551–1565.
Leichsenring F., Rabung S. (2011): Long-term psychodynamic psychotherapy in complex mental disorders: update of meta-analysis. Br J Psychiatry 199; 15–22.
Leichsenring F., Beutel M. E., Leibing E. (2008): Psychoanalytisch orientierte Fokaltherapie der sozialen Phobie. Ein Behandlungsmanual auf der Grundlage der supportiv-expressiven Therapie Luborskys. Psychotherapeut 53; 185–197.
Leuzinger-Bohleber M., Hau S., Deserno H. (Hrsg.) (2005): Depression – Pluralismus in Praxis und Forschung. Göttingen: Vandenhoeck & Ruprecht.
Lichtenberg J. D. (1991): Psychoanalyse und Säuglingsforschung. Berlin: Springer (engl. 1983).
Lieberz K. (1990): Familienumwelt und Neurose. Ergebnisse einer empirischen Untersuchung. Göttingen: Vandenhoeck & Ruprecht.
Linehan M. M. (1996): Dialektisch-behaviorale Therapie der Borderline-Persönlichkeitsstörung. München: CIP Medien.
Luborsky L. (1995): Einführung in die analytische Psychotherapie. Heidelberg, Berlin: Springer.
Luborsky L., Crits-Christoph P. (1990): Understanding Transference. The CCRT-Method. 2nd ed. New York: Basic Books.
Malan D. H. (1965): Psychoanalytische Kurztherapie. Bern: Huber.
Mattke D., Reddemann L., Strauß B. (2009): Keine Angst vor Gruppen. Gruppenpsychotherapie in Praxis und Forschung. Stuttgart: Klett-Cotta.
McGuiere W., Sauerländer W. (Hrsg.) (1974): S. Freud, C. G. Jung Briefwechsel. Frankfurt/Main: Fischer.
Meaney M. (2008): Neurobiological consequences of early attachment: Evidence from animal studies. Vortrag DKPM/DGPM-Tagung Freiburg 14.03.2008.
Mentzos S. (2009): Lehrbuch der Psychodynamik. Die Funktion der Dysfunktionalität psychischer Störungen. Göttingen: Vandenhoeck & Ruprecht.
Minne T. (2006): Gewalt gegen Körper und Seele. Die Behandlung von Patienten, die getötet haben. In: Springer A., Gerlach A., Schlösser A. M. (Hrsg.) Störungen der Persönlichkeit. Gießen: Psychosozialverlag. S. 115–148.
Moritz K. P. (1785): Anton Reiser. Ein psychologischer Roman. Nachdruck Kehl: Swan Buchvertrieb 1993.
Nunberg H. (1931): Allgemeine Neurosenlehre auf psychoanalytischer Grundlage. Bern: Huber, 3. Aufl. 1971.
Oberbracht C. (2002): Passen oder Verpassen? Prognostische Bedeutung der Struktureinschätzung nach OPD für die therapeutische Arbeitsbeziehung. In: Rudolf G., Grande T., Henningsen P. (Hrsg.): Die Struktur der Persönlichkeit. Vom theoretischen Verständnis zur therapeutischen Anwendung des psychodynamischen Strukturkonzepts. Stuttgart: Schattauer. S. 197–219.

Oberbracht C. (2005): Psychische Struktur im Spiegel der Beziehung. Klinische Anwendung und empirische Prüfung der Strukturachse der OPD bei stationären psychosomatischen Patienten. Inauguraldissertation medizinische Fakultät der Ruprecht-Karls-Universität Heidelberg.
Okiishi J. C., Lambert M. J., Eggett D. (2006): Analysis of therapist treatment effect: Towards providing feedback to individual therapists on their clients' psychotherapy outcome. J Clin Psychol 62; 1157–1172.
Pohlen M., Willmann L. (1980): Die Unterwelt bewegen. Frankfurt/Main: Syndikat Verlag.
Reddemann L. (2004): Psychodynamisch-imaginative Traumatherapie (PITT) – Das Manual. Stuttgart: Pfeiffer bei Klett-Cotta.
Reemtsma J. P. (2007): Lessing in Hamburg. München: C. H. Beck.
Reimer Ch., Rüger U. (2012): Psychodynamische Psychotherapien. 4. Aufl. Heidelberg: Springer.
Richter R. (2005): Über Kandidaten und Alumni – Fakten und Ansichten zur psychotherapeutischen Ausbildung. In: Kernberg O. F., Dulz B., Eckert J. (Hrsg.) WIR: Psychotherapeuten über sich und ihren unmöglichen Beruf. Stuttgart: Schattauer. S. 39–53.
Roediger E. (2009): Die Praxis der Schematherapie. Stuttgart: Schattauer.
Roth G. (2002): Fühlen, Denken, Handeln – Wie das Gehirn unser Verhalten bestimmt. Frankfurt/Main: Suhrkamp.
Rudolf G. (1977): Krankheiten im Grenzbereich von Neurose und Psychose. Ein Beitrag zur Psychopathologie des Ich-Erlebens und der zwischenmenschlichen Beziehungen. Göttingen: Vandenhoeck & Ruprecht.
Rudolf G. (1981): Untersuchung und Befund bei Neurosen und psychosomatischen Erkrankungen. Materialien zum psychischen und sozialkommunikativen Befund (PSKB). Unter Mitarbeit von G. Horstkotte. Weinheim: Beltz.
Rudolf G. (1985): Psychoanalytiker in der DPG. Eine Umfrage unter Mitgliedern und Weiterbildungsteilnehmern zu Themen der Theorie, Literatur, Berufspraxis und Einstellung zum Beruf, Institute und Weiterbildungseinrichtungen. Privatdruck.
Rudolf G. (2001a): Analytische Psychotherapieverfahren. In: Deter H. C. (Hrsg.): Psychosomatik am Beginn des 21. Jahrhunderts. Chancen einer biopsychosozialen Medizin. Bern: Huber. S. 183–189.
Rudolf G. (2001b): Tiefenpsychologie I. In: Cierpka M., Buchheim P. (Hrsg.): Psychodynamische Konzepte. Berlin: Springer. S. 13–23.
Rudolf G. (2001c): Wie analytische Psychotherapeuten Diagnosen handhaben. Eine Bestandsaufnahme und ein Plädoyer. Psychotherapeut 46; 102–109.
Rudolf G. (2002a): Konfliktaufdeckende und strukturfördernde Zielsetzungen in der tiefenpsychologisch fundierten Psychotherapie. Z Psychosom Med Psychother 48; 163–173.
Rudolf G. (2002b): Struktur als psychodynamisches Konzept der Persönlichkeit. In: Rudolf G., Grande T., Henningsen P. (Hrsg.): Die Struktur der Persönlichkeit. Vom theoretischen Verständnis zur therapeutischen Anwendung des psychodynamischen Strukturkonzepts. Stuttgart: Schattauer. S. 2–48.
Rudolf G. (2003): Störungsmodelle und Interventionsstrategien in der psychodynamischen Depressionsbehandlung. Z Psychosom Med Psychother 49; 363–376.
Rudolf G. (2004a): Strukturbezogenen Psychotherapie. Leitfaden zur psychodynamischen Therapie struktureller Störungen. Stuttgart: Schattauer.
Rudolf G. (2004b): Individuelle und soziokulturelle Einflüsse auf die Entwicklung somatoformer Schmerzstörungen. In: Sandweg R. (Hrsg.) Chronischer Schmerz und Zivilisation. Organstörungen, psychische Prozesse und gesellschaftliche Bedingtheiten. Göttingen: Vandenhoeck & Ruprecht. S. 85–103.
Rudolf G. (2005a): Modelle vom Menschen in der Medizin: Der Beitrag der Psychotherapie. Abschiedsvorlesung vom 19.11.2004. Verhaltenstherapie und Psychosoziale Praxis – Mitteilungen der DGVT. 37, Heft 1; 152–160.

Rudolf G. (2005b): Neurose. In: Jordan S., Wendt G. (Hrsg.): Lexikon Psychologie. Hundert Grundbegriffe. Stuttgart: Philipp Reclam jun. S. 206–210.
Rudolf G. (2005c): Psychoanalyse und Forschung: Unüberwindliche Gegensätze? In: Poscheschnik G. (Hrsg.): Empirische Forschung in der Psychoanalyse. Gießen: Psychosozial Verlag. S. 63–76.
Rudolf G. (2006a): Strukturbezogene Psychotherapie. 2. bearbeitete und erweiterte Aufl. Stuttgart: Schattauer.
Rudolf G. (2006b): Psychoanalytische Therapie struktureller Störungen. Behandlung „as usual" oder strukturbezogene Modifikation. In: Springer A., Gerlach A., Schlösser A.M. (Hrsg.): Störungen der Persönlichkeit. Gießen: Psychosozial Verlag. S. 93–114.
Rudolf G. (2007a): Die Indikationsstellung zur strukturbezogenen Psychotherapie. Psychodynamische Psychotherapie 6; 71–77.
Rudolf G. (2007b): Modifikationen des psychoanalytischen Therapiemodells bei strukturellen Störungen. In: Saimeh N. (Hrsg.): Maßregelvollzug in Zeiten ökonomischer Begrenzung. Bonn: Psychiatrieverlag. S. 196–208.
Rudolf G. (2007c): Psycho-Somatik: Erklärungsmodelle somatoformer Störungen. In: Rudolf G., Henningsen P. (Hrsg.): Psychotherapeutische Medizin und Psychosomatik. 6. Aufl. Stuttgart: Thieme. S. 224–233.
Rudolf G. (2007d): Strukturbezogene Perspektiven der Borderline-Persönlichkeitsstörung. In: Dammann G., Janssen P.L. (Hrsg.): Borderline-Persönlichkeitsstörungen. Stuttgart: Thieme. S. 89–98.
Rudolf G. (2007e): Strukturbezogene Psychotherapie: Klinisch-therapeutische und entwicklungspsychologische Grundlagen. Analytische Kinder- und Jugendlichen-Psychotherapie 38; 223–239.
Rudolf G. (2008): Psychosomatik – konzeptuelle und psychotherapeutische Aspekte. Psychotherapieforum 16; 8–14.
Rudolf G. (2009): Psychotherapie der Persönlichkeitsstörung in der tiefenpsychologischen und analytischen Richtlinienpsychotherapie. PTT Persönlichkeitsstörungen Theorie und Therapie 13; 3–14.
Rudolf G. (2010): The impact of structural functioning for the embodied self. In: Fuchs Th., Sattel H.C., Sattel H., Henningsen P. (Hrsg.): The Embodied Self. Stuttgart: Schattauer; S. 251–259.
Rudolf G. (2012a): Opferüberzeugungen. Die „neuen Störungsbilder" – Faszination und Schwierigkeiten. Forum Psychoanal 28, 359–372.
Rudolf G. (2012b): Strukturbezogene Psychotherapie. CME-zertifizierte Fortbildung. Psychotherapeut 57, 357–372.
Rudolf G. (2012c): Persönlichkeitsstörungen. In: Reimer Ch., Rüger U. (Hrsg.): Psychodynamische Psychotherapien. 3. Aufl. Heidelberg: Springer. S. 329–340.
Rudolf G. (2013): Strukturbezogene Psychotherapie. 3. erw. Aufl. Stuttgart: Schattauer.
Rudolf G., Doering S. (2012): Die Strukturachse der Operationalisierten Psychodynamischen Diagnostik (OPD-2). In: Doering S., Hörz S. (Hrsg.): Handbuch der Strukturdiagnostik. Stuttgart: Schattauer; S. 87–121.
Rudolf G., Grande T. (2002): Struktur der gesunden Persönlichkeit. PTT Persönlichkeitsstörungen Theorie und Therapie 6; 174–185.
Rudolf G., Grande T. (2006): Fokusbezogene psychodynamische Psychotherapie: Ein OPD-basierter Leitfaden. Psychotherapeut 51; 276–289.
Rudolf G., Henningsen P. (2003): Die psychotherapeutische Behandlung somatoformer Störungen. Z Psychosom Med Psychother 49; 3–19.
Rudolf G., Henningsen P. (2006): Somatoforme Störungen. In: Reimer Ch., Rüger U. (Hrsg.): Psychodynamische Psychotherapien. 3. Aufl. Heidelberg: Springer. S. 311–318.
Rudolf G., Henningsen P. (Hrsg.) (2013): Psychotherapeutische Medizin und Psychosomatik. 7. überarb. Aufl. Stuttgart: Thieme.

Rudolf G., Jakobsen T. (2002): Analytische und tiefenpsychologisch fundierte Psychotherapien im Gutachterverfahren. Forum Psychoanal 18; 381-386.

Rudolf G., Motzkau H. (1997): Die Auswirkungen von biographischen Belastungen auf die Gesundheit von erwachsenen Männern und Frauen. Z Psychosom Med Psychother 43; 349–368.

Rudolf G., Rüger U. (2001): Zur Differentialindikation zwischen tiefenpsychologisch fundierter und analytischer Psychotherapie. Psychotherapeut 46; 216–219.

Rudolf G., Rüger U. (2012a): Analytische Psychotherapie. In: Reimer C. H., Rüger U. (Hrsg.): Psychodynamische Psychotherapien. 3. Aufl. Heidelberg: Springer. S. 35–46.

Rudolf G., Rüger U. (2012b): Psychodynamische Psychotherapieverfahren: Welche nicht psychodynamischen Ansätze lassen sich integrieren? In: Reimer Ch., Rüger U. (Hrsg.): Psychodynamische Psychotherapien. 4. Aufl. Heidelberg: Springer; S. 25–34.

Rudolf G., Schmutterer J. (2003): Qualitätssichernde Therapiebegleitung. Dtsch Ärztebl PP 1; 13–15.

Rudolf G., Grande T., Oberbracht C. (2000): Die Heidelberger Umstrukturierungsskala. Ein Modell der Veränderung in psychoanalytischen Therapien und seine Operationalisierung in einer Schätzskala. Psychotherapeut 45; 237–246.

Rudolf G., Grande T., Dilg R., Jakobsen T., Keller W., Oberbracht C., Pauli-Magnus C., Stehle S., Wilke S. (2001): Strukturelle Veränderungen in psychoanalytischen Behandlungen – Zur Praxisstudie analytischer Langzeittherapien (PAL). In: Stuhr U., Leuzinger-Bohleber M., Beutel M. (Hrsg.): Langzeitpsychotherapie. Perspektive für Therapeuten und Wissenschaftler. Stuttgart: Kohlhammer. S. 238–259.

Rudolf G., Jakobsen T., Grande T., Oberbracht C. (2002): Strukturelle Aspekte der Persönlichkeitsstörungen. In: Rudolf G., Grande T., Henningsen P. (Hrsg.): Die Struktur der Persönlichkeit. Vom theoretischen Verständnis zur therapeutischen Anwendung des psychodynamischen Strukturkonzepts. Stuttgart: Schattauer. S. 158–176.

Rudolf G., Jakobsen T., Hohage R., Schlösser A. (2002): Wie urteilen Psychotherapiegutachter? Entscheidungsmuster von Psychotherapiegutachtern auf der Grundlage der Gutachtenkriterienliste. Psychotherapeut 4; 249–253.

Rudolf G., Grande T., Jakobsen T. (2004): Struktur und Konflikt: Gibt es strukturspezifische Konflikte? In: Dahlbender P. W., Buchheim P., Schüssler G. (Hrsg.): OPD. Lernen an der Praxis. OPD und Qualitätssicherung in der Psychodynamischen Psychotherapie. Bern: Huber. S. 195–205.

Rudolf G., Jacobsen T., Keller W., Krawietz B., Langer M., Oberbracht C., Stehle S., Stennes M., Grande T. (2012): Umstrukturierung als Ergebnisparadigma der psychodynamischen Psychotherapie – Ergebnisse aus der Praxisstudie Analytische Langzeittherapie. Z Psychosom Med Psychother 58; 55–66.

Rüger U. (2007): 40 Jahre Richtlinienpsychotherapie in Deutschland. Psychotherapeut 52; 102–111.

Rüger U. (2009): Krankengeschichte und Lebensgeschichte. Die biographische Dimension im Menschenbild der Medizin. Göttingen: Universitätsverlag.

Rüger U., Bell K. (2004): Historische Entwicklung und aktueller Stand der Richtlinienpsychotherapie in Deutschland. Z Psychosom Med Psychother 50; 127–152.

Rüger U., Reimer Ch. (2006): Gemeinsame Merkmale und Charakteristika psychodynamischer Psychotherapieverfahren. In: Reimer Ch., Rüger U. (Hrsg.): Psychodynamische Psychotherapien. 3. Aufl. Heidelberg: Springer. S. 3–22.

Rüger U., Haase J., Fassel K., Ernst G., Leibing E. (1997): Zusammenhang zwischen Bildungsstand und Kenntnissen des Therapeuten über die Biographie seiner Patienten. Z Psychosom Med Psychother 43; 360–380.

Rüger U., Dahm A., Kallinke D. (Hrsg.) (2012): Faber/Haarstrick. Kommentar Psychotherapie-Richtlinien. 9. Aufl. München: Urban & Fischer.

Sachse R., Rudolf G. (2008): Aufgabe und Person des Psychotherapeuten. In: Herpertz S. C., Caspar F., Mundt Ch. (Hrsg.): Störungsorientierte Psychotherapie. München, Jena: Urban & Fischer. S. 77–90.

Sachsse U. (2004): Traumazentrierte Psychotherapie. Stuttgart: Schattauer.

Sachsse U. (2013): Psychodynamische Psychotherapie von Traumafolgestörungen im Rahmen der Richtlinienpsychotherapie. Psychotherapeut 58; 496–502.

Sack M. (2004): Diagnostische und klinische Aspekte der komplexen posttraumatischen Belastungsstörung. Nervenarzt 75; 451–459.

Safranski R. (1990): Wieviel Wahrheit braucht der Mensch? Über das Denkbare und Lebbare. München: Hanser.

Sandler A. M. (2007): Psychoanalyse in Deutschland heute und morgen. In: Springer A., Münch K., Munz D. (Hrsg.): Psychoanalyse heute?! Tagungsband der 57. Jahrestagung der Deutschen Gesellschaft für Psychoanalyse, Psychotherapie, Psychosomatik und Tiefenpsychologie 2006. Gießen: Psychosozialverlag. S. 49–62.

Schauenburg H. (2007): Psychodynamische Psychotherapie. In: Schauenburg H., Hofmann B. (Hrsg.) Psychotherapie der Depression. 2. Aufl. Stuttgart: Thieme. S. 45–65.

Schauenburg H., Janssen P. L., Buchheim P. (1998): Interviewführung in der OPD. In: Schauenburg H., Freyberger H. J., Cierpka M., Buchheim P. (Hrsg.): OPD in der Praxis. Bern: Huber. S. 139–158.

Schauenburg H., Leiendecker C., Simon R., Küchenhoff J., Franz M. (2009): Neue Depressionsleitlinien – zentrale Rolle der Psychotherapie. Z Psychosom Med Psychother 55; 354–364.

Schepank H. (1988): Psychogene Erkrankungen der Stadtbevölkerung. Berlin, Heidelberg: Springer.

Schlösser A. M., Höhfeld K. (Hrsg.) (1998): Trauma und Konflikt. Gießen: Psychosozialverlag.

Schneider G. (2003): Fokalität und Afokalität in der (psychoanalytischen) tiefenpsychologisch fundierten Psychotherapie und Psychoanalyse. In: Gerlach A., Schlösser A. M., Springer A. (Hrsg.): Psychoanalyse mit und ohne Couch. Gießen: Psychosozialverlag. S. 108–125.

Schneider G. (2007): Lehranalyse: Haltung, Kompetenz, Institution – Eine Replik auf Helmut Thomä. DPV-Info 2007.

Schneider W. (2007): Die Indikationsstellung zur Psychotherapie – übergeordnete Aspekte und allgemeine Modelle. Psychodynamische Psychotherapie 6; 99–108.

Schröter M. (Hrsg.) (2004): Sigmund Freud, Max Eitingon Briefwechsel. Fulda: Edition Diskord.

Schüssler G. (2005): Psychosomatische Medizin und Psychotherapie systematisch. 3. Aufl. Bremen: Uni Med Verlag.

Schultz-Hencke H. (1927): Einführung in die Psychoanalyse. Jena: Fischer.

Schultz-Hencke H. (1932): Zum Wertproblem in der Psychoanalyse. Zentralblatt für Psychotherapie und ihre Grenzgebiete, Bd. V. S. 539–548.

Schultz-Hencke H. (1951): Lehrbuch der analytischen Psychotherapie. Stuttgart: Thieme.

Schulz S. (2000): Affektive Indikatoren struktureller Störungen. Berlin: Dissertation.de.

Seiffge-Krenke I. (2007): Psychoanalytische und Tiefenpsychologisch fundierte Psychotherapie mit Jugendlichen. Stuttgart: Klett-Cotta.

Senf W., Broda M. (2012): Praxis der Psychotherapie. Ein integratives Lehrbuch für Psychoanalyse und Verhaltenstherapie. 5. Aufl. Stuttgart: Thieme.

Shapiro D. (1991): Neurotische Stile. Göttingen: Vandenhoeck & Ruprecht.

Shedler J. (2010): The Efficacy of Psychodynamic Psychotherapy. American Psychologist 65(2); 98–109.

Stasch M., Schmal H., Hillenbrand E., Cierpka M. (2007): Fokusorientierte Interventionen mit der OPD in der stationären Psychotherapie: Effekte auf Ergebnis und Verlauf der Behandlung. Z Psychosom Med Psychother 53; 309–323.

Stauss K., Fritzsche K. (2008): Der Wechseln von konflikt- zu strukturbezogener Psychotherapie. Psychodynamische Psychotherapie 7; 66–75.

Steinhausen O. (2003): Biographische Belastungen und Bewältigungsstil bei Patienten mit chronifizierten somatoformen Störungen und Rententhematik. Dissertationsschrift Ruprecht-Karls-Universität Heidelberg.

Stellpflug M. H., Berns I. (2006): Musterberufsordnung für die psychologischen Psychotherapeuten und Kinder- und Jugendlichenpsychotherapeuten. Text und Kommentierung. Freiburg: Psychotherapeuten Verlag.

Stern D. N. (1992): Die Lebenserfahrung des Säuglings. Stuttgart: Klett Cotta (engl. 1985).

Stiemerling D. (1995): Zehn Wege aus der Depression. Stuttgart: Pfeiffer bei Klett Cotta.

Strauß B. (2003): Empirisch validierte Psychotherapeuten statt empirisch validierter Psychotherapien? Psychother Med Psychol 53; 363.

Streeck U. (2002): Gestörte Verhältnisse. Zur psychoanalytisch-interaktionellen Gruppentherapie von Patienten mit schweren Persönlichkeitsstörungen. PTT Persönlichkeitstörungen Theorie und Therapie 6; 109–125.

Streeck U. (2007): Psychotherapie komplexer Persönlichkeitsstörungen. Grundlage der psychoanalytisch-interaktionellen Methode. Stuttgart: Klett Cotta.

Sullivan H. S. (1954): The Psychiatric Interview. New York: Norton.

Thiel H. (2007): Psychodynamische Befunde in Abhängigkeit von ätiopathogenetischen Belastungsfaktoren. Ergebnisse operationalisierter psychodynamischer Diagnostik bei psychisch kranken Patientinnen mit sexueller Gewalterfahrung in Kindheit und Jugend. Inaugural-Dissertation. Medizinische Fakultät der Ruprecht-Karls-Universität Heidelberg.

Thomä H. (1992): Die unendliche Lehranalyse als Supertherapie. In: Streeck U., Werthmann H. V. (Hrsg.): Lehranalyse und psychoanalytische Ausbildung. Göttingen: Vandenhoeck & Ruprecht. S. 57–99.

Thompson E. (2007): Mind in Life. Biology, Phenomenology and Sciences of Mind. London: Harvard University Press.

Tress W., Junkert-Tress B., Hartkamp N., Wöller W., Langenbeck M. (2003): Spezifische psychodynamische Kurzzeittherapie von Persönlichkeitsstörungen. Psychotherapeut 48; 15–22.

Walser M. (1998): Ein springender Brunnen. Roman. Frankfurt/Main: Suhrkamp.

Weizsäcker V. v. (1955): Gesammelte Schriften, Bd. VII. Frankfurt/Main: Suhrkamp 1987.

Wissenschaftlicher Beirat Psychotherapie (2004): Stellungnahme zur Psychodynamischen Psychotherapie bei Erwachsenen. Veröffentlichungen des Wissenschaftlichen Beirats Psychotherapie.

Wissenschaftlicher Beirat Psychotherapie (2007): Methodenpapier des Wissenschaftlichen Beirats Psychotherapie. Verfahrensregeln zur Beurteilung der wissenschaftlichen Anerkennung von Methoden und Verfahren der Psychotherapie.

Wissenschaftlicher Beirat Psychotherapie (2008): Ergänzung zur Stellungnahme zur Psychodynamischen Psychotherapie. Veröffentlichungen des Wissenschaftlichen Beirats Psychotherapie.

Wöller W. (2006): Trauma und Persönlichkeitsstörungen. Psychodynamisch integrative Therapie. Stuttgart: Schattauer. 2. Aufl. 2009.

Wöller W., Kruse J. (2010): Tiefenpsychologisch fundierte Psychotherapie. Basisbuch und Praxisleitfaden. 3. Aufl. Stuttgart: Schattauer.

Wolf M. (1998): Der traumatisierte Ödipus. Zum Verhältnis von Trauma und Trieb in Ödipuskomplex und Ödipus-Mythos. In: Schlösser A. M., Höhfeld K. (Hrsg.): Trauma und Konflikt. Gießen: Psychosozialverlag. S. 77–96.

Zaretsky E. (2006): Freuds Jahrhundert. Die Geschichte der Psychoanalyse. Wien: Paul Zsolnay.

Zipfel S., Wild B., Groß G., Friederich H. C. et al. (2013): Focal psychodynamic therapy, cognitive behaviour therapy, and optimised treatment as usual in outpatients with anorexia nervosa (ANTOP study): randomised controlled trial. Lancet; doi: 10.1016/S0140-6736(13)61746-8 (EPub ahead of print).

Sachverzeichnis

A

C

D

E

K

R

S

T